JN234769

多飲症・水中毒
ケアと治療の新機軸

山梨県立北病院・医長＝編者
（現・川崎市立川崎病院・精神科医長）
川上宏人

同・副看護師長＝編者
松浦好徳

同・多飲症専門病棟看護スタッフ
河西敏也

同・多飲症専門病棟看護スタッフ
新津功務

同・多飲症専門病棟看護スタッフ
相川千寿子

同・多飲症専門病棟看護スタッフ
清水昭彦

医学書院

多飲症・水中毒——ケアと治療の新機軸	
発　行	2010年2月15日　第1版第1刷ⓒ
	2022年10月1日　第1版第6刷
編　者	川上宏人・松浦好徳
発行者	株式会社　医学書院
	代表取締役　金原　俊
	〒113-8719　東京都文京区本郷1-28-23
	電話　03-3817-5600（社内案内）
印刷・製本	アイワード

本書の複製権・翻訳権・上映権・譲渡権・貸与権・公衆送信権（送信可能化権を含む）は株式会社医学書院が保有します．

ISBN978-4-260-01002-3

本書を無断で複製する行為（複写，スキャン，デジタルデータ化など）は，「私的使用のための複製」など著作権法上の限られた例外を除き禁じられています．大学，病院，診療所，企業などにおいて，業務上使用する目的（診療，研究活動を含む）で上記の行為を行うことは，その使用範囲が内部的であっても，私的使用には該当せず，違法です．また私的使用に該当する場合であっても，代行業者等の第三者に依頼して上記の行為を行うことは違法となります．

JCOPY　〈出版者著作権管理機構　委託出版物〉
本書の無断複製は著作権法上での例外を除き禁じられています．複製される場合は，そのつど事前に，出版者著作権管理機構（電話 03-5244-5088，FAX 03-5244-5089，info@jcopy.or.jp）の許諾を得てください．

推薦のことば

　この本の推薦文を書くことができることを、本当に嬉しく光栄に思うと共に、こんなにすばらしい著書を、川上宏人先生や松浦好徳看護師をはじめとする看護スタッフが完成させたことを、山梨県立北病院の院長として誇りに思います。

　ここで少しだけ、昔話をさせてください。実は、山梨県立北病院で、最初に「水中毒(みずちゅうどく)」という診断をつけたのは私なのです。1983年の6月のことでした。当時、私が主治医として診ていた統合失調症の入院患者（男性）が、突然意識を失って倒れたかと思うと、大量の嘔吐、尿失禁、けいれん発作が出現し、慌てて臨床検査を行うと、108mEq/L という著しい低ナトリウム血症が認められました。

　今だったら誰でも「水」に着目すると思うのですが、その当時は多飲症や水中毒といった概念はほとんど知られておらず、かけだしの精神科医だった私には何が何だかわかりませんでした。ひょっとするとこれは命が助からないかもしれないと思い、年老いた両親を呼び寄せ、付き添ってもらいました。

　幸い翌日には意識が戻り、3日ほどして回復したのですが、なぜこうなったのか、そしてどうして回復したのか、教科書を読んだり、先輩の先生に聞いても見当がつきません。しかしとにかく水を飲みすぎているのは間違いないので、半分は当てずっぽうで「水中毒」というキーワードで文献を調べてみると（当時はインターネットが発達していませんでしたから、文献検索も大変だったのですが）、精神病患者における water intoxication や polydypsia についての報告がいくつか手に入り、「これだ！」と膝を打ったのをよく覚えています。これが北病院で最初に確認された水中毒発作症例でした。

　そのつもりで病棟の患者を観察すると、多くの入院患者が水道の蛇口に口をつけて、あおるように水を飲み続けていることに気がつきました。外来患者でも家

族に聞くと、何リットルも水を飲んでいますという患者がいました。患者自身に聞くと、そんなに飲んでないと否定するのですが、隠れて大量に水飲みをしていることもあったのでした。

　当時は抗精神病薬を投与中の統合失調症患者にけいれん発作が生じると、「薬物で発作閾値が低下したせいだ」とか「電気けいれん療法の副作用ではないか」などと考えて、抗てんかん薬が処方されることがよくありました。しかし実は、このようなけいれん発作の多くは多飲による低ナトリウム血症が原因だったのでしょう。

　そこで、当時の北病院に勤めていた後輩の松田源一先生に、これを研究してみたらと勧めました。彼は多飲や水中毒を伴う患者について根気よく臨床観察を行った結果をまとめ、1988年に『精神医学』誌に載りました。この報告は、国内では必ず引用される重要な論文になりましたし、その後、この研究を発展させて彼の学位論文にもなったのです。

　山梨県立北病院は1990年に全面改築されましたが、その後、多飲症患者への治療は、当病院でも大きな課題になりました。多飲症患者の個室施錠や保護室隔離は長期にわたるため、病院として救急・急性期患者が受け入れられないという支障が出ていたからです。そこで、1999年にアルコール病棟を改修して、多飲症専門病棟にしました。2000年には、稲垣中先生が、全多飲症患者に「NDWG」を指標にした包括的調査を行い、学位を授与されています。

　しかし、整備された多飲症病棟でも、「患者の飲水を監視して管理する」ことを医療者の責務と考えて、患者へ管理的に接するということは続きました。けれどもこうした方法はなかなか患者の病状の改善には結びつかず、大胆な方針の見直しがはじまったのが2003年のことでした。

　この2003年という年は、山梨県立北病院にとって、あらゆる点でターニングポイントだったといえるでしょう。この年から「開放病棟を1つ閉鎖し、病床を300床から200床に削減するなかで、援護寮（のちに退院支援施設になりました）を作り、デイケア・訪問看護を拡張し、スーパー救急病棟を開始し、医師やパラメディカルを増員する」という機能強化プランの検討が本格的に開始されたのです。当時、当病院ではどのような方向に進むべきかの議論がスタッフを巻き込ん

で展開されたのをよく覚えています。

　大きな変革が進みつつある状況のなか、多飲症病棟でも新たな治療・看護方法の模索がはじまりました。多飲症病棟がある病棟は、重症・長期化した患者の受け入れ先であり、北病院のなかでも最もしんどい部分を受け持っている病棟です。このような病棟のなかで、この本に記されているような地道な努力が積み上げられ、重要な進歩が生み出されていったのです。

　多飲症や水中毒は、精神症状が重く難治の患者に多く併発します。また精神症状の悪化とも関係があり、薬物を中断して再発した患者が、来院した時点で水中毒発作を併発しているということもあります。「水を飲め」というような幻覚がある患者もいますが、それよりも思考障害がひどく、認知機能が低下した患者に頻度が高いように思います。水を飲むという行為は、人間の根元的な欲動に根ざしていて、この調節機構の異常と統合失調症などの精神病症状とはどこかでつながっているにちがいないと私は思っています。

　この本を作るという話が出てきたのは2006年10月に東京で行われた日本病院・地域精神医学会の「多飲症・水中毒をどうするか」というシンポジウムで、座長兼シンポジストとして、この本の著者である川上宏人先生と松浦好徳看護師がすばらしいプレゼンをしたことがきっかけだったと聞いています。そこから3年が経ちましたが、その間に熟成された知識・知恵・思いが、この本にはちりばめられています。この本が、多飲症・水中毒で悩む患者・家族・スタッフにとって、エビデンスを示した初のスタンダードとして役立っていくに違いないと私は確信しています。

地方独立行政法人山梨県立病院機構　山梨県立北病院・院長　藤井康男

contents

推薦のことば——3
本書の目的——11

第1部
多飲症・水中毒についての Q&A
川上宏人

- Q1 多飲症って何ですか？——18
- Q2 多飲症と水中毒は違うのですか？——19
- Q3 多飲症や水中毒には重症、軽症といった区別はあるのですか？——21
- Q4 多飲症の原因は抗精神病薬などの薬物だと聞いたのですが、本当ですか？——24
- Q5 多飲症は珍しい病態なのでしょうか？——26
- Q6 多飲症の患者をみつけるためのよい方法はありますか？——27
- Q7 多飲症は統合失調症の患者に特有なのでしょうか？——29
- Q8 多飲症になりやすい人がいるのでしょうか？——30
- Q9 水中毒を起こしにくくする飲み物はありますか？——31
- Q10 保護室がすべて埋まっている場合、隔離の代わりに身体拘束を行ってもよいでしょうか？——32
- Q11 多飲症患者のために夜間、病棟の水道を止めているので、ほかの患者から苦情がきて困ります。どうしたらよいでしょうか？——33
- Q12 多飲症の患者が暴力的で困ります。どうしたらよいでしょうか？——34
- Q13 多飲症について、患者に教育をしたいと思います。何かよい方法はありますか？——35
- Q14 電気けいれん療法は多飲症に効くのでしょうか？——36

- Q15 水中毒を繰り返す患者がいます。後遺症はあるのでしょうか？―― 37
- Q16 保護室から出た途端に多飲水をする患者がいて困っています。―― 38
- Q17 水中毒になった場合、積極的な治療が必要なのでしょうか？―― 39
- Q18 どのくらい水を飲んでいると、多飲症になるのですか？―― 40
- Q19 タバコやコーヒー、ビールは水中毒と関係がありますか？―― 41
- Q20 水中毒の危険性を評価するために体重を測るのは、有効な方法ですか？―― 42
- Q21 「軽度」の多飲症の人のベース体重の設定法は？―― 44
- Q22 「中等度」の多飲症の人のベース体重の設定法は？―― 45
- Q23 「重度」の多飲症の人のベース体重の設定法は？―― 47
- Q24 もう何十年も多飲症が続いています。水中毒はないのですが、大丈夫でしょうか？―― 47
- Q25 私たちの施設にいる多飲症患者は、絶対よくなるとは思えないのですが……。―― 48

● 「本書の目的」「第1部」引用参考文献 ―― 50

第2部
実践編
多飲症専門病棟看護スタッフ

1章
私たちも悩んでいた
——北病院における多飲症看護の歴史 ―― 55

河西敏也

1 試行錯誤の時代 ―― 56
2 改革期 ―― 60
column 「飲水管理」時代の苦い経験（**新津功務**） ―― 63

2章
スタッフの意識改革——65
河西敏也・新津功務

1 「かかわり」の方法を確立——66
column 「かかわり」の実践により多飲症が改善を見せた事例（**河西敏也**）——71

2 チーム全体の意思へ——74
column 他施設への指導も「統一したかかわり」のためには必要（**河西敏也**）——77

3章
多飲症看護の具体的方法——79
新津功務・河西敏也

1 行動観察——80
2 体重測定——81
column 体重測定を過信していたことに気づかされた事例（**相川千寿子**）——90
3 行動制限（飲水制限）——92
4 血液検査と採尿——94
5 申告飲水——97
6 活動性を向上させる——101
column 行動制限の功罪（**新津功務**）——106

4章
多飲症患者への教育——109
新津功務

1 患者教育の必要性——110
2 「多飲症心理教育」への発展——111
3 講義の進め方——115

4　心理教育で見えてきたもの——118
　column　心配よりも実践を（新津功務）——120

5章
多飲症家族教室——123
相川千寿子

1　家族への注目——124
2　家族教室の開催——125
　column　家族の思い（相川千寿子）——130
◉「第2部」引用参考文献——133

第3部
知識編
川上宏人

1章
多飲症・水中毒とはどういう症状か——137

1　多飲症とは——138
2　水中毒とは——146
3　人体の水分バランス——152

2章
多飲症・水中毒の原因と治療——161

1　多飲症・水中毒の原因——162
2　多飲症・水中毒の治療——172

3章
多飲症患者の飲水行動を管理するための方法 ——187

1. 早期発見する（あたりをつける）ための方法 ——188
2. 多飲症の程度に合わせてNDWGを用いて管理する方法 ——194
3. 外来でどうかかわるか ——199

4章
多飲症治療の今後
——開放的処遇に向けて ——203

1. ハードとソフトの関係 ——204
2. 長期入院中の患者に対する取り組み ——205
3. 長期化させないための取り組み ——210
4. 今後に向けて ——215

● 「第3部」引用参考文献 ——216

第4部
資料編
多飲症専門病棟看護スタッフ

1. 多飲症看護計画 ——226
2. 水中毒看護計画 ——229
3. 多飲症心理教育　患者用テキスト ——234
4. 多飲症心理教育　スタッフ用マニュアル ——251

● 「第4部」引用参考文献 ——267

おわりに ——269

ブックデザイン：デザインワークショップ ジン

本書の目的

　本書は、多飲症と日々向き合っている患者やその家族、医療スタッフなどの方々が日ごろかかえている、「どのようにしたら安全に水を飲める環境を構築できるのか」という悩みや疑問を解決するためのヒントを提供することを目的としています。

　本書の構成は、以下のように4部構成になっています。

　第1部では、多飲症治療についての疑問やわかりにくい点、よくある質問などをQ&A形式で取り上げています。第2部は実践編です。山梨県立北病院（以下、北病院）の多飲症専門病棟において、看護師たちがこれまで試行錯誤を重ねながら作り上げ、現在一定の効果を示すまでに成熟した多飲症患者との「かかわり」や、体重管理のアプローチについて紹介しています。第3部は多飲症や水中毒についての知識をまとめた部分で、北病院で活用している、多飲症や水中毒に関する「とらえ方」や「重症度分類」の考え方を紹介しています。さらに、多飲症の原因、治療などについて、海外や日本国内において発表されてきた論文のレビューなどをまとめています。第4部は資料編で、北病院の多飲症専門病棟における看護計画、心理教育の患者用テキスト、スタッフ用マニュアルを紹介しています。

　多飲症は精神科医療における一部の患者に限定された特別な病態であるように思われている感があります。しかし多飲症は統合失調症だけでなく、感情障害[*1]や精神発達遅滞[*2,3,4,5]、脳炎後や頭部外傷後などの器質的な脳疾患[*6]、神経性食思不振症[*7]、人格障害、認知症の患者などでも認められており、発症頻度は必ずしも少なくありません。

　多飲症についてはいまだに多くのことが明らかになっていないため、治療的に正しく介入するのはとても難しいとされています。一見すると単純に思える治療

の道筋は、実は複雑な迷路のように入り組んでおり、正しい進み方をしても出口に到達するまでには時間がかかり、間違いを重ねるほど抜け出しにくくなります。臨床現場においても統一された治療コンセプトや目標がなく、評価方法や診断基準も文献によってまちまちであるため、中等度以上の多飲症患者への対応は、スタッフの個人的努力や保護室・個室などのハード面に依存することになってしまいます。また、多飲症患者への処遇は、対応する人間と患者との関係性や、環境全体の雰囲気などにより大きく影響されるため、統一することが難しく、ややもすると介入の仕方が極端に過剰になるか、無関心になるかのどちらかになりやすいように思われます。

　目の前で中等症以上の水中毒発作を一度でも見てしまうと、すべての飲水行為が怖く感じられてしまうこともあるでしょう。なんとかして水中毒への発展を制止しなくては、という切迫感からはじまる過剰な介入は、患者との間で不必要な摩擦を生み、さらなる多飲や問題行動の原因ともなり、結果として患者にも治療者にも、不必要な疲労感や不全感をもたらすだけの場合が少なくないのではないでしょうか。実際、荒川ら[*8]によると、多飲症患者にかかわった経験のある看護師の多くは、いつ発作が起こるかという不安や無力感、自責感を抱きやすい傾向にあり、鶴田による調査[*9]では、長期入院中の患者による暴力の4.5％は、水中毒が何らかのかたちで関与して起こったものでした。看護スタッフは荒れる患者と何もしない医師やその処方を憎み、医師は全くよくならない患者や看護スタッフの対応を憎み、患者はしつこい看護スタッフや自分を閉じ込める医師を憎む、という最悪の構造に陥ってしまうことがあり、こうなると絶望的です。

　もうひとつの問題は、無関心や知識の欠如、正しくない「温情」などにより、危険な徴候を見逃してしまうことです。夕方になると患者の機嫌が悪くなり、幻聴の訴えや不眠、夜間の失禁が多くなっていれば、すでに軽症の水中毒であるとみなすべきです。ところが、見方しだいでは「そもそもの病状」や「薬物による副作用」とも受け取れます。けいれんなどの症状が出現するまで多飲症や水中毒に気づかないこともあるようです。確かに、それまでに多飲症によるさまざまな問題が起こっていれば、原疾患への治療方針は混乱させられ、正しい効果判定ができなくなってしまっているかもしれません。しかし、多飲症や水中毒の危険な徴候を見逃すと、結果としてその転帰を悪化させることにもなりかねません。さ

らには、長期間の多飲・多尿による身体への悪影響も見逃すことのできない問題です。

多飲症を合併しているということは、患者の予後を悪化させる可能性があり、さらには病棟運営にも深刻な影響を及ぼしかねないものです。では、そうならないためにはどうすればよいのでしょうか。

私も以前、総合病院の精神科病棟に勤務し、精神科患者の身体合併症治療に従事していた時期に、水中毒に続発した意識障害や重度の肺炎や呼吸不全、高度の横紋筋融解症による急性腎不全などを経験したことがあり、多飲症については厳重な行動管理が必須という印象をもっていました。2005年より北病院の多飲症専門病棟で勤務するようになったのですが、当初は、多飲症だからといって、特別なことが何もないことに驚いたものです。重度の多飲症患者に対応できるように工夫されている病床が5床（個室1、二人床2）ありますが、外見上の違いはそれらとほかの病室を区切るドアがあることと、その区画だけのトイレとリビングがある程度で、そのドアも施錠されていません。それ以外の違いといえば、体重を頻繁に測定することと、そのための体重計が病棟のリビングに置いてあることくらいです。

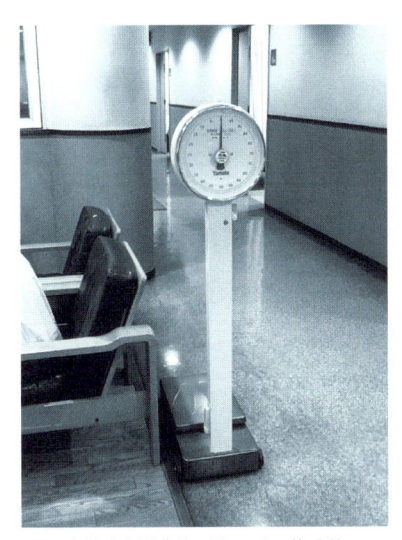

多飲症専門病棟に置いてある体重計

北病院において多飲症への対策を考えるきっかけとなったのは、1988年、当時北病院に勤務していた松田源一先生の多飲症患者に対する疫学研究[*10]でした。さらに松田は、多飲症患者の5年間にわたる長期経過についても研究[*11]しており、そのなかで、多飲症患者への治療的対応について、「とかく隔離拘束によって多飲行動を強制しようとする試みが行われる。しかし長期的な経過や転帰を見ると必ずしもよくない。隔離を必要とするようなより重症の精神症状を呈する例では多飲行動も治りにくいことが考えられる。このような例に対しては多大な労力を要するが、開放的処遇により人間的接触を多くすることが多飲行動を軽減するのに最も効果的であることがわかった」と述べています。現在の北病院における多飲症患者への治療的アプローチの原点はまさしくここにあるといえます。

　とはいえ、北病院でも過去、多飲症患者に対してはやむを得ず恒常的な隔離に頼っていた時代があり、保護室や個室の多くが有効活用できない状態にあったことがあります。結果として病棟運営や精神科救急制度への対応にも影響するようになったため、1999年に多飲症専門病棟（閉鎖）を開設し、そこで多飲症患者に対して集団でかかわるための専門的な治療プログラムを立ち上げることになりました[*12]。さらに2003年からは、開放的な処遇に努めること、作業療法やレクリエーションを積極的に取り入れること、各スタッフが個人的に努力するのではなくチームとしてかかわること、が取り組まれ、「水中毒を防ぐ」ための対応から「安全に水を飲める」ための対応に向けてさまざまな試行錯誤がなされてきたのです。

　現在、私たちの病棟では水を飲みすぎて意識を失ったり、けいれんを起こしたりする患者は見られません。また、多飲症の患者が少し多めに水を飲んでいても、それについて叱責したり無理やり静止する看護師もいません。入院中の患者で、以前に水中毒発作を起こしたり、多飲症に関連した問題行動を起こした経歴があっても、ほとんどは単独で院内外出を行うことができており、なかには単身生活をしながら外来に通院している人もいます。

　私たちの多飲症を「よくする」方法は、多飲症を「なくす」ことではありません。多飲症病棟で日常的に行われていることに、特別なことはほとんどないのです。第一に原疾患の治療があり、それと並行して、多飲症の患者に対しては自らの健康や日常生活に支障をきたさないような水の飲み方を、その人なりの方法で

確立するための援助が行われているだけなのです。特別な薬物も、特殊な教材も、厳密な管理法も用いていません。私たちは、10年近くの実践を通して、現在のかかわり方で多飲症の多くは改善させることができると考えるようになりました。

しかしそうはいっても、多飲症が原因で入院している患者の多くは退院のめどが立ちにくく、20床のうちいくつかは固定してしまっているのが現状です。今後、多飲症（の管理が難しいこと）が原因でなかなか退院させられないという状況をいかに打破していくかが私たちの課題であると考えています。

私たちの実践を、「閉鎖できる多飲症専門病棟があるからできるのだ」と考える方がいるかもしれません。しかし本書をよく読んでいただければ、私たちが閉鎖空間を治療の手段としてはほとんど用いていないことがわかっていただけると思います。ただ、私たちも、自分たちの方法が万全だとは思っていません。全く違う方法で良好な結果が得られている施設もあるかと思います。どのような点にせよ、本書が多飲症に困っている人たちにとって、何らかの助けになる部分があれば幸いです。

2010年1月
著者を代表して
川上宏人

本書で引用した文献は、以下の3つの方式で集めたものです。
1. MEDLINEを用いての検索、2.「医中誌」を用いての検索、3. 上記でみつけ出した文献からの「孫引き」。
　多飲症の治療についてのレビューでは、筆者の怠慢によりそのエビデンスレベルについての検証はしていないため、その内容については玉石混淆であることを事前にお断りしておきたいと思います。
　また、参考にさせていただいた図書として、American Psychiatric Press 社の「Progress in Psychiatry」(David Spiegel 編集) というシリーズの中の一冊『Water balance in Schizophrenia』(David B. Schunur、Darrell G. Kirch 編)、中外医学社の『より理解を深める！体液電解質異常と輸液』(深川雅史監修、柴垣有吾著) の2冊を挙げておきます。

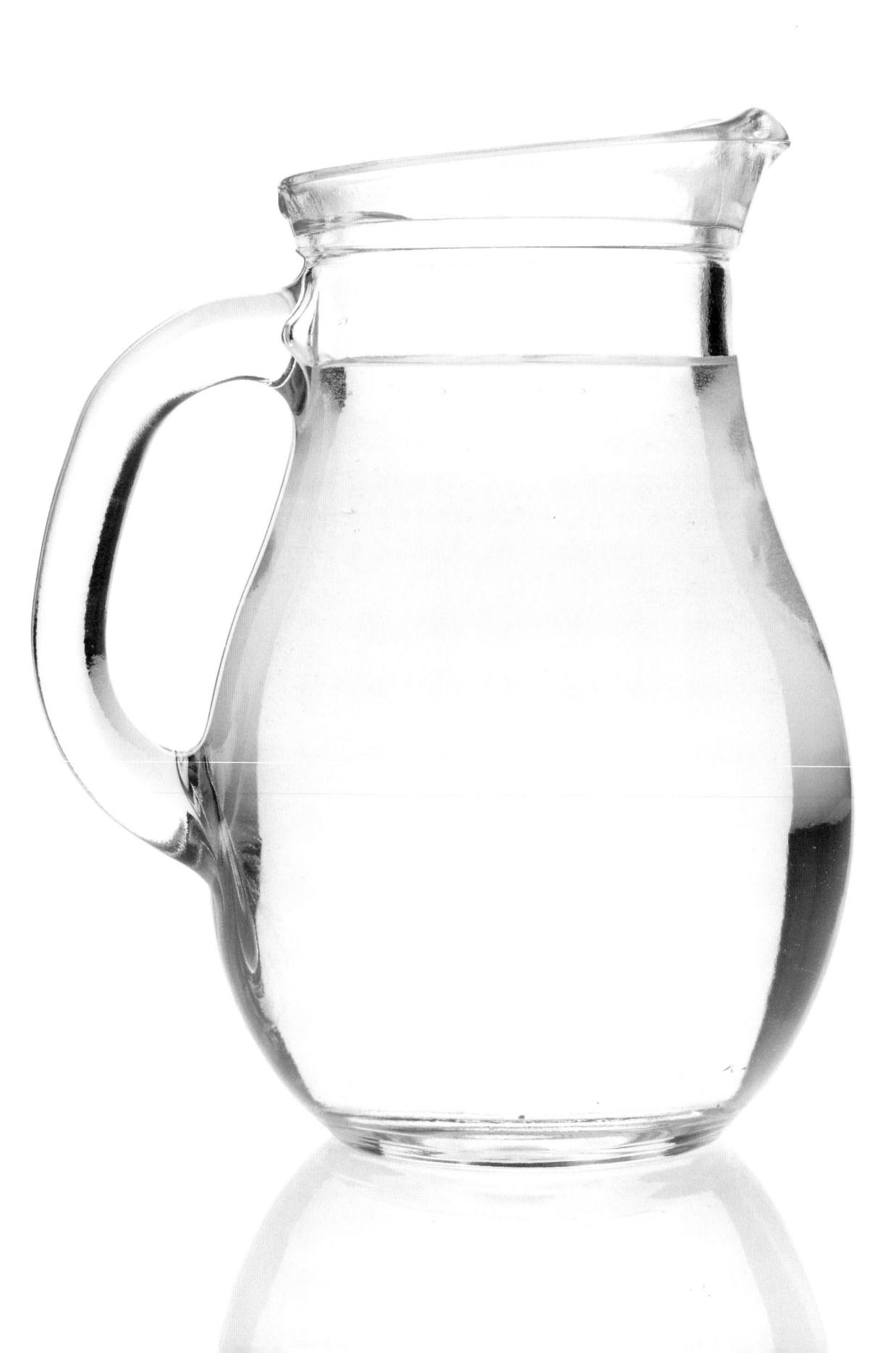

第1部

多飲症・水中毒についてのQ&A

Q1 多飲症って何ですか？

本書では、多飲症を次のように定義しています。
「多飲症とは、飲水に関するセルフケア能力が低下しているために、体重が著明に増加するほどの飲水をしてしまうことであり、過剰な水分摂取により日常の生活にさまざまな支障をきたすことである」

解説

　皆さんは「多飲症」と聞いて、どのようなイメージをもたれるでしょうか？
　ほとんどの人は文字どおり、「たくさん水を飲む人」を思い浮かべるでしょう。では、その「たくさん飲む」とは一体どれくらいの量でしょう？
　「○○リットル以上水を飲む」とか「××kg以上体重が増える」などの数字を挙げる人もいるでしょう。今回、国内外の先行文献をいろいろ読んでみましたが、正直なところ、すっきり腑に落ちる説明には出合えませんでした。結論としてわかったことは、多飲症は、その定義がわかりにくく、どこに注目したらよいのかがはっきりしないため、診断・発見がしづらいということでした。
　多飲症の治療は早期発見、早期介入が肝心です。患者に対して日頃見ていくべき点は、
① 1日のうちで著明な体重の変動があるかどうか
② その人の行動に多飲症と関連した変化があるかどうか
です。そしてこのような変化が認められたときには、私たちがどれくらい介入すべきか、その度合いを評価し決めていかなければなりません。
　多飲症を定義することは、治療をはじめなくてはならない人をみつけるためには不可欠なものです。そのため、できる限りわかりやすく、取りこぼしの少ない定義であることが大切です。重症度の分類はその次に、別の尺度で評価すればよいのです。そういった考えから、本書ではこのように多飲症を定義しました。
　「多飲症とは、飲水に関するセルフケア能力が低下しているために、体重が著明に増加するほどの飲水をしてしまうことであり、過剰な水分摂取により日常の生活にさまざまな支障をきたすことである」

セルフケア能力とは、言い換えればセルフコントロール能力です。「水を飲むことを自分で止められない」ことが多飲症を「病気」にしている最大の要因です。この定義で大事な点は、あえて数値による設定をしていないということです。それは、患者には個人差があり、摂取量や血液検査の結果だけでは線引きができないからです。

後述しますが、通常は飲水だけで体重が大幅に増えることはほとんどありません。ですから、「飲水だけで著明に体重が増加する」ことは十分「病的」なのです。さらに、「過剰な水分摂取により日常生活に支障をきたす」ということは、その時点でその人の飲水行動が、治療対象になり得ることを指しています。

このように定義していくと、「多飲症をよくする」とは、「多飲症のせいで患者自身が困らないようにすること」にほかならないということになります。

Q2 多飲症と水中毒は違うのですか？

多飲症と水中毒は、はっきり違うものとして考えるべきです。

解説

私がこの本で訴えたいことのひとつに、「多飲症＝水中毒」という考え方が、多飲症患者の治療に際して非常に危険であるということがあります。医療従事者が、多飲症患者について、「あの人は水中毒だからねえ」となにげなく言っている場面に出くわすと筆者は残念な気分になります。なぜなら、聞きようによっては、その人について、「自分の身の回りのこともできない人である」と言っているようにも感じられるからです。そこに何の違いがあるのかと思われるかもしれませんが、その違いは治療のあり方や改善の仕方にも影響を及ぼす可能性があるほど大きなものなのです。

確かに、多飲症患者とのかかわりにおいて、一番気をつけなくてはならないのは水中毒への発展にほかならず、多飲行動を放置してしまうのは正しいこととは思えません。一般的に考えられている「多飲症患者の大変さ」の大部分は、「多飲症＝水中毒」という誤解にもとづいて、過剰に管理しようとすることにより

生じるストレスや摩擦、問題行動である可能性が少なからずあります。多飲症に対して上手にかかわることができるかどうかは、私たちがいかに多飲症と水中毒を切り離して考えられるかどうかで決まる、といっても過言ではありません。

多飲症は過剰に飲水をしてしまうという"行動"に着目した病態です。具体的には、
① 飲水行動を自分で調節できない
② たくさん水を飲むことで体内の水分・電解質のバランスを乱してしまう
③ 飲水行動により日常生活に支障をきたす
④ 上記の状態が長期間継続すると、器質的な異常にも発展しかねない
といった点が問題になります。

一方、水中毒というのは、なかには重篤な病態へと発展するものもありますが、原則として一過性です。本書では水中毒を、次のように定義しています。

「水中毒とは、多飲症により誘発されるもので、希釈性の低ナトリウム血症による諸症状を呈している状態である」

したがって厳密には両者の症状（**図表 1-1**）は別のものなのですが、しばしば同時に確認されますし、これまでの臨床研究における多飲症の定義においては両者が混在していたため、あたかも同じものであるかのような錯覚が生じるのです。

一度でも水中毒でけいれんを起こしたり意識障害を呈しているような光景を目にしてしまうと、水中毒は危険であるという印象が強くなり、すべての多飲症患者がいつ水中毒を起こしてもおかしくない要注意人物に見えてくるかもしれません。さらに多飲症患者は、自らの飲水行動により重篤な身体症状を引き起こしかねない"無力"な人たちに思えてしまうかもしれません。このような誤解が原因で、多飲症の治療は「飲水制限」であると決め込むということが起こります。そして、彼らの日常生活能力を必要以上に管理・制限するようになり、本来改善されるはずの「水の飲み方」については何ら策を立てないまま、それ以外の日常生活におけるセルフケア能力だけを損ねてしまうことになりかねません。

多飲症はよくすることが可能です。多飲症をよくすることができれば、水中毒は起こりません。

多飲症の患者と正しい関係を構築するためには、多飲症と水中毒は同じでないと考え、「多く水を飲んでいる→多飲症→水中毒のハイリスク状態→管理が必要」という安易な発想をしないように心がけることが大切です。

図表 1-1 多飲症と水中毒の症状の違い

多飲症の症状
…過剰な水分摂取によりもたらされる症状

- 水の飲みすぎ（消化器症状）
  - 悪心
  - 嘔吐
  - めまい
  - 胸やけ
  - 胃もたれ

- 水分の貯留
  - むくみ（下肢、顔面、腸管）●頻尿 ●夜尿 ●尿失禁 ●下痢 ●高血圧 ●循環血流量の増大（血液の希釈）

- 慢性化に伴う合併症
  - 巨大膀胱
  - 無力性膀胱尿管の拡張
  - 水腎症腎不全
  - 骨粗鬆症
  - うっ血性心不全

水中毒の症状
…希釈性の低ナトリウム血症によりもたらされる症状

- 精神症状
  - イライラ
  - ぼんやり
  - 怒りっぽい
  - 幻聴など精神症状の悪化

- 神経症状
  - ふらつき ●頭痛
  - 手足のふるえ
  - 失調状態
  - 不随意運動
  - 脱力感 ●無気力
  - もうろう状態
  - けいれん
  - 意識障害
  - 昏睡

- 合併症
  - 肺炎（水分の誤嚥）
  - 肺水腫
  - 横紋筋融解症
  - 急性腎不全
  - 敗血症
  - DIC（播種性血管内凝固症候群）
  - ARDS（急性呼吸不全）

Q3 多飲症や水中毒には重症、軽症といった区別はあるのですか？

区別はあります。重症度をきちんと区別してケアにあたることが必要です。本書では新しい提案として、多飲症と水中毒の重症度分類を提示しました。「必要とされる治療の度合い」を組み込んだ点がポイントです。

解説

　多飲症の合併は原疾患の治療を難しくする可能性があり、水中毒は放置すると重篤な身体合併症を引き起こしかねないものです。いずれも早期の発見と早期の介入が重要です。

しかし、これまでの多飲症や水中毒についての研究は、ほとんどが精神科病院に長期入院中の統合失調症患者に限定しており、多飲症の程度区分については、「水中毒が頻繁に認められているか？」などといった点で評価されることが多く、水中毒に至っては分類すらほとんどなされていないような状況でした。

軽微な多飲症を重篤な多飲症と同様に扱うことは、患者自身に窮屈な思いをさせかねませんし、スタッフ側には過度の労力を費やさせることになり、無駄が多いように思われます。

本書では、新しい提案として**図表 1-2、1-3**のように、多飲症の重症度と水中毒の重症度を分類・定義することにしました。「必要とされる治療の度合い」を組み込んだ点がポイントです。そうすることによって、外来、デイケア、長期入院中、保護室……というように、患者がいる場所が違っても、それぞれの段階に合わせた適切な対応をとりやすくなるからです。

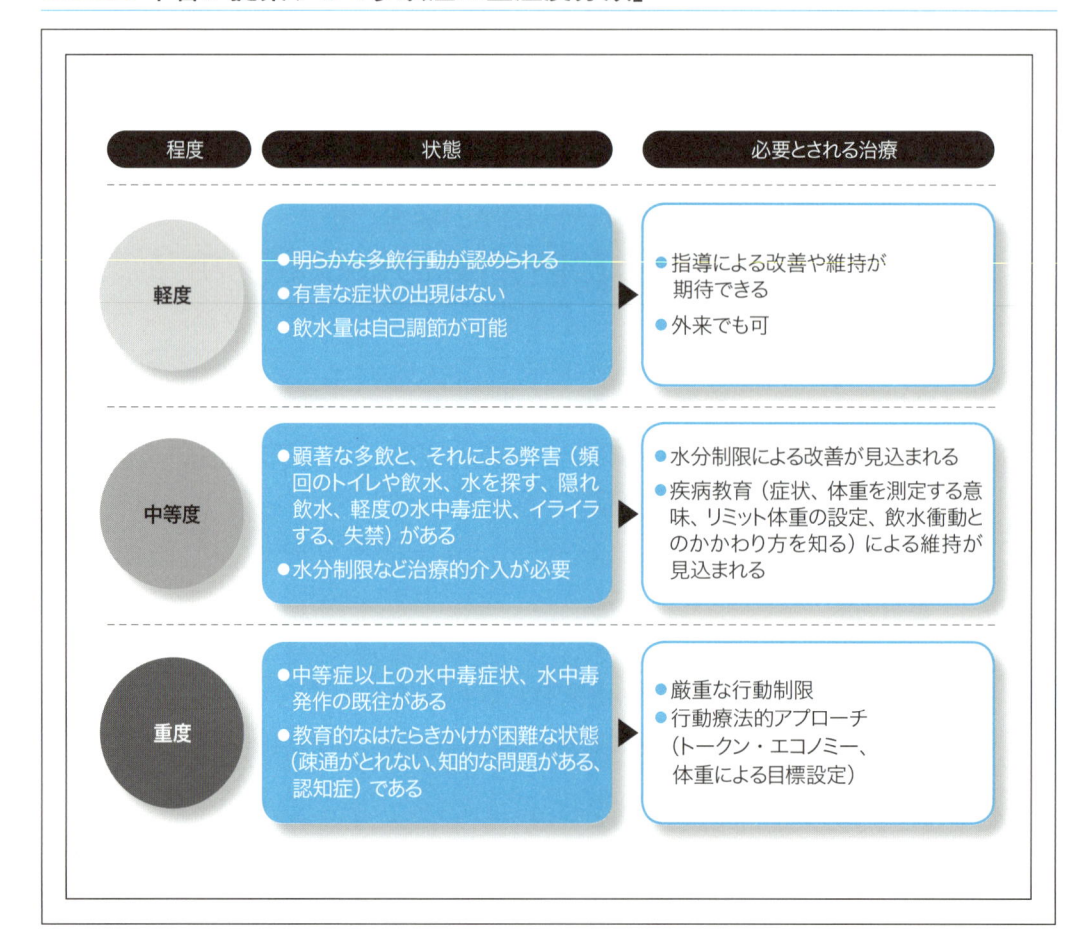

図表 1-2 本書が提案する「多飲症の重症度分類」

程度	状態	必要とされる治療
軽度	・明らかな多飲行動が認められる ・有害な症状の出現はない ・飲水量は自己調節が可能	・指導による改善や維持が期待できる ・外来でも可
中等度	・顕著な多飲と、それによる弊害（頻回のトイレや飲水、水を探す、隠れ飲水、軽度の水中毒症状、イライラする、失禁）がある ・水分制限など治療的介入が必要	・水分制限による改善が見込まれる ・疾病教育（症状、体重を測定する意味、リミット体重の設定、飲水衝動とのかかわり方を知る）による維持が見込まれる
重度	・中等症以上の水中毒症状、水中毒発作の既往がある ・教育的なはたらきかけが困難な状態（疎通がとれない、知的な問題がある、認知症）である	・厳重な行動制限 ・行動療法的アプローチ（トークン・エコノミー、体重による目標設定）

図表1-3 本書が提案する「水中毒の重症度分類」

程度	状態	認められる症状	必要とされる治療
軽症水中毒	●呂律が回りにくい ●イライラした感じ ●むくんだ感じがする ●頭痛、胸やけ ●精神症状の悪化 ●頻尿・夜尿 ●寒気の訴え	●体重が1日のうちに4%前後増加する ●様子が普段とは若干違う ●体重の増加や過剰な飲水についての説明に対して了解可能	●必ずしも行動制限の必要はない ●穏やかな飲水制限と排尿誘導により改善が見込まれる
中等症水中毒	●もうろう状態 ●激しい興奮・暴力的 ●幻聴に左右されている ●多量の尿失禁 ●失調様歩行 ●制止を振り切っての飲水 ●疎通が悪い ●水分の嘔吐 ●四肢のけいれん ●振戦	●様子が普段とは明らかに違う ●体重の急激かつ大幅な増加 ●説明への了解が悪く、場合によっては体重を測定することをも拒む	●行動制限もしくは1対1以上の監視が必要である ●身体的な管理・監視が必要である ●重症水中毒への発展を防ぐための対策が講じられる必要がある
重症水中毒	●意識障害 ●けいれん大発作 ●けいれん重積 ●吐血 ●肺水腫	●意識障害がある ●重篤な身体症状を呈している ●重篤な状態への発展が明らかな状況	●集中的な医療的介入が必要である ●状況に応じて、より高度な身体治療が行える施設への転院などの検討も必要である

Q4 多飲症の原因は抗精神病薬などの薬物だと聞いたのですが、本当ですか？

一部の多飲症患者にとっては抗精神病薬が増悪因子となっている可能性がありますが、すべての多飲症の原因とはいえません。

解説

多飲症の原因としては、これまで**図表1-4**のようなさまざまな仮説が提唱されてきましたが、どの説も確定的ではありません。

一般的には、抗精神病薬による影響で起こると考えられていることが多いようですが、最初に水中毒が報告されたのは1923年[13]で、抗精神病薬が登場するはるか以前のことです。また、近年でも精神科疾患が未治療の患者における多飲症や水中毒の報告[14,15]も見られており、確実な原因として考えるのはやや早計です。

しかし、ドパミン受容体の長期にわたる遮断が口渇中枢やADH（抗利尿ホルモン⇒p155）の分泌、口渇を引き起こすアンギオテンシンIIの活性を上げることなどに関係していることも知られています。また、多飲症に関係する遺伝子の研究においても同様の報告[16,17]がいくつかなされていますので、一部の多飲症患者にとっては、抗精神病薬が増悪因子となっている可能性が考えられます。さらに、抗コリン作用のある薬物は、その作用として口渇を生じさせることがありますし、抗精神病薬や抗うつ薬には、ADHの作用や分泌に影響を及ぼすことがあるということも知られています（薬剤性のSIADH⇒p158参照）[18]。

近年の報告では、クロザピン[19]やクエチアピン[20]など、ドパミン受容体に対する親和性が低く、解離しやすい薬物を用いた治療により多飲症が改善したという報告が散見されています。これについても、これらの薬物の特性が多飲症を改善させたのか、これらの薬物により精神症状が改善し、それに伴って飲水行動が緩和されたのかは定かではありません。

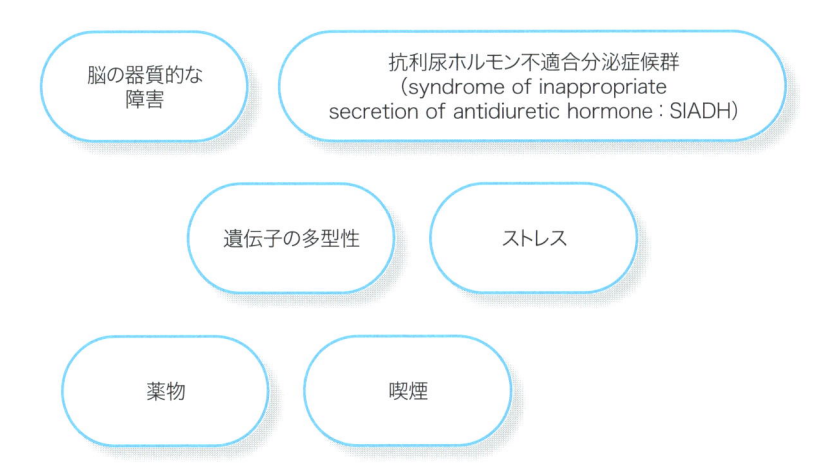

図表 1-4　多飲症の原因についての仮説

- 脳の器質的な障害
- 抗利尿ホルモン不適合分泌症候群（syndrome of inappropriate secretion of antidiuretic hormone：SIADH）
- 遺伝子の多型性
- ストレス
- 薬物
- 喫煙

　筆者は、下図（**図表 1-5**）のようにいくつかの要因が組み合わさって起こるのではないか、と考えています。原因を明らかにすることは、根本的な治療技法の確立には重要ですので、今後の研究に期待したいところです。

図表 1-5　多飲症の原因因子は組み合わさっている？

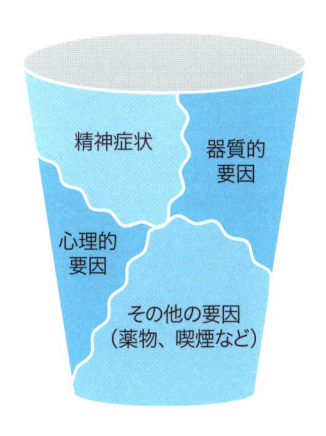

- 精神症状
- 器質的要因
- 心理的要因
- その他の要因（薬物、喫煙など）

Q5 多飲症は珍しい病態なのでしょうか？

決して珍しい病態ではありません。

解説

　これまでに報告されている多飲症に関する疫学研究は、尿比重や体重、尿量、血清ナトリウム値、飲水行動についての評価尺度や病棟スタッフによる評価など、さまざまな基準にもとづいて行われてきました。de Leonら[*21]はそれらの研究結果を踏まえて、多飲症は長期入院中の患者のうち20％前後に起こる、としています。また小山田[*1]は、精神科病院に入院している患者のうち、統合失調症以外の疾患患者を含めて調査を行っていますが、その結果も20％でした。

　稲垣[*22]は、入院患者154人に対して1日3回体重測定を7日間行った結果、1日のなかで体重変動が4％以上見られた重症多飲症患者は31人（20.1％）、1.2％以上の軽症多飲症患者は75人（48.7％）であったとしています。この結果を見ると、明らかな多飲症患者は20％だとしても、さらに多飲傾向にある人たちまでを含めると、その数は私たちの想像する以上に多いと思われます。しかも、これらの調査の多くは入院中の患者に限定されたものですから、外来にいる軽症多飲症患者を含めると、その数は相当なものになるのではないでしょうか。

　筆者は実際に、外来に通院中の患者に対して水を飲む傾向があるかどうかを聞いてみたことがあります。すると、実は自分なりにちょっと気になっていた、という人がかなりいて驚いた記憶があります（血液検査をしたところ、ほとんどの人は正常な血液ナトリウム値でしたけれども）。ですから、多飲症の患者は私たちがその存在に気づいていないだけで、本当はかなりいるのだ、というように考えを切り替えて臨床を眺めるようにしてみてください。

Q6 多飲症の患者をみつけるための よい方法はありますか？

5つの方法があります。有効な方法といえるものから、あまり精度が認められない方法までありますが、すべてを紹介します。

解説

　まず大切な点は、「多飲症はまれな病態ではない」という認識をもつことです。病棟でほかの患者より飲水行動が目立つ患者がいても、ほとんどの場合はあまり気にとめないと思います。

　例えば、その患者が入院して間もなければ、これまでの情報がないので経過観察にとどめることが多いでしょうし、逆に、長期にわたり大量の抗精神病薬や抗うつ薬を服用していることがわかっているときには、副作用でのどが渇いているのだと考えてしまうこともあるでしょう。また、患者が頻回に頭痛や胃部の不快感を訴えるときは、とりあえず対症的に鎮痛薬や胃薬を処方していることも多いと思われます。

　多飲症についてのレビューには、「けいれん発作を起こすまで発見されないことがある」という記載を多く見かけます。しかし治療という観点からは、重篤な状態になる前に発見しておきたいものです。

　では、多飲症を早めにみつけるためには、どのような方法があるのでしょうか。

❶直接聞いてみる

　多飲症のスクリーニングにおいて一番簡単な方法は、本人や家族に直接尋ねることです。厳密に量を確認するのではなく、水分を多めに摂取する傾向があるかどうかを確認するだけでよいのです。それではあまりにも大雑把すぎると思われるかもしれませんが、この方法で意外な人に多飲傾向がみつかることもあります。外来の患者に対しては、1日の食事量や水分量などを記録してもらうこともひとつの方法です。

❷特有の行動に注目する

　入院中の患者に対しては、1日の行動をスタッフが確認し、評価尺度を用いてスクリーニングを行うことも可能です。これまでに患者の多飲行動に注目したいくつかの評価尺度が発表されています。本書では、p140,144 でそれらを紹介しています。そうした評価尺度を活用してもいいでしょうし、独自のスケールを開発してもいいでしょう。

　こうした方法は、患者への侵襲が少ないという利点があります。ただし、その評価や情報の聴取にあたって厳密になりすぎたり、結果に全面的な信頼を置くことは避けてください。必要以上の労力を割くことや、患者に過度のプレッシャーをかけてしまうことは、かえって多飲症の治療に悪影響を及ぼしかねないからです。

❸体重の変化に注目する

　多飲症による問題点は、身体が必要としている以上の水を摂取することにあります。通常、日中の体重変動は多くても1%前後といわれています。しかし、大量の水分を摂取している場合には、体内に水分が貯留する可能性があり、それ以上の変動を示すこともあります。稲垣が行った調査[*22]でも、1日の体重変動が－1.2%〜＋2.5%を超える患者は全体（154人）の68.8%います。体重を測定することは、多飲症を発見し、その程度を評価するために有効な方法のひとつであり、治療においては効果判定の目安にもなります。

　山梨県立北病院（以下、北病院）では、日内体重変動率（NDWG：normalized diurnal weight gain）[*23]を指標として採用することで、多飲症患者を発見しやすくなったという経験があります。これは、4%前後体重が変化すると、血清ナトリウム値は10mEq/L 程度変動し[*23]、水中毒の高リスク状態を示唆するという知見にもとづき、朝の体重に比べて測定時が何%増加したかを見ていく方法です。NDWGについてはp86,194で説明します。

❹尿量や尿比重に注目する

　患者の尿量や尿比重を測定することも、多飲症の目安になると考えてよいでしょう。ただし、尿量を正確に測定することは困難で、また、尿比重についてもその信頼度には若干の疑問があり、それだけで確定診断に結びつけるべきではないと思います。

❺飲水量に注目する

　1日にどのくらいの水分を摂取しているのかを把握するために、最も手っ取り早く思われるのが飲水量に注目する方法です。しかし、飲水量を把握することにはかなりの労力が必要で、しかもその確かさは怪しいものです。正確な評価を志すあまりに、患者が水を飲む方法（個人用のコップやペットボトル）を限定したり、飲水できる場所を指定したりして厳しい制限をすることにより、余計に隠れ飲水が増えたり、患者とスタッフの関係が悪くなるようでは意味がありません。

　自己申告も同様です。「何杯飲んだ？」「うーん、3杯くらいかな」「え？ 本当は5杯じゃないの？ 見てたんだからね」「……」といった具合ではよいことは何もありません。自己申告に精度は求めず、患者とスタッフの会話の頻度を高める機会ぐらいにとらえていたほうがよいように思います。

Q7 多飲症は統合失調症の患者に特有なのでしょうか？

いいえ。統合失調症の患者の報告が多いですが、その他の疾患でも起きています。

解説

　多飲症患者の60％〜80％は統合失調症であるといわれています。実際、精神科病院で見られる多飲症患者の多くは統合失調症であるように思われます。ですから、「多飲症＝慢性の統合失調症」という印象が強くなりがちですが、必ずしもそうではなく、気分障害や精神発達遅滞、認知症、頭部器質疾患、アルコール依存症、神経症圏、摂食障害などでも報告が認められています。

　わが国で不破野ら[24]や小山田ら[1]が行った大規模な多施設疫学研究でも統合失調症圏以外の多飲症患者が認められており、多飲症は、必ずしも統合失調症だけに認められる病態ではないことは知っておく必要があるでしょう。

　しかし、なぜ精神科疾患の患者に多飲症が多いのか、ということについては残念ながら現時点では明らかになっていません。

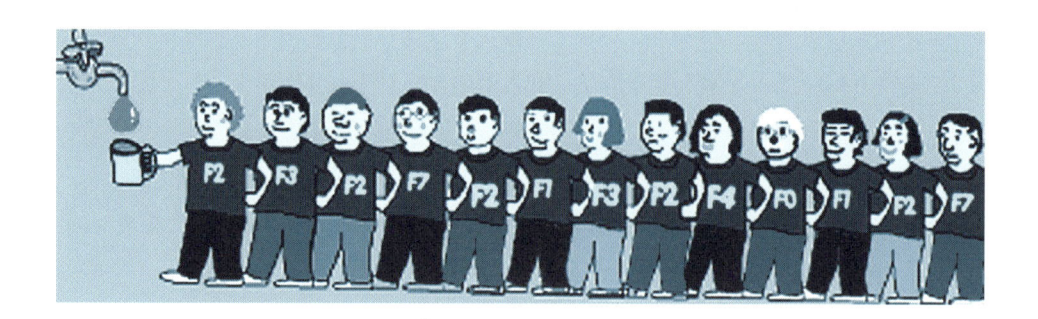

図表 1-6 多飲症は、統合失調症だけに見られるわけじゃない

Q8 多飲症になりやすい人がいるのでしょうか？

多飲症になりやすい素因や要因が一部の人にはあるように思います。

解説

　例えば、慢性期の統合失調症患者でも多飲症になる人とならない人がおり、多飲症の人を見ても、低ナトリウム血症を起こしやすい人と起こしにくい人がいます。このような状況を見ると、一部の人たちは多飲症になりやすい素因をもっていたり、低ナトリウム血症へ発展しやすい要因をもっているように思われます。

　de Leon ら[21]の総説では、多飲症や水中毒に関係している要因として、①罹病期間が長い、②統合失調症である、③喫煙者である、④低ナトリウム血症を起こしやすい薬物を服用している、⑤男性、⑥白人である、といった項目を挙げています。これらの項目は、おそらくは「後ろ向き」研究において対象となった多

飲症の患者に多く共通している点ではありますが、早期の介入を判断するのに有用な情報であるかどうかは疑問です。

　多飲症の原因については、心因・ストレスの関与、器質的な脳の変異、遺伝、内分泌異常、原疾患の症状や常同行為によるものなどさまざまな仮説がいわれています。個々の患者によって症状は異なり、原疾患や多飲症の経過も異なります。そうしたことから筆者は、多飲症は複数の因子が関与して発生するものであるという仮説をとっています。

　統合失調症においては、多飲症と関係する遺伝子についての研究が行われており、実際、いくつかの遺伝子についてはその関連が報告されています。筆者はこの分野に関しては全くの門外漢ですので、このあたりについて非常に詳しく書いてある新開らの総説などを参照してください（新開隆弘、大森治、中村純：抗精神病薬による水中毒をどう予測するか. 臨床精神薬理, 10：1423-1431, 2007）[*25]。そのような「前向き」の研究などから多飲症についての危険因子が今後明らかにされることによって、早期発見、早期介入がより有効に行われるようになることが期待されます。

Q9 水中毒を起こしにくくする飲み物はありますか？

あるかもしれませんが、特定の飲料によって予防するという方法は現実的でないように思います。

解説

　水中毒は低ナトリウム血症によって引き起こされます。したがって、血清ナトリウム値を下がりにくくすることである程度の予防ができるかもしれない、という仮説はなかなか魅力的です。

　これまで、スポーツドリンク（ナトリウムを含有した飲料）と多飲症との関連についての報告はいくつか見られており、好意的な内容の症例報告[*26]がある一方で、比較調査を行った結果、飲水量や尿量、血清ナトリウム値には影響がな

かったとする報告[*27]もあります。比較調査の研究では、使用された飲料水に含まれるナトリウムは 20mEq/L であり、それ以上含まれていればもう少しよい結果が出た可能性は否定できません。ナトリウムをより多く（50mEq/L 前後）含んだ経口補水液もいくつかありますが、現時点ではそうしたものを用いた研究はなされておりませんし、こういった方法での「予防」は、治療という観点からは少しずれているように感じます。多飲症治療の目標は、水中毒を起こさせないことではなく、患者自身が自らの飲水行動をうまく調節できるようになることにあるのですから。

Q10 保護室がすべて埋まっている場合、隔離の代わりに身体拘束を行ってもよいでしょうか？

できる限り避けるべきと考えます。

解説

　そもそも保護室を使用することについては、やむを得ない場合以外は避けるべきであり、その期間も必要最小限にすべきです。これは、患者が多飲症であろうとなかろうと同じです。

　特に多飲症患者で考えたときに、「スタッフが手薄になる」ことや「なんとなく不安だから」といったことを理由に、「予防的」という言葉を隠れ蓑にする隔離は治療関係を大きく損ねかねません。

　重度の多飲症患者については治療的なかかわりを保護室からはじめざるを得ないこともあるかと思いますが、それは「いずれは一般病室での生活を可能にする」という目標があってこそのものです。中等度までの多飲症患者については、水中毒の症状を見落とさないようなかかわり方を工夫することで、保護室を使わずに済むことが多くあります。

　あわせて患者に対しては「～にならなければ保護室には入らなくてよい」といった形での啓蒙を行うことを心がけましょう。そうした周知が徹底されていれ

ば、もし保護室に入れられた場合でも、患者にすればある程度受け入れることができるでしょうし、保護室の使用期間も短くできるようになると思います。

　同様の理由で身体拘束についてもできる限り避けるべきです。身体拘束そのものによるケガや事故のリスクにも注意を払う必要があり、かえって手間がかかるように思われます。

図表 1-7 予防を隠れ蓑にした隔離は治療関係を損ねる

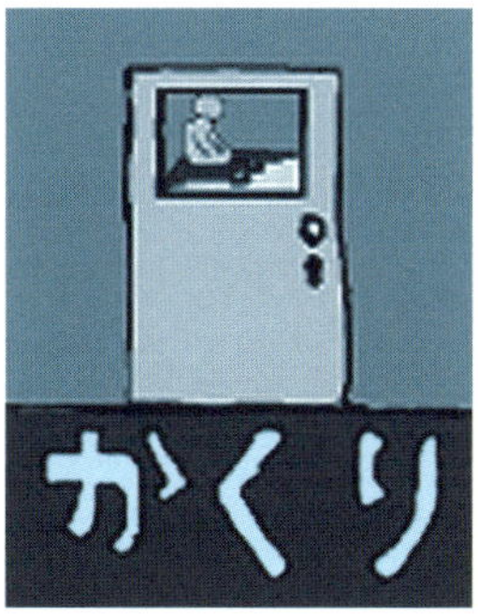

Q11 多飲症患者のために夜間、病棟の水道を止めているので、ほかの患者から苦情がきて困ります。どうしたらよいでしょうか？

多飲症患者がオープンに飲水できる環境を作ることがよいと思われます。

解説

　北病院には、「隠れ飲水」、「申告飲水」という言葉があります。多飲症患者に対する、「取り締まり」[*28] が強くなると、病棟スタッフの目を避けた場所での「隠れ飲水」がはじまり、それが水中毒にとっては最も危険な状態であることを私たちはこれまで経験してきました。「隠れ飲水」を駆逐するための手段としてはじめたのが、看護室に冷たい水を用意して飲んでもらう「申告飲水」でした。飲み

たいときは、私たちの前で堂々と飲んでもらうようにしたのです。戸棚の奥に隠してあるお菓子をこっそり食べるときは口いっぱいにほおばりますが、さあどうぞと勧められたお菓子をほおばる人はあまりいません。

　飲水にあまりふさわしくない場所の水をこっそり飲むよりは、きれいな水を堂々と飲んだほうがはるかに気分もいいでしょうし、なによりもスタッフが水を飲むことを認めてくれるのですから、「申告飲水」には「隠れ飲水」を減らす効果があることに異論の余地はないでしょう。同時に、スタッフとしては患者の飲みっぷりを観察することもできます（その間、世間話をして仲良くなることも可能です）。

　多飲症患者とそうでない患者が一緒にいる病棟で、やむを得ず夜間水道を止めなくてはならない場合でも、この方法が使えると思います。本心をいうと、できれば水道栓を閉めずにこの方法を用いてもらいたいところです。

Q12　多飲症の患者が暴力的で困ります。どうしたらよいでしょうか？

まず、なぜ暴力的になるのかを考えましょう。

解説

　精神科病棟における暴力の原因には、精神症状の悪化や劣悪な病棟の環境などがあり、患者自身の素因としては病識の欠如、精神病質や物質依存の合併、過去の暴力や犯罪の既往などがあります[*29]。精神症状悪化の背景としては、治療抵抗性の可能性、隠れたノンコンプライアンスと並んで、多飲症により水中毒をきたした場合に見られる急激な精神症状の変化を挙げることができます。

　つまり、多飲症患者が暴力的になる理由は、「多飲症だから」だけで片づけられるものではないのです。まずは、暴力に影響しているものがないかどうかを十分に検討する必要があると思います。

　水中毒の初期症状（軽い水中毒）には精神症状の悪化やイライラが認められます。そうした状態でスタッフから強くとがめられたり、制止されたりした場合に

は暴力へと発展しやすいと考えられます。ですから、次に考えなくてはならないことは、火（軽い水中毒）に注がれた油が一体何であったのかを検証することです。

　原因として考えなくてはならないことは、患者側の問題だけではありません。過度に批判的な対応、かかわりを密接にもとうとしすぎること、患者との関係が深くないにもかかわらず指導的になりすぎること、杓子定規すぎる対応、厳しすぎるルールなど、医療者側に行き過ぎがあることも少なくありません。

　これは医療に限らないことですが、人とのかかわりにおいては「北風」式手段と「太陽」式手段をうまく使い分ける必要があります。暴力が頻発する環境には「北風」が吹き荒れていることが多いものです。自分たちの対応が「北風」になっていないかを振り返ることも重要です。

Q13　多飲症について、患者に教育をしたいと思います。何かよい方法はありますか？

あります。北病院では「多飲症心理教育」を行っています。

解説

　これまで多飲症患者になされている行動療法的な治療の総説[30]では、水を飲みたい衝動を抑えるためのリラクゼーション法を習得させたというものや、体重や飲水行動などについて一定の条件を設定して、それをクリアできると制限が緩和されるという、トークン・エコノミーを用いた方法などがあります。また、心理教育的なかかわりを行ったという報告や、適度な作業療法を行った結果、体重の変動が小さくなったという報告[31]もあります。

　外来患者に対しては、デイケアのなかに多飲症患者用教育プログラムを取り入れているという施設もあり、一定の効果を挙げているようです[32]。

　北病院でも入院中の多飲症患者に対して隔週1回、約30分「多飲症心理教育」を行っています。参加する積極性については個々の患者によって差があり、熱心

に発言する人もいれば、途中で出て行ってしまう人もいます。原疾患の進行によるものなのか、多飲症が遷延しているからなのかは明らかではありませんが、多飲症病棟に長く入院している患者の多くには認知機能面の障害が著明となっている人があり、スタッフは多量の水分を摂取することの危険性や体重測定の意義などについて、いかに理解しやすい説明をするかということを日々工夫しています。多飲症心理教育については、p109以降を参照ください。

　マンパワーに制限があること、あまり高度な内容ではお互いに疲れてしまう可能性が高いことなどを考えると、スタッフが個別に患者にかかわるよりも、複数の患者に対して集団療法的なアプローチをするほうがやりやすいのではないかと思います。

　Ribbleらの論文（Ribble DJ, Thelander B: Patients with disordered water balance. Innovative psychiatric nursing intervention strategies. J Psychosoc Nurs Ment Health Serv 1994; 32(10):35-42,1994）[33]には、彼らが実際に行っているかかわり方が詳しく書かれていますので、参考になると思います。

Q14 電気けいれん療法は多飲症に効くのでしょうか？

明らかではありません。そのため、多飲症の治療だけを目的に電気けいれん療法を行うことはあまり勧められません。

解説

　海外では、うつ状態の患者に対して電気けいれん療法を施行した結果、合併していた多飲症も改善したという報告[34,35]がいくつかあります。統合失調症患者に対しても、電気けいれん療法によって症状が改善し、同時に多飲症も安定したという治療経験をいくつか耳にしたことがあります。ただし、これは「電気けいれん療法が多飲症に効いた」というよりは、原疾患を改善した結果、二次的に多飲症が安定したと考えるべきなのだと思います。

　電気けいれん療法は、うつ病圏については、ある程度その位置づけは確立され

たようにも思われますが、統合失調症の治療における効果は人によって異なり、必ずしも確立されているとはいえません。これまでになされている報告のなかには、電気けいれん療法後に低ナトリウム血症や多飲症が出現したというもの[*36]もあり、多飲症の治療だけを目的に電気けいれん療法を行うことはあまり勧められません。p181 に、電気けいれん療法の効果について文献に挙げられたものを紹介しました。ご参照ください。

Q15 水中毒を繰り返す患者がいます。後遺症はあるのでしょうか？

ある、と考えたほうがよいように思います。

解説

　多飲症のある患者はそうでない統合失調症患者に比べて認知機能面における障害が認められるという報告がいくつかあります[*37,38]。さらに 9 人の多飲症患者に対して低ナトリウム血症時と正常な血清ナトリウム値のときに神経心理学的検査を行った研究では、低ナトリウム血症時の点数が低かったとされています[*39]。これらの報告から、水中毒を繰り返すことそれ自体に何らかの悪い作用があると考えたほうがよいように思います。

　低ナトリウム血症そのものだけでなく、浸透圧の変化による脳細胞の浮腫が繰り返し引き起こされることにより、脳に何らかのダメージが与えられることは想像に難くありません。認知機能への障害を防ぎ、心理療法的アプローチを併用することの効果を高めるためにも、多飲症の患者を早期に発見し対策を講じることと、原疾患に対する適切な治療を行うことが大切です。

　また、水中毒を起こすほどの多飲症が長期間にわたって持続しているような患者には、消化管や膀胱、尿管、心臓などの器質的変化、骨粗しょう症などが認められることも多く、そうした変化による日常生活への支障も見逃すことのできない問題です。

Q16 保護室から出た途端に多飲水をする患者がいて困っています。

まずは、多飲水を理由に安易に隔離を行わないことです。

解説

　患者が保護室から出た途端に体重が増えるほどの飲水をしてしまうという理由で、保護室からの解放を躊躇する、という話を聞くことがあります。わからなくもないですが、なんとなく違和感を覚えます。保護室から出た直後に蛇口へ走っていく理由は、多飲症が重症だから、だけでは説明できないように思うからです。では、ほかにどのような原因が考えられるでしょうか。

　2点あると思います。それは保護室がストレスになったということと、患者本人のなかで、隔離と多飲症が因果関係として結びつけられていないということです。対応としてまず大切なことは、隔離を安易かつ恒常的に行わないことです。

　北病院では、
① 体重の増加が著明で、前もって決めてある「リミット体重」を超えている
② 明らかに普段と様子が違う
③ 血液検査で血清ナトリウムの大幅な低下が認められる
といった条件を満たした場合でなければ隔離は行いませんし、隔離する際には解除について大体の見込みを必ず伝えます。そうすることでスタッフも隔離中の患者に対してポジティブに接することができます。

　また、可能であればスタッフ付き添いで散歩へ行ったり、集団での行動に同行させるなどして、保護室外で生活させるような工夫もストレスを軽減する効果があるように思います。こうした試みの意図は、こちらが思っているほどうまく患者には伝わらないこともありますが、根気よく続けていくことが肝心です。

Q17 水中毒になった場合、積極的な治療が必要なのでしょうか？

状況をみて判断する必要があります。

解説

　水中毒は、多飲症により誘発されるもので、希釈性の低ナトリウム血症による諸症状を呈している状態といえます。本書では「水中毒」の定義として、けいれん発作や意識障害が認められるような病状だけでなく、それよりももっと軽微な神経・精神症状を呈している状態も含むものとしています。

　そのため本書で定義されている水中毒のすべてについて、身体的な治療による介入が必要なわけではなく、軽症や中等症のものであれば、スタッフによる観察や援助があればとくに処置を必要とせずに改善することが多いといえます。しかし、重症な水中毒の場合は、処置や対応を誤れば死に至ることもありますので危険です。

　そこで、まず何よりも大切なのは、現在その患者が呈している症状が水中毒によるものか否かを見極めることです。多飲症の患者が呈するけいれんや意識障害のすべてが水中毒とは限りません。そのためには、けいれんや意識障害に対する対応を即座に開始すると同時に、血圧、体温、酸素飽和度、身体的・神経学的な診察、血液検査（貧血の有無や電解質のバランス、血糖値、炎症所見、CPKなど）など、その時点で可能な検査を速やかに進める必要があります。それらの検査の結果を見て、患者が呈している症状の原因が水中毒なのか、それ以外なのかを見極め、現在の病状に対してより高度な医療の必要性があるのかどうかを判断します。

　そして、もし患者の状態が「治療が必要な」重症の水中毒であると判断できた場合は、次に必要なのは「低ナトリウム血症」への対応*40,41,42と、「合併症」への対応になります。その詳細な内容はp172,176へ記しましたので参照ください。

Q18 どのくらい水を飲んでいると、多飲症になるのですか？

多飲症は飲水量のみで決めるべきではありません。

解説

　患者さんのなかには、「ぼくは○リットルしか飲んでいないからまだ軽い」のように言う人がいますが、私はそのつど、「量でよし悪しは決められないのです」と伝えています。

　健康な腎臓は、理論上では1日20リットル前後の尿を産生できますので、かなりの量の水分を摂取しても体内の水分バランスを保つことができるはずです。1日かけてゆっくり10リットル飲むという生活を何の支障もなく続けている人もいれば、それよりも少ない量の水分を摂取しても水中毒を起こしてしまう人もいますので、その人の飲水行動が病的かどうかを、摂取量だけで判断することには無理があるのです。

　健常者であれば、水分を一度に大量に摂取しようとしても、悪心やめまい、おなかが膨れる感じなどがして一定以上の量は飲めないはずです。でも多飲症の人の多くにはたくさん水分を摂取してもそうした症状が現れません。それは、多めに水分を摂取するようになってから、時間をかけて身体症状が出ないようになっていったものと思われます。

　一般的に言われている多飲症の経過から考えても、ある人の「多飲傾向」を「多飲症」（病気）であると判定するためには、その傾向がある程度以上継続して認められているという、時間的な観点も必要になるでしょう。ただし、短期間の飲水であっても、水を飲むことによってすでに身体的、精神的に何らかの症状が認められているのであれば、それはすでに「多飲症」（病気）であると考えるべきだと思います。多飲症の定義に挙げたように、多飲症とは、「飲水に関するセルフケア能力が低下しているために、体重が著明に増加するほどの飲水をしてしまうことであり、過剰な水分摂取により日常の生活にさまざまな支障をきたすこと」だからです。飲水行動がその人の1日の生活にどれだけの影響を及ぼしているか、そして飲水が自分でコントロール可能なものか、という点にも、病気かどうかの区別のポイントがあるように私は考えています。

Q19 タバコやコーヒー、ビールは水中毒と関係がありますか?

明らかではありません。

解説

　ニコチンには ADH の分泌を促進する作用があることが知られており、統合失調症患者は喫煙率が高いこと[43,44]もあって、喫煙と低ナトリウム血症には関係があるのではないかと考えられています。これまでに報告されている喫煙と多飲症との関連についての研究では、喫煙により摂取されたニコチンが腎臓からの自由水排泄を障害するという報告[45]と、影響は認められなかったとする報告[46]があり、意見が分かれています。

　また、べつの研究[47]でも、喫煙による飲水量の増加や尿量の減少は認められませんでしたが、飲水量が多い人ほど喫煙量も多いという結果がありました。

　次に、カフェインについてですが、統合失調症患者は健常者に比べてカフェインを多く摂取する傾向がある[48]といわれています。カフェイン中毒と多飲症、水中毒が合併していたという症例報告[49]やインスタントの紅茶を多量（3日間で28リットル）に摂取したあとに昏睡を伴う低ナトリウム血症を起こした症例[50]も報告されています。カフェインには腎臓に作用して利尿を促す作用があることが知られていますが、多量に摂取したことが低ナトリウム血症にどの程度影響したかについては明らかではありません。

　また、大量にビールを飲んだあとに低ナトリウム血症を呈したという報告（beer potomania というそうです）[51,52,53,55]もいくつか見られます。アルコールにも ADH 分泌を阻害する作用があり[54]、口渇や脱水の原因にもなりうること、また、ビールを多く飲む人によく見られるライフスタイルとして、塩分を含んだ食物をあまり摂取しないことがあり[53]、それが低ナトリウム血症に影響しているのではないかとも考えられています。

　いずれにしろ、このような嗜好品を多量に摂取する傾向のある人すべてが水中毒を発症するわけではないので、何らかの関連はあると思われますが、直接的な因果関係についてははっきりしていません。

Q20 水中毒の危険性を評価するために体重を測るのは、有効な方法ですか？

体重を測るのは、簡便さという点で適しています。しかし、その基準の設定の仕方を間違えないようにすることと、体重測定を審判のようにしないように気をつける必要があります。

解説

　水中毒の危険性を評価するための最も信頼できる方法は血液検査です。しかし、すべての施設が24時間いつでも血液検査が可能なわけではなく、さらにそのような侵襲的な処置を頻繁に行うのは難しいものがあります。

　一般的に、健常者では1日の体重変動は±1.2％以内であるといわれています[*56]。また、Viewegら[*23]は、飲水による体重増加が4％を超えた場合、血清ナトリウム値が約10mEq/L低下したことを意味しており、水中毒の危険状態とみなすことができるとしています。つまり、多飲症患者の体重を1日に何度か測定して、その変化を見ていくことにより、その人が大体どのくらい水分を摂取したかがわかり、その時点での水中毒の危険性がどのくらいなのかを推測することができるのです。

　ただし、この簡単な方法には2つの落とし穴があります。それは、基準の設定を誤る可能性と、測定結果を読み間違う可能性で、そこに気づかないでいると、必要のない行動制限や治療行為を行ったり、かかわり方が過度に指導的になり、患者の努力を否定することにもなりかねないので注意が必要です。

●———基準の設定法

　「ベース体重」と「リミット体重」を決めます。

　ベース体重とは、基準体重ともいいますが、水を飲んでいない状態での体重、つまり一番"ドライ"な状態の体重のことです。

　リミット体重とは、この体重を超過しないことが理想であるという、患者にとっての「目標値」として設定するものです。「限界」や「上限」を指すものではありません。「ベース体重＋5％増加分」を目安に設定されます。

一般的に行われている体重を利用した管理方法では、朝、排尿後の体重をベース体重（基準体重）にしていることが多いでしょう。一見確実に思われるこの方法ですが、朝の時点での体重が本当に"ドライ"かどうかの保障はないですし、毎朝体重を測定して、「ではあなたのリミット体重は○○ kg です」という宣告がなされるという構造が形成されやすいという2点が問題です。

　状態が不安定な人ほど朝の体重はばらつきが多いようですし、早朝覚醒や夜間の不眠などがあって朝の体重測定前に飲水が行われていたならば、その体重は全く意味をなしません。また、毎朝の体重測定が審判のようになり、「○○ kg になったら隔離だ」などというプレッシャーをかけてしまうことはかえって病状を悪化させることにもつながりかねません。そこで北病院では、このあと Q21、22、23 で答えるように、各人の「多飲症の重症度」に合わせて、ベース体重（基準体重）を決めるようにしています。

● ─── 体重が意味するもの

　体重の変化は、血清ナトリウム濃度の変化を示唆するものであり、重要な意味をもつものですが、それだけですべての決定がなされるべきではありません。すべての結果には経過があり、体重測定と体重測定の間には必ず何らかの努力があるはずです。運悪く体重がリミット体重を超えてしまった場合でも、「基準が厳しすぎた」可能性を一瞬は思い浮かべましょう。また、その時点で水中毒の徴候が出ていなければ、しばらくは飲水を我慢し、排尿を促すなどの指導を行うことで経過をみていくことも可能なはずです。多飲症の治療がスムーズに進むかどうかの鍵は、こうした"グレーゾーン"を治療的に生かす、私たちスタッフの工夫にあると思います。

　さらに忘れてはならないことがもうひとつあります。それは、患者の体重は水以外の理由でも変化するということです。というのは、退院したとたんに糖分を含んだ飲み物を多く摂取するようになる場合や、水を飲まなくなった代わりにおやつを多く食べるようになって体重が増える場合が少なからず見られるからです。北病院では3か月に一度、血液検査を実施してベース体重が適正かどうかを見直していますが、スタッフの観察により肥満などが原因で体重増加が見られているように思われる場合は、患者に同意を得た上で臨時に血液検査を実施します。結果が低ナトリウム血症を示していなければ、その体重増加は飲水によるものではなく、肥満などほかの要因によるものであることがわかりますので、それを加味してベース体重の見直しを行うようにしています。

Q21 「軽度」の多飲症の人のベース体重の設定法は?

正式には血液検査の結果を待って設定しますが、「軽度」の多飲症と判断でき、水中毒の危険を知らせる徴候が出ていなければ、低い値に厳しく設定する必要はないでしょう。

解説

　軽度の多飲症が疑われる患者には、外来でも出会うと思います。そうした場合、まずは体重を測定し、それを暫定的なベース体重（基準体重）とします。そして、その直後に血液検査を施行します。

例

採血前の体重	65kg
血液検査データ　ナトリウム	138mEq/L（低ナトリウム血症）

考え方

　血液検査で138mEq/Lと出ました。これは北病院で設定している正常ナトリウム値（135 mEq/L～145 mEq/L）の下限ぎりぎりであるという結果でしたので、この65kgという体重はすでにかなり水を飲んだあとの体重であることがわかります。もしこの状態が水中毒の危険状態といえる4％の体重増の状態であるとするならば、この人のベース体重は62.5kg前後となります。しかし診察の場面で、軽度の多飲症と判定され、かつ水中毒の危険を知らせる徴候が全く見られなかったのであれば、ベース体重をあまり厳しく設定するのはよくないでしょう。私であれば1kg"おまけ"して、63.5kgをベース体重に設定するでしょう。

　もうひとつの可能性として、この人が「恒常的に低ナトリウム血症である（低ナトリウム状態に慣れており、多量の水を飲んでも症状を示さない人である）」ことも疑われます。そうであれば、なおさらベース体重を厳しく設定する必要は

ないでしょう。

● ─── 患者に伝えること

以上の考え方をもとに、次回の外来の際に、次のように説明します。

「あなたは結構水を飲む人であることがわかりました。水の飲みすぎは症状の悪化や体を壊す原因にもなりかねないので、今後は注意が必要です。水を多く飲む状態がこれからも続くようであれば、入院しなくてはならなくなることもありますので気をつけましょう」

「とりあえず、水を飲んでいないときの体重は63.5kgと仮定しました。5％以上増えて66.675kg以上になると危険と思われますので、66kg前後になったら水を飲むことを控えたほうがいいですね」

「念のため、1日2〜3回体重を測ってください。そして、それをメモして外来に持ってきてください。それを見ながら外来で相談していきましょう」

Q22 「中等度」の多飲症の人のベース体重の設定法は？

続けて数日間、体重を測定します。最高体重のときでも明らかな変調がなければ、ベース体重は最低体重に＋αを上乗せしてもよいと思います。

解説

中等度の多飲症と思われる状態を示す人が入院してきた場合を想定してみましょう。入院後数日間、体重を測定し、その変動と血液検査の結果を見ます。

例えば、多飲症の治療目的で入院したある患者の、入院当日から3日間の体重の変動が下記のようなものであった場合について考えてみましょう。

例

	入院当日	2日目	3日目
体重（朝）		72.5kg	71.8kg
体重（昼）	73.5kg	73.0kg	74.1kg
体重（夕）	76.0kg	74.5kg	75.4kg
入院時ナトリウム値	139mEq/L		

● 考え方

　まず、入院時のナトリウム値は139mEq/Lとやや低めですから、入院当日の昼に測った73.5kgという体重はすでに水分貯留があるものと考えられます。体重の数値のみを見てみると、最高が76kg、最低が71.8kgとなっています。

　入院日から3日間は精神的には安定しており、一般病床で生活できていたと仮定すると、この患者については、がんばれば71kg台かそれ以下の体重になる可能性があり、かつ、76kg台でも具合が悪くならない可能性がある、と予測できます。

　そこで3日間の測定で最も軽い値である71.8kgをベース体重にしてもかまわないのですが、76kgでも明らかな変化がなかったことをむしろ重視して、暫定的なベース体重を72kgとし、リミット体重については5％増の75.6kgにさらに"おまけ"して、76kgに設定します。

● 患者に伝えること

　「あなたの本来の体重は72kgくらいだと思われます。水を飲みすぎて体重が5％以上増えると、おそらく具合が悪くなるでしょう。体重が76kgを超えると何らかの症状が出はじめ、さらに増えてしまうと意識が遠くなったり、けいれん発作を起こすことがあるので、隔離をしなくてはならなくなります。75.5kgを超えない程度であればたぶん大丈夫だと思うので、そのあたりで飲水をコントロールできるようにしていきましょう」

　このとき何よりも気をつけなくてはならないことは、「水を飲むと罰を受ける」という認識をなるべくもたせないようにすることです。「〇〇kgまでは飲んでも大丈夫」という点を強調することです。実際、どのようにうまく説明しても、「飲みすぎると隔離されてしまう」というニュアンスを少なからず与えてしまい、なかには、「飲んじゃいけないのか」とがっかりしたり、怒り出したりする人もいます。

Q23 「重度」の多飲症の人のベース体重の設定法は?

続けて数日間、体重を測定します。隔離による水分制限を数日行い、体重が一定以上減少し、血液検査が正常化した時点の体重をベース体重とします。

解説

Q3 に示した通り、重度の多飲症とは、厳重な行動制限が必要な状態です。

隔離による水分制限を数日間行い、体重が一定以上減少し、精神的にも安定し、血液検査が正常化した時点の体重をベース体重とします。本人には、ベース体重とリミット体重の意味を説明するか、病室に掲示するなどして注意を喚起するようにします。

ただし、このような厳重な行動制限を行わなければならないケースは、北病院ではほとんど認められていません。軽度、中等度の多飲症の段階で、適切に介入すれば重度にまでは至らないからです。

Q24 もう何十年も多飲症が続いています。水中毒はないのですが、大丈夫でしょうか?

必ずしも大丈夫とはいえません。慣性的に大量の水を飲むことで身体に器質的な問題が生じることがあるからです。

解説

大量の水分を摂取すると、尿の量も当然多くなります。また、循環する血液量

も多くなる傾向にあります。長期にわたり多飲症を有している患者には、無力性膀胱や水腎症などの尿路系の変化や、高血圧、心肥大、うっ血性心不全などの循環器系の変化、骨粗しょう症など、何らかの器質的な問題が生じることが多くなります。

また、けいれんなどの明らかな症状がなくても、イライラやぼんやり、幻覚の悪化などで水中毒の症状が出ている可能性があります。症状は目立たなくても、低ナトリウム血症が繰り返し起き、認知機能へのダメージが強まっている恐れもあります。

ですから、現在何もないからといって多飲症を放置することは正しくないと思われます。まずはその多飲症がどの程度のものであるのかを評価し、身体的な支障が認められないかについて検査をすることが必要だと思います。

Q25 私たちの施設にいる多飲症患者は、絶対よくなるとは思えないのですが……。

本当にそうでしょうか。まずは自分たちが決めた「よくなる」という基準やアプローチが正しいかどうかを疑ってみてください。そして改めて長期的なスパンで、患者の変化を考えてみてください。

解説

せっかく周囲の反対を押し切って保護室から出し、しかも出る際に水を飲みすぎないと約束してくれたのに、水道に向かって走っていく患者を見るのは医療者としてつらいものです。また、目の前で何度も水中毒のけいれん発作を起こされたりすると、無力感を強く感じたり、腹が立ったり、この人はもう絶対よくならない、と諦めたくなるような瞬間（歳月）が続くこともあるかと思います。

北病院にも以前には、保護室から出て2時間後には体重が増えすぎて、結局すぐに保護室に戻らなくてはならなくなったり、保護室のなかで汚水を飲んでしまったり、暴力的になったりする患者が何人もいました。そのような状況の患者

にかかわっていたスタッフの心情にはかなりキツイものがあっただろうと思います。

　しかしそのような患者でも、現在は多くが安定しており、なかには退院した人もいます。彼らのカルテを見返してみると、絶望的だった状況を打破するきっかけになった変化には、患者の周りにいるスタッフが開放的な処遇を工夫しはじめたことや、そのような姿勢を継続させようとスタッフ間で意思の統一ができたことなどがあります。

　ただ、そうした変化も一朝一夕に達成できるわけではなく、目に見える一定のかたちとなって結実するまでには、それ相応の時間がかかっています。多飲症は、顕著な症状として認められるようになるまでに10年近くかかり、徐々に進行するといわれています。ほんの数か月や1年かかわったくらいでは、よくならなくて当然なのかもしれません。

　なかなか状態が改善しない患者に対しては、知らず知らずのうちにいろいろな感情が湧いてくると思います。「どうしてよくなってくれないんだ!!」と思うとき、私たちは自分たちが決めた「よくなる」という基準が正しくないかもしれない、とか、自分たちのアプローチが正しくないかもしれない、とは考えようとしないものです（かく言うこの私もその一人です）。

　患者は今現在、あなたが思い願っているようなよくなり方はしていないかもしれません。しかしこれまでを振り返ってみれば、どこかしら変わってきている点がないでしょうか。見方によっては、それは「よくなっている」ことかもしれません。いかがでしょう。

* 「本書の目的」「第1部」引用参考文献

1. 小山田静枝：精神科患者における多飲の臨床的研究．精神医学 1998; 40(6):613-618
2. Bremner AJ, Regan A: Intoxicated by water. Polydipsia and water intoxication in a mental handicap hospital. Br J Psychiatry 1991; 158:244-250
3. Deb S, Bramble D, Drybala G, al e: Polydipsia amongst adults with a learning disability in an institution. J Intellect Disabil Res 1994; 38 (Pt 4):359-367
4. Hayfron-Benjamin J, Peters CA, Woodhouse RA: Screening patients with mental retardation for polydipsia. Can J Psychiatry 1996; 41(8):523-527
5. 及川克紀：重症知的障害者の飲水行動について．発達障害研究 2003; 25:110-116
6. Zafonte RD, Watanabe TK, Mann NR, al e: Psychogenic polydipsia after traumatic brain injury. Am J Phys Med Rehabil 1997; 76(3):246-248
7. Silber TJ: Seizures, water intoxication in anorexia nervosa. Psychosomatics 1984; 25(9):705-706
8. 荒川彌生，美澄明子，山本清人，他：精神障害者に見られる多飲水（水中毒）のケアの中で生じる看護者の陰性感情とその要因．日本精神科看護学会誌 1999; 42(1):296-298
9. 鶴田聡：長期入院中の慢性精神分裂病患者の示す暴力行為について．精神医学 2002; 44(1):33-38
10. 松田源一：精神障害者に発生する多飲の臨床的諸特性．精神医学 1988; 30(2):169-176
11. 松田源一：入院精神障害者の多飲行動に関する臨床的研究──病的多飲の経過と転帰．慶応医学 1992; 69(1):159-172
12. 石部忠彦，名取真，稲垣中，他：多飲症治療病棟における飲水コントロールの試み．病院・地域精神医学 2000; 43:249-250
13. Rowntree LG: Water Intoxication. Archives of internal medicine 1923; 32:157-174
14. Illowsky BP, Kirch DG: Polydipsia and hyponatremia in psychiatric patients. Am J Psychiatry 1988; 145(6):675-683
15. Ellinas PA, Rosner F, Jaume JC: Symptomatic hyponatremia associated with psychosis, medications, and smoking. J Natl Med Assoc 1993; 85(2):135-141
16. Shinkai T, Ohmori O, Hori H, al e: Genetic approaches to polydipsia in schizophrenia: a preliminary report of a family study and an association study of an angiotensin-converting enzyme gene polymorphism. Am J Med Genet B Neuropsychiatr Genet 2003; 119:7-12
17. Matsumoto C, Shinkai T, De Luca V, al e: Association between three functional polymorphisms of the dopamine D2 receptor gene and polydipsia in schizophrenia. Int J Neuropsychopharmacol 2005; 8(2):245-253
18. Spigset O, Hedenmalm K: Hyponatraemia and the syndrome of inappropriate Antidiurtic hormone secretion(SIADH) induced by psychotropic drugs. Drug Safety 1995; 12(3):209-225
19. Spears NM, Leadbetter RA, Shutty MS, Jr.: Clozapine treatment in polydipsia and intermittent hyponatremia. J Clin Psychiatry 1996; 57(3):123-128
20. Montgomery JH, Tekell JL: Adjunctive quetiapine treatment of the polydipsia, intermittent hyponatremia, and psychosis syndrome: a case report. J Clin Psychiatry 2003; 64(3):339-341
21. de Leon J, Verghese C, Tracy JI, al e: Polydipsia and water intoxication in psychiatric patients: a review of the epidemiological literature. Biol Psychiatry 1994; 35(6):408-419
22. 稲垣中：日内体重変動に基づく入院精神分裂病患者の多飲症に関する研究．慶応医学 2000; 77:289-298
23. Vieweg WV, Godleski LS, Hundley PL, al e: Antipsychotic drugs, lithium, carbamazepine, and abnormal diurnal weight gain in psychosis. . Neuropsychopharmacology 1989; 2:39-43
24. 不破野誠一：慢性の精神障害に伴う多飲水患者の発見について──多飲水関連行動によるスクリーニング調査を中心として．精神科治療学 1994; 9:1121-1130
25. 新開隆弘，大森治，中村純：抗精神病薬による水中毒をどう予測するか．臨床精神薬理 2007; 10:1423-1431
26. Quitkin FM, Garakani A, Kelly KE: Electrolyte-balanced sports drink for polydipsia-hyponatremia in schizophrenia. Am J Psychiatry 2003; 160(2):385-386
27. Goldman MB, Nash M, Blake L, al e: Do electrolyte-containing beverages improve water imbalance in hyponatremic schizophrenics? J Clin Psychiatry 1994; 55(4):151-153
28. 吉浜スミエ，伊波逸子，吉浜文洋：水にこだわる患者さんにどう向きあうか──「多飲水取締りゲーム」を降りる，当院の多飲水・水中毒への対処の歴史を振り返って．精神科看護 2003; 133:10-15
29. Buckley PF, Noffsinger SG, Smith DA, al e: treatment of the psychotic patient who is violent. Psychiatr Clin N Am 2003; 26:231-272
30. Vieweg WV: Behavioral approaches to polydipsia. Biol Psychiatry 1993; 34(3):125-127
31. 水野健，手島正大：多飲水患者に作業療法が与える影響．日精協誌 2006; 25(4):423-428

32. 梶原なおみ，太田喜久子，北川昌代，他：地域で生活している多飲水者のデイケアプログラム――「多飲水ミーティング」の取り組み．第 49 回日本病院・地域精神医学会総会 抄録集 2006:33
33. Ribble DJ, Thelander B: Patients with disordered water balance. Innovative psychiatric nursing intervention strategies. J Psychosoc Nurs Ment Health Serv 1994; 32(10):35-42
34. Greer RA, Stewart RB: Hyponatremia and ECT. Am J Psychiatry 1993; 150:1272
35. Brent RH, Chodroff C: ECT as a possible treatment for SIADH：case report. J Clin Psychiatry 1982; 43(2):73-74
36. Finlayson AJ, Vieweg WV, Wilkey WD, Cooper AJ: Hyponatremic seizure following ECT. Can J Psychiatry 1989; 34(5):463-464
37. Schnur DB, Wirkowski E, Reddy R, al e: Cognitive impairments in schizophrenic patients with hyponatremia. Biol Psychiatry 1993; 33(11-12):836-838
38. Emsley RA, Spangenberg JJ, Roberts MC, Taljaard FJ, Chalton DO: Disordered water homeostasis and cognitive impairment in schizophrenia. Biol Psychiatry 1993; 34(9):630-633
39. Shutty MS, Jr., Briscoe L, Sautter S, al e: Neuropsychological manifestations of hyponatremia in chronic schizophrenic patients with the syndrome of psychosis, intermittent hyponatremia and polydipsia (PIP). Schizophr Res 1993; 10(2):125-130
40. Laureno R, Karp BI: Myelinolysis after correction of hyponatremia. Ann Intern Med 1997; 126:57-62
41. Gross P, Reimann D, Neidel J, al e: The treatment of severe hyponatremia. Kidney Int 1998; 64:6-11
42. 須藤博：低 Na 血症患者の検討．診断と治療 2001; 89(7):1077-1080
43. Hughes JR, Hatsukami DK, Mitchell JE, al e: Prevalance of smoking among psychiatric outpatients. Am J Psychiatry 1986; 143:993-997
44. De Leon J, Abraham G, Nair C, al e: Nicotine addiction in chronic schizophrenic inpatients. Biol Psychiatry 1995; 37:593-683
45. Allon M, Allen HM, Deck LV, al e: Role of cigarette use in hyponatremia in schizophrenic patients. Am J Psychiatry 1990; 147(8):1075-1077
46. Vieweg WV, David JJ, Rowe WT, Peach MJ, Veldhuis JD, Spradlin WW: Correlation of cigarette-induced increase in serum nicotine levels with arginine vasopressin concentrations in the syndrome of self-induced water intoxication and psychosis (SIWIP). Can J Psychiatry 1986; 31(2):108-111
47. Shutty MS, Jr.: Cigarette use, drinking and voiding in schizophrenic patients with polydipsia and hyponatremia. Schizophr Res 1996; 21 (3): 195-197
48. Hughes JR, McHugh P, Holzman S: Caffeine and Schizophrenia. Psychiatric Services 1998; 49(11):1415-1417
49. Koczapski AB, Ledwidge B, Paredes J, al e: Multisubstance intoxication among schizophrenia inpatients：Reply to Hyde. Schizophrenia Bulletin 1990; 16:373-375
50. Kirubakaran V: Hyponatremic coma and elevated serum creatine phosphokinase following excessive caffeine intake. Psychiatr J Univ Ott 1986; 11(2):105-106
51. Joyce SM, Potter R: Beer potomania:an unusual cause of symptomatic hyponatremia. Ann Emerg Med 1986; 15(6):745-747
52. Demanet JC, Bonnyns M, Bleiberg H, Stevens-Rocmans C: Coma due to water intoxication in beer drinkers. Lancet 1971; 2(7734):1115-1117
53. Harrow AS: Beer potomania syndrome in an alcoholic. Va Med 1989; 116(6):270-271
54. Crammer JL: Drinking, thirst and water intoxication. Br J Psychiatry 1991; 159:83-89
55. Shutty MS, Jr., McCulley K, Pigott B: Association between stereotypic behavior and polydipsia in chronic schizophrenic patients. J Behav Ther Exp Psychiatry 1995; 26(4):339-343
56. 川上博：難治性の多飲水行動に,perospirone が有効であった統合失調症の 2 例．臨床精神薬理 2004; 7(10):1661-1668

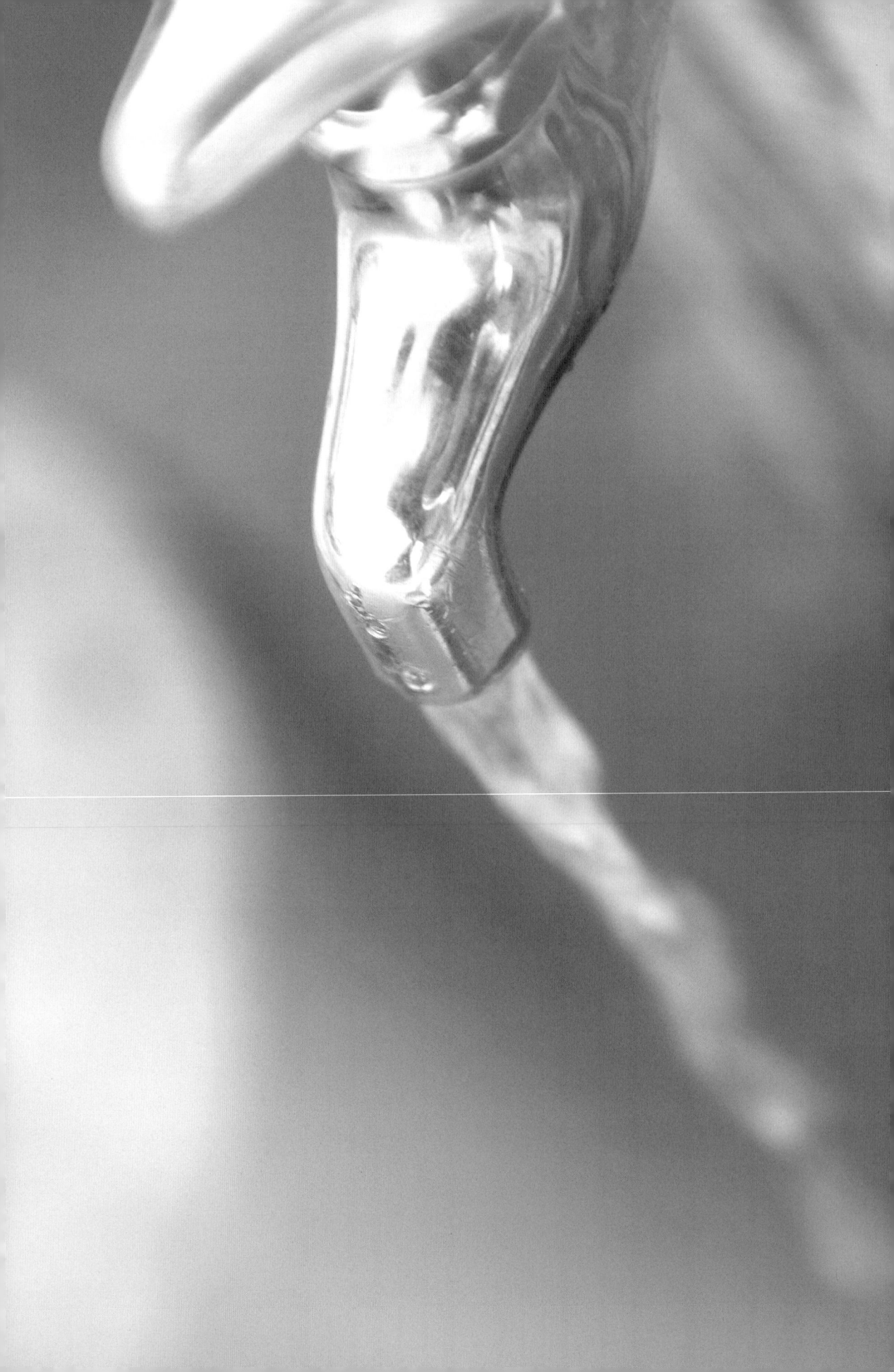

第2部

実践編

Part 2 実践編

1章

私たちも悩んでいた
北病院における多飲症看護の歴史

1 試行錯誤の時代

　山梨県立北病院（以下、北病院）の多飲症対策は、1988年、松田源一医師の多飲症疫学研究を契機にはじまりました。当時、院内における多飲症の発生頻度は増加傾向にありました。また、多飲症患者への対応は隔離による水分制限しかないと考えられていたことから、慢性的な個室不足という深刻な問題が生じていました。さらに多飲症に関する情報も乏しく、有効な治療法も確立されていなかったため、臨床では患者対応に苦慮する場面が多くなっていました。

　この章では北病院の多飲症対策において、現在の方法をみつけるまでの試行錯誤の歴史を紹介したいと思います。

隔離→開放→隔離→……

　1980年代後半、当院では多飲症患者の飲水制限を目的とした個室や保護室の使用率は高く、そのため他の患者に個室を使用させたくても空床がなく、使用できない状況がたびたびみられました。

　当時、多飲症に対して、水中毒へ進行させないためには「隔離」するしかないと考えられ、それ以外の対応は知られていませんでした。しかし隔離された患者の多くは施錠されている間は満足する量の水が飲めないために、開放処遇になると「今しかない」とばかりに飲水行動に走り、一気に大量飲水をしていました。そのために、再び隔離対応を受けるという「隔離→開放→隔離→……」という悪循環が続いていました。結果として隔離解除が行えず、多飲症患者の慢性的な個室使用状況が改善されないために、これが病院の課題となっていました。

　隔離されればスタッフを含め、他者との接触が極めて少なくなります。長期にわたる隔離は、患者の精神症状を悪化させ、ADLの低下を招きます。それまでできていた挨拶や基本的な会話もできなくなり、身につけていた生活行動も失われます。そして終日ベッドに臥床して過ごし、周囲への関心が乏しい患者が生まれていきました。

多飲症専門病棟の設立

❶ 多飲症対策チームの発足

　多飲症患者による恒常的な個室使用が、病院全体の運営にも影響を及ぼしかねないなか、まず院内における多飲症患者の実態を把握すべきではないかとの意見があがりました。

　そこで、「多飲症問題調査検討委員会」を発足させ、多飲症患者およびその予備群がどの程度院内に存在しているか、またその傾向をつかみ、対策を検討することを目的とした多飲症実態調査が行われました。

　調査対象は、1996年10月から11月の間、7日以上入院していた患者です。このとき、NDWG（日内体重変動率⇒ p86,194）という、体重の増減割合を出す指標を用いて調べました。これは、行動観察のみでは見落とされがちな潜在的多飲症患者を発見する目的で採用され、効果を発揮しました。1週間にわたり、起床時・日中・就寝時の3回体重を測定し、NDWGをもとにした判定を行うのです。

　その調査により、多飲症患者の処遇に関して、以下のような問題が生じているということが見えてきました。

- 院内の個室、保護室のうち、約3分の1（10床）を多飲症患者が恒常的に使用している。
- 閉鎖病棟だけでなく、開放病棟にも多飲症患者がいる。
- 隔離処遇された多飲症患者を孤立状況に陥らせないためには個別的かつ継続的なかかわりが必要だが、それを保つための十分なマンパワーがない。

　結果は由々しきもので、すぐに対策が必要と思われました。

　水分管理を行いつつ、患者への集中的かかわりも行うにはどうしたらよいのか。それをスタッフみんなで考えるなかで生まれてきたのが、「多飲症専門病棟（閉鎖）」を開設するというアイディアでした。多飲症患者だけを1つの病棟に集め、その病棟全体で水分制限ができるようにする。そうすれば、現状よりは患者への処遇改善が望め、臨床的な有効性も高いのではないか、そして病院全体に生じている個室不足も解決されるのではないか、と考えたのです。

❷ 拘禁的環境の改善を目指して

　新たな多飲症治療病棟は、閉鎖病棟内のなかで、それまでアルコール病棟とし

て使用していた20床を改修・転用して作ることになりました。1999年4月に改修工事を終え、全20床（保護室3床を含む）の多飲症専門病棟（閉鎖）が完成しました（**図表2-1**）。

病棟の設計コンセプトは、
① 病棟全体の給水制限を可能にすること
② 拘禁的環境の緩和
でした。

病棟内をA、B 2つのユニットに区分し、すべての水道に止水バルブを設置し（設置場所は施錠ができるようにし）、ユニット単位での水分供給のコントロールを可能にしました。重症多飲症患者はAゾーン、軽症多飲症患者はBゾーンを使用します。

Aゾーンは5床からなり、入口が施錠できるようになっていますが、エリア内にリビングがあってテレビも置かれており、たとえ施錠がなされたとしても患者の行動範囲は保護室に比べるとはるかに広く、患者同士や看護師との交流も可能です。個室施錠による水分制限と比較して拘禁度を大幅に下げることができて

図表2-1 多飲症専門病棟の平面図

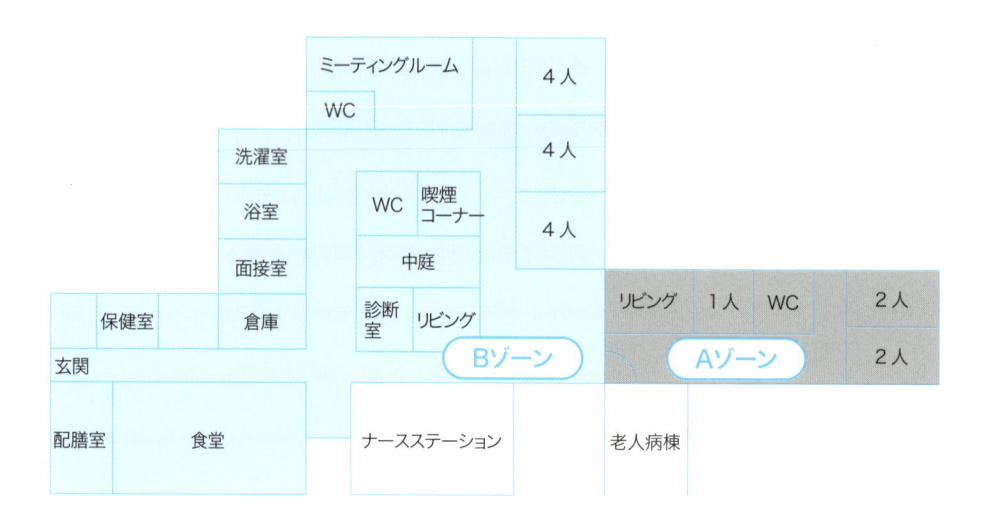

多飲水対策
トイレ……水分の貯留しない便器（和式・特注・洋式・寒冷地仕様）
水道……一定時間水が流れると自然に止まるプッシュ式

います（なお、2005年後半からは、施錠が必要な患者がいない限りは、Aゾーンにおいても24時間施錠することはなくなりました）。

Bゾーンは12床からなり、重症度の低い患者に対して使用します。通常は給水を制限することはなく、体重増加などで飲水制限が必要となった場合は、Aゾーンでの休養を促し経過を観察します。

ここで強調したいのは、私たちは、ユニット単位で「水を制限できる」ことを治療の要には置いていない、ということです。水を制限するだけで多飲症から回復させようとするのであれば、それはただ単に活動範囲の広い保護室に隔離するのと同じです。そうではなく、多飲症患者を1つのユニットに集めることでねらったものは、「拘禁的環境の緩和」のほうにありました。保護室で隔離する方法では、患者を孤立させる状況を作ってしまっていましたが、ユニット単位での新たな方法では、患者がある程度まで自由に行動することができるため、拘禁的環境を大幅に改善することができるからです（**図表2-2**）。

多飲症専門病棟のスタッフにはアルコール依存症の治療プログラムの経験者もいたのですが、このように多飲症患者を一局集中化することで、アルコール看護で実践しているような、集団的治療プログラムを応用することも可能になりました。

図表2-2 多飲症専門病棟のコンセプト

	個室施錠	多飲症治療病棟	一般室（閉鎖病棟）
水分制限	◎ 非常に制限できる	○ 制限できる	× 制限できない
水中毒のリスク	◎ リスクなし	◎ リスクなし	× 大いにリスクあり
拘禁的環境	◎ 非常に拘禁的	○ やや拘禁的（病棟内は自由に移動可）	△ どちらともいえない
他者との接点	× 接点がなくなる	○ 病棟内にて接点あり	◎ かなり接点はもてる

❸ **それでも管理が中心だった**

　改修工事終了と同時に多飲症治療病棟の運営が開始となり、各病棟から重症とされる多飲症患者が転棟してきました。ハード面としての多飲症対策は完成していました。しかし、ソフト面である多飲症看護は未整備でした。それまでと同じ、水中毒防止のための「飲水管理」が主体で、看護師たちは患者がいつ飲水しすぎて水中毒発作を起こすかと、常に不安に思っていました。

　起床直後から大量に飲水している患者や隠れ飲水をしている患者を見ると、看護師は過敏に反応し、患者のあとを追いかけて注意をしていました。管理的で、患者の行動を常に監視するような取り締まり業務になっていたのです。特にAゾーンの入室患者は自由に水を飲むことができないため、時間開放されると、看護師の隙をみては洗面所に走って行って飲水を繰り返していました。患者は自由に水を飲みたい気持ちが強く、制限をされるほど気持ちが高まるようでした。水を大量に飲ませたくない看護師と自由に飲みたい患者の間で人間関係は悪化し、看護師のなかには徒労感が蓄積していきました。

　結局、環境こそ変わったものの、看護師は飲水する患者を見ては注意し、体重が増加すると施錠、体重が減って開放すると再び患者は大量飲水してしまうという悪循環は続いていたのです。

2 改革期

──2003年、かかわりの模索

　多飲水の症状がなかなか改善しない患者に疲弊しつつも、私たちはかかわりを続けていきました。そして4年ほどが経過した2003年、抜本的に活動プログラムや患者教育の見直しを行う目的でカンファレンスが開かれました。

　自らの多飲症看護を振り返るなかで、以下について集中的に話し合いました。
- 重度多飲症患者の「隔離と開放の繰り返し」の原因は何か。
- 多飲症看護において、私たちは何を目的に患者とかかわっているのか。最も大切にしなければいけないことは何なのか。

多飲症病棟設立以来、水中毒による意識消失やけいれん発作は起きておらず、生命にかかわる事態に至るようなことは一度も起きていませんでした。しかしそれは正直なところ、スタッフの側に水中毒発作への心配が大きく、水分制限を主体としたスタッフ寄りの看護を展開してきたからに過ぎませんでした。

　カンファレンスのなかでまず出たのは、「私たちは水中毒をあまりに恐れすぎているのではないか」という意見でした。「患者は水を飲みたいのに飲めない。だから隙をみて必死に飲もうとして、短時間に一気に大量の飲水をしてしまう」という声があがると、多くのスタッフが賛同しました。「隔離と開放の繰り返し」は私たちのかかわり、特に安易な隔離にこそ原因があるのではないかと皆が気づいていたのでした。

　そこから、「"水中毒で倒れられては困る"という思いは、自分たち看護の保身でしかないのではないか」「看護師として多飲症患者とかかわるとき最も大切なことは、患者の"飲みたい"という思いをまず受け止めることではないか」「スタッフは患者の飲水行動ばかりに注目して、QOL向上の取り組みをおろそかにしてきたのではないか」「ハード面に依存して"隔離しておけば安心"という思いがスタッフのなかにあるのではないか」など、これまでの反省に立った意見があがりました。

　結論として、患者の「飲みたい」という気持ちをまず受け入れること、その上で、水中毒防止やADL向上のために、どのようにかかわるのかを模索していこうという方針が決定しました。

　松田[*1]はその研究のなかで、多飲行動への治療的接近を探り、「人間的接触」つまり「人がかかわること」の重要性を述べています。そして多飲症患者への治療的対応として、「開放的処遇により人間的接触を多くすることが、多飲行動を軽減するのに最も効果的であることがわかった」という結論で結んでいます。この言葉をヒントに、安易な隔離に頼らない北病院の看護の「かかわり」の模索がはじまったのです。

●───そして今

　単に長時間、開放的環境を提供するのではこれまでと同じです。私たちが新たに何を提供していったかについては、2章以降をお読みください。

　Aゾーンを長時間開放するようになると、当初こそ患者の飲水量には増加傾向

が見られました。しかしいつでも水が飲めるという安心感からか、短時間で急激に飲水する行動は減少し、後述する「申告飲水」の導入もあり、隠れて飲水する場面は少なくなりました。

　患者の飲水行動が改善してくると、スタッフにも安心感が生まれました。患者が多少飲みすぎたとしても、その後の病状が悪化しなければいいと考えられるようになり、患者への対応が柔軟になりました。患者に対して批判的な言葉遣いやストレスを与えるような言動がなくなり、患者との関係性が改善していくと、患者は飲みたいという気持ちを素直にスタッフに訴えられるようになりました。

　そして現在、終日施錠されていたAゾーンは終日開放となり、ゾーン内の水道も常時開栓してあります。現在の看護の目線は、多飲行動を越えて、患者の日常生活における潜在能力（金銭の自己管理、身辺整理など）を引き出すために、患者個々のレベルをどう上げていくかというところに移っています。Aゾーン入室患者のなかには、過去に重度多飲症患者と呼ばれていた人もいますが、現在は病棟外の作業療法に参加したり、1週間分の小遣いを持って自由に棟外散歩をしている人もいます。開放病棟への転棟や退院を目標に掲げられるようになっている人もいます。

column

「飲水管理」時代の苦い経験
新津功務

　多飲症専門病棟が稼動しはじめた当初、スタッフのなかには、多飲症患者への治療や看護には、個室、保護室などによる「隔離」が当たり前で、それがなければ対応できないという意識がありました。患者は飲水を自身で調整できないのだから、スタッフが飲水を管理しなければならないと思い込んでいたのです。「患者の飲水を監視して管理する」ことが看護の責務であるかのようでした。

　スタッフの意識のなかには、「多飲症専門病棟に入院させているのに、患者が水中毒を起こして倒れたりしたら困る」「私の勤務帯に体重が増えたら困る」など、保身ともとれる思いがありました。そのため、患者がトイレのほうに向かっただけであとを追い、患者の飲水行動を監視して注意している有り様でした。なかには、トイレで患者が大量に飲水しては困ると考え、トイレ前にテーブルを運んで、そこでカルテ記録を書きながら患者を監視するスタッフまでいました。

　そこまでスタッフが患者の飲水を恐れた理由のひとつには、過剰に飲水すると泥酔したようになり、スタッフ、他の患者へ見境なく暴力をふるう患者がいたためでもあります。対応はまさに"取り締まり"に近い状態でした。明確な治療法や看護方針などはどこにも見当たりません。スタッフにとっても暗中模索の時代でした。

　小手先のかかわりでは患者の飲水行動はなかなか改善しません。スタッフのなかには次第に無力感が漂いはじめました。看護スタッフの荒んだ心は、患者に対する言葉遣いにも表れました。患者を呼び捨てにしたり、「〜しなさい」といった命令口調で対応したり。スタッフが上位の存在であるかのようでした。それは患者を1人の人間として尊重していないと批判されても反論できないものでした。

　当時を振り返ったときに反省すべき点は、「患者の飲水行動のみにとらわれ、その患者の人間性を尊重していない、スタッフ中心の看護であった」ということです。そうした対応のなかで私自身が経験した苦いエピソードを紹介します。

たった1杯の攻防

　あるとき、患者（A氏）が間食の時間に「コーヒーが飲みたい」と訴えました。しかし、そのときすでにA氏の体重は朝から5kgほど増加し、明らかに大量に飲

水している様子でした。私は「確かに飲水しているようだ。でもＡ氏は入院生活のなかでおやつを何より楽しみとしている。たったコップ１杯のコーヒーで倒れるはずはない。飲ませてあげてはどうか」と考えました。当時、私はまだ新人であったため、先輩スタッフらに相談してみました。するとスタッフの反応は、全員「却下」でした。理由は「もう水を飲み過ぎているのに、さらに飲ませたらきっと倒れる」とのことでした。結局Ａ氏は、当時終日施錠されていたＡゾーンに隔離されました。気の毒だと感じた私が、彼に話をしようと思いＡゾーンに入ると、Ａ氏は廊下で悔しそうな表情をして立っていました。私が「残念だが体重が増えてしまったため、コーヒーが飲めないのは仕方がない」と伝えた途端、彼は私の顔を殴りました。その瞬間のＡ氏の表情を今でも覚えています。悔しい上に、「ああっ、殴ってしまった。怒られる」というような怯えた表情でした。つい思わず殴ってしまったのでしょう。そのときの私は、殴られたのに申し訳ない気持ちでいっぱいでした。

　今思うと、苛立つ患者に対して論理的説得を試みようとした自らの行動もいかがなものかと反省しています。ただそれ以上に、当時の多飲症患者への対応が、いかに「患者の思いを理解したものでなかったか」という反省のほうが大きいのです。この場面での隔離は、当時飲水が自制できなかったＡ氏には必要な対応だったかもしれません。ですが、たった１杯のコーヒーさえ飲めていれば、彼が他害行為に至ることはなかったはずです。私たちの対応が、Ａ氏の暴力を招いてしまったのではないでしょうか。もちろんすべての問題をスタッフが内罰的に、自虐的にとらえる必要はありません。また先輩スタッフを批判しているのでもありません。ただ、当時の「多分に水中毒のリスクを恐れ、患者の思いを否定した過剰な飲水制限」が当たり前だった時代の弊害を伝えたいのです。

気づきと転機

　このような事例は特別なものではなかったはずです。当時の精神科病院の日常的な多飲症看護・治療は「飲水制限」に主眼があったからです。しかしこうした対応こそが、患者の飲水行動や問題行動の悪化を招き、遷延化させていたのではないでしょうか。スタッフのなかには「飲水制限だけでは飲水と隔離の繰り返しではないか」と疑問をもっていたスタッフもいましたが、実際にどのような対応をとればいいのかはわからず、やはり制限主体で患者とかかわるしかありませんでした。

　「過剰な飲水制限」の根底には、スタッフのなかに「水中毒に対する過剰な恐れ」があったことを認めます。けれども多くの多飲症患者とかかわるなかで、実際には水中毒のリスクは考えているほど高くなく、患者にストレスを与えるような対応がかえって病状悪化の誘因になっているということに気づいたとき、私たちの多飲症看護に転機が訪れました。次章に述べる「かかわり」がその答えです。

Part 2
実践編

2章

スタッフの意識改革

1 ｜「かかわり」の方法を確立

　この章では、北病院において、私たち多飲症病棟スタッフが日々実践している患者への対応技術を紹介します。私たちはそれを「かかわり」と呼んでいます（"かかわり"は日常的な用語でもありますので、私たちが本書で"多飲症患者への対応技術"を示すときは、「かかわり」のようにカッコつきで示したいと思います）。

　多飲症患者への有効な治療法は依然確立されていません。しかし私たちが多飲症専門病棟看護師として試行錯誤の末に築き上げた「かかわり」では、多くの患者が病状の改善を見せてくれています。

看護師の勤務体制

　まず、多飲症専門病棟の看護体制について紹介します。

　多飲症専門病棟20床は、北病院のなかでは閉鎖病棟47床のなかに属しています。多飲症専門病棟のスタッフは副師長を含め、9名で構成されています。看護体制は15：1です。勤務体制は日勤3名、準夜勤と深夜勤は1名ずつとなっています。

基本姿勢の変更：「安全に飲んでもらう」へ

　自分が何か行動しようとしたとき、他者から無下に否定をされたらどのように感じるでしょうか。否定した相手に対して、怒りや寂しさなど負の感情が湧くのではないでしょうか。否定されても行動をあきらめず、目的を達成しようとするならば、時に相手に対して生の感情をぶつけたり、隠れて実行する以外には道がありません。

　患者は、疾患によって幻覚妄想を抱いていたり、まとまった思考ができづらかったり、認知機能が低下している場合があります。そうした患者に、自制や、水を飲む以外のことで気持ちを切り替えるよう求めるのは酷なように感じます。不幸にも、患者は疾患によって「今は」できない状況にあるからです。

　そうした患者の状況を理解した上で、できる限り患者の要求や思いを受け入れ

ること。それが「かかわり」の基本です（相手の思いに理解を示し、受け入れることは、看護に限らず、人間関係向上の基本だと思います）。

多飲症患者の問題は、飲水行動の自制が効かないという部分にあります。患者が必要以上に飲水する場面を目の当たりにすると、スタッフや家族は「なぜ、こんなに水を飲むのだろう？　倒れられては困る」と感じることと思います。しかし理由は何であれ、患者は「今、水が飲みたい」のです。「倒れられては困る」のは見守る側の一方的な思いといえます。

確かに、水中毒発作は患者を生命の危機にさらすので、その予防は患者自身にとっても必要なことです。しかし、それでもまず患者の思いを受け入れ、「安全のために飲ませない」のではなく、「安全に飲んでもらう」ことへと思考を転換することが大切です。

では、「安全に飲んでもらう」ためにはどうしたらよいのでしょう。そうした方法はなかなか簡単にはみつかりません。しかし、「安全に飲んでもらうためにはどうしたらよいだろうか」ということを患者に尋ね、患者と共に探していけばよいのです。そうした姿勢が大事なのです。

多飲症患者のなかには長期に入院していたり、頻回に入退院を繰り返しているケースがあります。特に重症多飲症患者は数年から数十年長期入院している場合もあり、そうなると患者にとって病院は生活の場です。長期入院している患者はどんな思いで入院しているでしょうか。隔離施錠する看護師が自分の思いをわかってくれず、家族も面会に来ないとすればどうでしょう。病院にいても楽しみがないと思っているかもしれません。長期隔離されている多飲症患者は、自由に外出すらできません。このような状況では、病院にいること自体を不満に思っているかもしれません。

長期入院している多飲症患者にとっては、看護師は最も身近な存在です。単独で外出できない患者に対しては、看護師は可能な限り、散歩や外に出る方法を検討することが必要です。入院を当たり前と思うのではなく、不幸にもそういった状況にある患者に理解を示す姿勢が「かかわり」の基本だと考えます。

●──言葉遣いの変更：「叱責しない」「ほめる」

「かかわり」においては、できるだけ患者に対して禁止や制限を加えるような言葉遣いをしないように留意する必要があります。木村[*2]がその著書において

述べるように、多飲症の原因もしくは誘因の仮説にストレス説があります。多飲症の原因はストレスだけによるものではないと思われますが、私たちの日々の臨床において、多飲症患者のストレス耐性の脆弱さと飲水行動悪化の関連性は指摘されており、多飲症の大きな誘因のひとつであると考えられます。

　そこで私たちは、対応の際には、患者にストレスとなるような言葉は使用しないように心がけています。特に「だめ」という言葉はできる限り使いません。それまで飲水を含め、あらゆる行動を否定され続けてきた患者は、拒否・否定されると、それだけでストレスと感じるようです。ですから、患者が何かを要求したときは「だめ」という言葉を使うよりも、「いつならよいのか」「どうすればよいのか」など、前向きな内容を伝えるように心がけます。

　そしてもうひとつ、これまでの経験則で、多飲症患者への言葉がけや会話においては「ほめる」ことがとても大切であるように感じます。重症多飲症患者の入院生活は、「体重増加→隔離施錠」の繰り返しであったはずです。患者は体重が増加したり、飲水する場面をスタッフにみつかるたびに、「またこんなに飲んで。何度言ったらわかるの！」といった叱責を受けてきています。叱責を受けた上に隔離される。そんな繰り返しだったら自尊心が傷つかない人はいないでしょう。

　私たちは多飲症看護のなかで、患者の自尊心の回復を心がけるようにしました。その方法はまず、「叱責しないこと」そして「ほめること」でした。患者の体重が増えたから叱責するのではなく、増えなかったとき、そして減ったときにこそほめるのです。体重測定の場面だけでなく、例えば洗濯物が上手に干せたときや、写生などの活動において、たとえ上手でなくても積極的に参加したとき、何らかの努力の跡が見えたときなど、日常生活のさまざまな場面でほめることを心がけます。ほんのささやかなチャンスでもこうした言葉がけを続けることで、患者の自尊心は回復し、さらにスタッフとの人間関係も円滑なものになります。言葉がけにおいて多飲症の誘因と思われるストレスを軽減させるような工夫をすることも、「かかわり」の技術のひとつなのです。

「関係性」を中心としたアプローチへ

　私たちは多飲症看護を模索するなかで、数多くの多飲症看護に関する研究論文に出合いました。そのなかでも、萱間[*3]の論文の内容は、私たちが臨床において実践している「かかわり」のあり方と非常に近く、読んでいて大変共感を覚え

るものでした。以下にその内容を紹介します。

　萱間は、多飲症看護においては、
① 行動療法的アプローチ
② 関係性を中心としたアプローチ
③ 患者との看護計画の共有および患者教育
の3点が重要だと述べています。

　①行動療法的アプローチとは、「生命の危険を避け、物理的に飲水量を減らそうとするもの」および、「条件づけによって患者の飲水行動の改善を目指すもの」としています。これはいわゆる「報酬と条件づけ」です。私たちは知的障害をもった多飲症患者とかかわるなかでは、この手法がとても有効であると感じています。

　ただし、大切なのは「先に報酬を渡すこと」です。例えば患者が「活動に参加したくはないがコーヒーを飲みたい」と訴えたとします。この場合は「活動に参加したらコーヒーを飲んでもよい」ではなく、「コーヒーを飲んだら活動に参加しましょう」と患者をまず受け入れることです。長期的な視点で考えると、このようにまず先に患者を受け入れる姿勢を提示するほうが、患者との関係性を向上させ、行動変容をうながせるケースが多いと感じるからです。これは②関係性を中心としたアプローチと相補的な位置にあると感じます。

　②関係性を中心としたアプローチとは、「多飲行動の原因となっている、患者の孤独感・虚無感という問題に対応しようとするケア」としています。これは長期入院患者や長期隔離患者に理解を示し、共に問題を解決していこうという姿勢です。過剰に水を飲むというだけでさまざまな制限を受けている患者に対して共感を示し、関係性を向上させていくということです。

　③患者との看護計画の共有および患者教育は、多飲症看護のみでなく看護全般において基本であると考えます。

　これまでの多飲症看護においては①行動療法的アプローチがメインであったように思います。ですが現在私たち北病院においては、特に②関係性を中心としたアプローチに重点を置いて看護を提供しています。

　萱間は、こう述べています。

　「このアプローチは、行動療法を行った結果、患者と接する頻度が増えることで、それまでどちらかというと孤独で関心の向けにくい患者の1人であった対象が、1つの人格として浮かび上がってくる。（中略）看護者自身が、表に現わ

れている患者の飲水行動のみにとらわれず、飲まずにいられない患者の気持ちに共感できることが、患者との人間関係構築のうえで重要である。（中略）どのような状態で、どのレベルの行動制限を行い、どのような状態になれば解除していくのか、そういう指標をできるだけ数値として客観的にすることにより、関係性を中心としたアプローチを行う際に、看護者自身の安定感と一貫性をもたらすのである」

　これは私たちが提唱する「かかわり」と同義であると考えます。「かかわり」とは1つの具体的な技術・方法を指すのではありません。ここに列挙してみたいと思います。

　「かかわり」とは、
- 患者の「飲みたい」という思いをまず受け入れ、患者の状況に理解を示すこと。
- さまざまな看護場面において、可能な限り患者の思いの実現を目指していく姿勢。
- 患者中心の看護。

　さらに「かかわり」おいて大切なことは、患者の病状改善を信じて根気よくかかわることです。患者の思いを受け入れ理解を示しても、すぐに患者の行動変化が望めるわけではありません。重症であるほど改善には長い時間を要します。スタッフが諦めず、患者の改善を先に信じることが大切です。

　多飲症患者にかかわるすべてのスタッフが、患者の飲水を否定せずに思いを受け入れ、根気よく統一した「かかわり」を実践できるならば、その症状は必ず何らかのよい変化を見せるはずです。

column

「かかわり」の実践により
多飲症が改善を見せた事例

河西敏也

20年以上入院しているB氏

　20代に統合失調症を発症したB氏。以来20年以上の長期入院です。入院当初は多飲傾向はありませんでした。長く開放病棟に入院していましたが、多飲症が出現してからは、体重が午前中だけで起床時より4～5kgの増加を示すなど多飲傾向が著しいため、ほぼ終日個室施錠されていました。

　隔離が解除されると短時間で体重増加してしまい、再び施錠が必要になるという典型的な悪循環が続いていました。時には個室施錠中にポータブルトイレに排泄した尿を飲んでしまうことさえありました。

　1999年、開設されたばかりの多飲症専門病棟へ転棟し、まずは終日水分制限可能なAゾーンに入室となりました。Aゾーンの開放時間中（当時のAゾーン開放時間は9時30分～12時、13時～16時、19時30分～21時）は、大量の飲水をしている姿が頻回に見られ、体重が一気に5～6kg増加してしまう状況が続きました。体重が増加したときは水道の栓が締められているAゾーンでの休養を促すのですが、それでもスタッフの目を盗んではAゾーンを抜け出して飲水を繰り返していました。自身の飲水や病状について問うと、「ここじゃ（水が飲めなくて）死んじまう。家に帰る」と不満を訴えたり、「午前中45杯、午後には47杯飲まなきゃだめだ」など、飲水についての妄想的な言動を繰り返している状況でした。

作業療法で飲んできてしまうが

　日中、病棟内で行われる活動への参加は拒否的で、無理な誘導は本人のストレスとなるため、以前から本人が希望していた棟外での作業療法への参加を許可することにしました。当初は「作業療法から帰ってきたとき、体重が3kg以上増加しないこと」を条件としました。しかし時には5～6kg増加してしまうこともあり、肩で息をしながら苦しそうに帰ってきました。しかし、作業療法中は飲水を制限されることがないので、苦しくても上機嫌で、スタッフに笑顔で挨拶をしていました。

B氏は満足している様子でしたが、このままの状況が続くといずれ水中毒発作を起こす危険性が高いと考えられたため、なんとか本人の希望を叶えつつ、作業療法中の飲水を抑えることができないかとスタッフで話し合いました。

　まずは水を入れた水筒を持参してもらい、その水を飲むように指導しました。さらに、作業療法から体重の増加が3kg以内で帰ってきたら、大好きなコーヒーを飲んでもよいとB氏へ提案しました。開始当初は、水筒の水を飲み切ると蛇口で飲水してしまい、改善は見られませんでした。そこで仮に3kg以上増えても、5kgまで増加していなければコーヒーを提供していこうというように転換し、繰り返し条件の説明を行いました。すると少しずつではありますが、帰棟時の体重増加量は減少傾向を見せ、3kg以内で経過できる日数が多くなりはじめました。以前のように短時間で6kg増加することも少なくなり、拒否的だった活動に対しても、コーヒーの提供を提案すると、「コーヒーが飲めるから」と積極的に参加するようになってきました。

申告飲水により一気飲みがなくなった

　2005年後半、必要以上に隔離施錠すること自体が患者にストレスを与え、一気に大量飲水する原因になっているのではないかと考えた結果、スタッフ間で話し合い、Aゾーンも施錠しないことを決めました。また24時間開放に伴い、「申告飲水」（⇒p97）の患者指導をはじめました。

　24時間施錠しなくなってからも、当初は隠れて飲水する場面が多く見られましたが、しだいにいつでも水が飲めるという安心感から、B氏を含めたAゾーンの患者たちは大量に一気に飲水することが減り、隠れての飲水ではなく、スタッフに申告飲水を行うようになりました。B氏は、1回にコップ2〜3杯を要求したり、短時間内に続けて要求することもありましたが、スタッフ間で意思統一をし、あえて制限は行いませんでした。せっかく看護師に自ら飲水を訴えているにもかかわらず、制限を加えてしまっては意味がなく、再び隠れての飲水行動を行うだろうと考えたからです。

　患者にとって看護師は、飲水行動を否定する存在としてではなく、飲水行動を含めて受け入れてくれる存在であると認識してもらうために、看護師に飲水を要求してもよいのだと繰り返し説明しました。その結果、まず看護師との会話が格段に増えるようになりました。さらに短時間で一気に体重が増加することは少なくなり、1日の体重増加が2〜3kg以内に抑えられるようになるなど、変化を見せはじめました。

「安全に飲んでもらう」への転換

　これまで20年以上にわたる入院生活で、一時期はほぼ終日個室施錠が当たり前だったB氏でしたが、現在は毎日単独で散歩に出かけています。散歩後の体重も1kg以上増加することはありません。「自由な環境ではきっと飲み続けて倒れてしまうだろう」と決めつけ、隔離さえしておけば安心という思考をしていては、単独散歩はおろか個室開放などできなかったでしょう。

　このようにB氏が変化したのは、患者の飲みたい気持ちに対して理解を示し受け入れようとスタッフが意識改革をしたことが一番の要因ではないかと思います。患者の過剰な飲水行動を恐れて隔離施錠を行うのではなく、患者の「飲みたい」という気持ちを第一に考え、患者中心の看護を提供するという意識改革です。つまり「安全のために飲ませない」看護から、「安全に飲んでもらう」看護への転換です。

　この事例を集約すると、以下の3つの点がポイントであると思います。

①スタッフの意識を、飲水行動を取り締まることから、患者の希望を叶えようとする気持ちに切り替えた。また、患者の希望を叶えつつ水中毒を予防するための看護援助に取り組んだ。

②看護師が飲水要求を全面的に受け入れた。それにより患者は、隠れて大量に飲水する必要がなくなった。

③患者中心の看護という目的のもとに、スタッフ間の意思統一がはかられたことで、失敗を恐れず、患者の希望に沿ったさまざまな看護援助が行えるようになった。

　結果が現れるまでには長い時間を要します。時には患者の行動に失望するような場面もあると思います。しかし患者の「飲みたい」気持ちを受け入れ、改善を信じて「かかわり」を実践し続けることが大切です。患者の飲水行動が改善することで、看護師が抱いてきた陰性感情もずいぶんと減ります。そしてその結果として、より患者主体の看護を提供できるようになります。

　「スタッフが変われば患者も変わる」と私たちは実感しています。私たちがまず変わることで、治療効果だけでなく患者との関係も良好なものになるという相乗効果が期待できるのです。

2 チーム全体の意思へ

● 統一した「かかわり」が絶対必要

　多飲症患者への看護において最も大切なこと——それはチームスタッフが統一した「かかわり」をもつことです。このことを私たちは実感してきました。

　看護は病棟単位で、チームとして提供していくものです。そのなかで、いくら1人、もしくは少数のスタッフが「かかわり」を意識した看護を行ったとしても、多勢のスタッフが"飲ませないための看護"を行っていたのであれば、飲水行動の改善には全くつながらないでしょう。そしてそれは、99%のスタッフが「かかわり」を意識した看護を行ったとしても同じです。たった1人のスタッフが患者に強いストレスを与えるような対応をしたならば、すべてが無に帰してしまいます。だから患者への対応は統一することが大事なのです。

　スタッフが患者の飲水行動を強く警戒する理由に、「水中毒へのリスク」が挙げられます。初めて多飲症患者と接する看護者は、どのように対応してよいかわかりません。そして「発作を起こされては困る。飲水を止めなくては」という思いだけで行動してしまいます。

　ですが、私たちがこれまで多くの多飲症患者とかかわったなかでの経験則としては、患者による個人差はあっても、「このように飲めば水中毒にならない」という飲み方があるようです。その根拠はあとで詳述しますが、リスクを過剰に恐れていては、多飲症患者の行動改善は望めないでしょう。患者の行動改善を望むのであれば、まずスタッフの意識を変える必要があります。

　患者の飲水行動のみにとらわれ、監視や管理、必要以上の隔離などの制限を行えば、患者はよけいに激しく飲水に走ります。そのためさらに制限を加えなければならなくなります。患者との関係性は悪化し、看護として本来注目していかなければならない「患者の人間性」や「我々が行うべきこと」を見失います。これはまさに悪循環です。

　まず、患者の飲水を「否定」する意識から、「肯定」する意識に変える必要があるのです。それが、多飲症看護を提供する上で、スタッフが最初に留意すべき

ポイントと考えます。

どうやって対応を統一するか

　では具体的にはどのようにしてスタッフ間の対応を統一していけばよいでしょう。
　私たちの病棟では、新人スタッフや新たに異動してきたスタッフには、患者さんへの心理教育の際に使用する「多飲症心理教育スタッフ用マニュアル」を用いて、対応の方針や、多飲症に関する基本的な知識、「かかわり」の要点などについて指導を行います。
　「かかわり」の要点とは、以下の5点です。
① 患者の立場に立ち、患者のさまざまな要求に対して基本的に否定しない。スタッフは患者の要求に否定する理由を探すのではなく、要求を受け入れる、実現するにはどうすればよいかを考える。
② ゆとりをもってかかわる。できる限り患者との時間を多く持ち、患者を理解することに努める。
③ 患者の飲水に関しては、短時間の急激な飲水でなければ患者への注意はせず、行動観察を行う。
④ 患者がたとえリミット体重（⇒ p81以降参照）を超えたとしても、その後、飲水行動が改善し体重が減少すれば、水中毒発作のリスクは低いと考え、あせらない。
⑤ 多飲症にかかわらず、患者をまず1人の人間としてとらえる。その上で疾患を患っていることを理解する。
　これらを患者への対応の要点として、スタッフ間で意思統一を図るのです。

スタッフ自身の枠を外すこと

　看護というのは、どうしてもそのスタッフの人間性が表れます。スタッフのなかにはあらかじめ決められた枠、もしくは自分の枠（価値観）のなかでしか看護を展開できない人もいるかもしれません。
　ここで言う「枠」とは、「リミット体重超過→すぐ隔離」「病棟のルール外の要求→すぐ却下」といった対応を指します。人はあらかじめ枠があると大変気楽です。単にマニュアルに従い、その枠から外れたら即否定すればいいからです。
　しかし、多飲症看護を提供していくためには、そうした枠を外さなければなり

ません。患者が自身の行動を枠にはめられ、否定されたとき、どのような思いを抱くのか。そこに理解を示す必要があるのです。

　言葉の上では「枠を外すこと」と「スタッフ間での意思統一」は矛盾しているように聞こえるかもしれません。ですが多飲症看護において「枠を外すこと」とは、「患者の飲水行動を否定する」のではなく、「患者の飲水行動を肯定的に受け入れること」です。そして「患者の飲水行動を肯定的に受け入れること」をスタッフ間で意思統一するのです。これはこれまでの枠、いわば「水中毒のリスク」にとらわれたスタッフにとっては意識改革になるでしょう。

　スタッフが「枠をはずす」こと、つまり自らの価値観を変えるのはとても苦しいことだと思います。ですが、スタッフ中心ではなく、また単にマニュアルに従うだけではなく、患者を１人の人間としてとらえ患者の思いをできる限り尊重することが、多飲症看護においては重要と考えます。これは多飲症看護だけでなく、看護全般に言える至極当たり前のことでしょう。

　こうした内容を、定期的なチーム会議などで意見交換したり、新人への教育の場で伝えていくのです。特に新人スタッフや、これまで多飲症患者とのかかわりを苦手としていたスタッフには、具体的にケースを示し、対応を検討しつつ意思統一を図っていきます。

　患者はスタッフを映す鏡です。スタッフが変われば患者も変わります。まずスタッフが患者の行動を受け入れるよう意識を変え、スタッフ間での意思統一を図る。患者に不用意なストレスを与えないような対応を心がける。そうすることによって多飲症患者へのよりよい看護の提供に向けた足がかりが生まれ、患者の多飲行動についても改善が望めるようになるのです。

column

他施設への指導も
「統一したかかわり」のためには必要

河西敏也

　C氏は精神発達遅滞、統合失調症の30代、男性患者です。他施設より当院へ入院となりました。施設では他者への暴力行為や性的逸脱行為があり、多飲症に関しては1日に5kg以上増加することが頻回に見られました。当院に入院した当初は、一時的でも保護室で水分管理を行うべきではないかという意見がありましたが、C氏が保護室や個室に施錠されることを大変嫌がっているとの情報があり、主治医とスタッフで話し合い、個室対応で施錠せずに様子を見ることになりました。

　入院当初は、緊張感のためか飲水による体重の増加も2〜3kg以内で経過し、暴力行為や性的逸脱行為もなく落ち着いていました。しかし入院して10日ほど経過すると、夕方までに体重が5kg以上の変動を見せ、夜勤帯になると口調が荒々しくなるなど、次第に不穏状態を見せるようになりました。しかし体重が大きく変動しても著しい低ナトリウム血症を起こさないため、施錠せずに経過を見ていくことにしました。

3か月で落ち着いたC氏

　私たちはC氏の飲みたい気持ちを受け止め、隠れ飲水をしても注意することはせず、看護室に冷たい水が用意してあることを繰り返し説明して、申告飲水（⇒p97）ができるように指導しました。自由に水を飲める環境を作りつつ体重が5kg以上増加しないときはC氏の努力を認めて、「よく頑張ったね、すごいね」とほめるようにスタッフ間で統一してかかわりました。C氏もほめられると嬉しそうにニコニコ笑いながら、「水は洗面所で飲んでいないよ。看護室で飲んでいる」と話してくれるようになりました。C氏は水を飲んでも注意されないため、安心感が生まれてきたようでした。C氏の訴えを理解して、スタッフ間で統一したかかわりができるようになると精神症状にも安定がみられるようになりました。体重も著しく増加することも少なくなり、作業療法にも参加するようになりました。

病院で安定、外泊で不安定のナゾ

　入院後3か月が経過した頃には、病棟では問題行動や激しい多飲行動もなく経過しているため、施設への退院を目指して外泊を開始することになりました。しかし外泊から帰ってくると病状が不安定となり、隠れ飲水や口調の荒々しさが目立つようになります。そこで施設での様子を聞くため施設職員とカンファレンスを実施しました。

　すると、施設では夜間個室で施錠され、食事も入所者とは一緒に食べず1人で食事し、飲水も制限されていることがわかりました（外泊中の日内体重変動は1kg以内に収まっていましたが）。つまり外泊中は、飲水制限を受け自由を奪われたことにストレスを感じ、病状が不安定になってしまったと考えられました。そこで病棟での「かかわり」をもとに、施設スタッフに次のような変更をお願いしました。
① 病院と同じ環境になるように、過剰な飲水制限はせず自由に水を飲んでもらう。
② 夜間施錠しないようにする。
③ ほかの患者と一緒に食事ができるようにしてもらう。
④ C氏の訴えをよく聞いて、本人が努力していることをほめる。
⑤ 施設スタッフの間で統一したかかわりをもつ。
⑥ 当院の多飲症家族教室に施設スタッフも参加してもらう。

　その後は、外泊をして帰ってきても不穏になることなく過ごせるようになりました。順調に施設外泊を繰り返して退院となり、C氏は現在も外来通院していますが、施設にも適応し多飲症の悪化は見られていません。

　この症例は、スタッフの意識が変わり対応も変れば患者の病状は必ずよくなることや、スタッフ教育の重要性を示していると思います。統一した「かかわり」が提供できれば、患者は必ず改善傾向を見せるでしょう。

Part 2
実践編

3章

多飲症看護の
具体的方法

1 行動観察

多飲症患者の早期発見

　入院環境のなかで生活上必要不可欠である水道は、使いやすい場所にいつでも使用できるよう設置されているため、特に入院直後は、意識して見なければ多飲傾向が見落とされてしまいます。水中毒発作に至って初めて発見されることもあるでしょう。いつも衣類が濡れていたり、多尿のために頻回にトイレに通ったり、尿失禁の有無などは意識して見る必要があります。

　また、多飲による消化器機能への影響から、食欲の低下、嘔気、嘔吐、下痢症状、水分貯留による顔面の浮腫や体重増加が見られることもあります。行動観察には、このような身体症状の観察も含まれます。多飲症を早期に発見するためには、飲水行動だけでなく、精神症状、身体症状の変化も意識的に観察する必要があるでしょう。いち早く患者の多飲傾向に気づいたならば、かかわる時間を増やしたり、適宜体重測定を行って水中毒発作を予防していきます。

「監視」ではなく「観察」を

　多飲症であることが判明した患者への行動観察では、患者の日常生活行動はもとより、患者がどういった時間帯にどのような頻度で、どのくらいの量の水を飲水するのか、また飲水に伴う身体症状などを観察します。妄想・幻聴などで飲水行動が左右される患者の場合は、精神症状を含めて観察します。

　行動観察を行う目的は、患者の飲水パターンや病状の変化を把握し、過剰な飲水の前兆を察知し介入するためです。ただし観察が決して「監視」にならないよう注意しなければなりません。常に他者に付きまとわれたとしたら、患者はストレスを感じ、またそのストレスが表現できない患者であれば、さらなる飲水行動に走るかもしれません。日常生活や病棟の活動のなかでの"さりげない"観察が必要です。

- ──── 見るべきは、「どの時間帯に多いか」「飲水の誘引は何か」

　多飲症患者の特徴的な飲水行動にはどのようなものがあるでしょうか。松田[*4]中山ら[*5]は自身の研究のなかで次のような多飲行動を挙げています。

　①常にコップを持って行動している、②水道など水源から離れようとしない、③コップに繰り返し汲んでは、あおるように飲水する（あおり飲水）、④飲水に夢中になり、止める様子がない（持続飲水）、⑤注意しても飲み続け、怒って反抗してくる（強行飲水）、⑥トイレや洗濯場など、見えないところで人目を避けて水を飲む（隠れ飲水）、⑦ポータブルトイレに溜まった自分の尿や、水溜まりの水を飲む（汚水飲水）。

　このようにさまざまな飲水パターンがありますが、私たちが重要と考えるのは、こうした多飲行動のパターンよりも、「飲水がどの時間帯に多いのか」そして「飲水の誘因となることは何か」という点です。なぜならば、そうしたことがわかれば、看護がどのようなタイミングでどのように援助を行えば効果的かの指標となるからです。

2 体重測定

- ──── 体重を測る意味と目的

　北病院では飲水量を把握する方法として、体重測定を行っています。患者の飲水量が数値としてほぼダイレクトに反映されますし、非侵襲的で簡便な方法だからです。

　体重測定を全く行わない病院もあると聞きますが、患者のストレスに対して十分配慮した上で行うのであれば、体重測定は大変有用な観察手段と考えます。

　しかしここでひとつ重要なことがあります。それは、決して体重測定を患者の飲水行動を取り締まる目安としてはいけないということです。体重測定で数値がはっきりと示されることで多飲状況が把握できるぶん、スタッフは身体的な危機

に考えが向きやすくなる傾向があります。

　著しく体重が増加している患者は、多飲による水中毒発作のリスクが高まっているといえます。その予防は私たち医療者にとって責務ではありますが、予防を優先するあまりに患者の思いを置き去りにしてはいけないと考えます。多飲症患者への「かかわり」のすべてにおいて最も大切なことは、患者の「飲みたい」あるいは「飲まずにいられない」という思いをまず受け入れることです。このことは体重測定の場面においても忘れてはならないと思います。

　自分自身の体重に全く無関心な患者も存在しますが、長期入院患者のなかには体重測定をあたかもテストのように受け止め、ストレスを感じている人もいます。その原因のひとつは、測定された体重値をもとに看護者からとがめられた経験があるからではないかと推測します。「こんなに増えて！ いつも、どうしてなのっ!?」「これ以上飲むと保護室だぞ」など、体重がわずかに超過しただけで隔離をほのめかしてしまうのでは、励ましを超えて脅迫です。このような発言は患者の自尊心をいたずらに傷つけます。そうなれば体重測定は患者にとってストレスでしかないでしょう。

　多飲症の増悪因子のひとつにストレスが挙げられます。スタッフの不用意な言動が患者を多飲に向かわせる恐れがあります。患者の飲水行動悪化の原因を医療者が作ってはいけないのです。

　また、逆に考えてみれば、体重が増加したのは、その時間帯にスタッフによる患者へのかかわりが希薄だったからともいえます。定期的に体重測定を行うことで、患者ごとに飲水しやすい時間帯がおぼろげながら見えてきます。患者が飲水したくなる時間帯に、かかわりをさまざまに増やしていくのです。

「ベース体重」と「リミット体重」を決める

　体重を測定する際にはただ闇雲に測っても意味がありません。その体重値をどう評価するかという目安がなければなりません。そのために「ベース体重」と「リミット体重」を決めていきます。

❶ ベース体重
　まず、患者のベース体重を設定します。これは飲水前の体重、つまり患者の一番"ドライ"な状態の体重を意味します。

この体重は血液検査を指標に医師が設定します。十分に睡眠がとれた起床時・排尿後に採血と体重測定を行い、採血データにおいて血清ナトリウム値が正常範囲を示している場合は、その体重値がベース体重となります。

　採血をせず起床時の体重を「基本となる体重」にしている施設もあると聞いたことがありますが、夜間不眠で起きたときに飲水してしまっている可能性を考えると、起床時が最も"ドライ"とは限りません。そこで患者の夜間の睡眠状況を観察した上で、採血を行い、そのデータと採血時の体重値をもとにベース体重を設定し、そこから日中の体重増加を観察する方法がよいだろうと考えます。採血の結果が低ナトリウム血症を示していれば、その体重は水を飲んだあとのものであることがわかるので、それを勘案してベース体重は採血時体重より低めに設定する必要があります。

　入院直後、明らかに大量に飲水していると思われる状態の場合はベース体重をすぐに決めることはできません。一時的な隔離を行って体内水分の排泄を促すことも必要です。私たちの経験では、血清ナトリウム値の回復状況から、隔離は2〜3日程度が目安となります（ただし、水分排泄能力には個人差がありますので、2〜3日というのは明確な指標にはなりません）。患者の拘禁反応による病状悪化や人権など考慮して、隔離は最低限の期間とするように努めたいところです。

❷リミット体重

　リミット体重はその言葉から、「限界」や「上限」を連想させますが、決してそうではありません。リミット体重とは、超過しないようにするための「目標」体重を意味します。

　リミット体重設定の根拠は血清ナトリウム値の変動です。これまで菊池・稲垣[*6]の論文を含め、多くの研究のなかで血清ナトリウム値の変動が論ぜられています。それによると、体重が4〜5％増加した場合、血清ナトリウム値はおよそ10 mEq/L以上低下し、それは水中毒の高リスク状態を示唆するといいます。それを根拠に、リミット体重は「ベース体重＋5％増加分」を目安に設定されます。

　例えばベース体重が60kgであれば、リミット体重は＋5％の63kgとなります。しかし、ここで大切なのは数値うんぬんではなく、リミット体重の意味であり、「限界」や「上限」では決してないということです。これも私たちの経験則ではありますが、5％の体重増加では水中毒発作のリスクは必ずしも高いとはいえません。

水中毒のリスクを一概に判断することは難しいのですが、普段から水を多く飲み「水耐性」になっている患者は、基礎ナトリウム値が低いことに身体が慣れており、異常が見られないことが多くあります。また水分排泄能力などには個人差があります。その点から考えると、一律に「体重5％増加は水中毒の高リスク」と決めつけ、「少しでも超過したら隔離」としてしまうのはいささか乱暴すぎます。

　強調しますが、リミット体重とは、安易な隔離のための目安ではありません。患者が自分自身でその数値を意識し、それを超えないように目標とする体重値であり、超えそうになったならば患者と看護師がどうしたらよいかを共に話し合えばよいのです。リミット体重とは、患者・看護師共通の目標体重値なのです。

❸ 危険な状況とは

　ベース体重とリミット体重について述べました。ではこの2つの体重値から判断できる、水中毒のリスクが高まった、いわば「危険な状況」とはどのような状態でしょうか。

　それは「飲水により体内に摂取した水分が、排泄能力を上回り貯留し、起床時の体重が毎日増加している。その上でさらに急激な飲水を行った場合」です。

　ですから看護師は、患者の起床時の体重変動を日々注意深く観察して水分貯留に留意します。もし水分貯留傾向が強いと判断したならば、隔離ではなく、その患者と「かかわり」を多くもつよう心がけます。それがこの2つの体重値の基本的な意義であり、活用方法といえます。

　これも経験則ではありますが、水中毒に至るかどうかは、飲水の"量"よりも"時間"が大きく関係します。「短時間での急激な飲水」が危険なのです。その意味で隔離が水中毒のリスクとなるのは、時間開放中に患者は今しかないと、急激な飲水をしてしまうからです。

❹ 体重測定の時間と留意点

　ベース体重とリミット体重、この2つの体重値を設定したら、実際に体重を1日数回測定していきます。

　回数は朝昼夕の最低3回は必要と考えます。朝夕のみ2回では日中の細かな体重変動がわかりません。水中毒発作のリスクを考慮すると3回は必要です。当院では、過去に水中毒発作を起こした重症多飲症患者については1日5回体

重測定を行っています。

　しかし、闇雲に回数を増やすのでは患者の負担が大きくストレスにしかなりません。飲水行動に改善が見られたり体重変動が安定した場合は、測定回数を減らしていくようにします。

　3回の場合の体重測定時刻は6時半、13時半、19時半（もしくは消灯前）に設定しています。5回の場合はさらに9時、16時を追加します。

　測定時の注意点として、衣類の変化があります。本来ならば起床時の衣類のまま測定すべきですが、気温の変化などで着替えていることもあるでしょう。朝と夕で着衣に大きな差があると正確な体重変動が把握できません。測定時は衣類の変化を考慮し、毎回着衣がほぼ一定になるように留意することが必要です。そして排尿を済ませてから行います。食事による変動を避けるため、食前もしくは食間に行うのが理想的です。

●───グラフを使った指導

　体重を測ったら、患者自身で折れ線グラフに記していきます。実際グラフにしていくと、患者の飲水行動パターンがより見えやすくなります。

　当院では一定のグラフ表の雛形をもとに、個人差に合わせてマス目を拡大するなど修正を行い、患者個々に専用の用紙を作成します。変動が大きい患者はマス目が小さく、変動が小さい患者はマス目が大きくなります。記入の指導は受け持ちスタッフが中心に行います。

　まず患者専用の用紙を作成したら、ベース体重とリミット体重のラインを記入します。その後、定期測定時に体重値のポイントにチェックしていき、各チェックポイントを線で結びます。これを患者自身が行えるよう根気よく指導します。

　患者自らが記入することの意義としては、体重を単なる数値としてだけでなく、視覚化することで、患者自身に体重を意識させやすくすることにあります。実際に記入できれば飲水におけるセルフケア向上に大変有効と考えます。また、自ら記入することで患者自身で努力した結果がわかることや、それについて私たちスタッフがポジティブなフィードバックを返しやすくなることがあります。

　しかし患者によっては面倒だといって拒否的になったり、忘れてしまうこともあると思います。そこで開始当初はスタッフが指導介入を密にして記入を続けていき、次第に患者1人で記入するようシフトしていくとよいでしょう。その際、

どうしても受け入れない患者に無理に勧めるようなことはしません。患者の病状によっては、残念ながら負担としかならない場合もあるでしょう。そのような場合は、看護師が体重測定と記入のたびにかかわり、体重への意識だけでももてるよう促します。

ただ、「〜を許可するのでグラフ記入をやってみませんか」のように条件づけを行い、患者自身でグラフ記入ができるよう定着を図ってみる価値はあるでしょう。このような"物で釣る"ような方法に否定的な見解もありますが、多飲症の原因や根治療法が不明である以上、看護として患者の病状を考慮した上でできることをやっていくしかないという面があります。よい結果が得られるならば、倫理に反しない範囲で何でも使っていこうという考え方です。

さて、グラフから読み取れる内容として、①増加体重の上下幅（純増体重）、②増加（減少）しやすい時間帯、③体重増加のパターンがあります。グラフを見ることで1日の間にどのくらい体重変動があるのか、体重の増えやすい時間帯、飲水の傾向などがわかります。患者の体重増減時間を知ることは、その時間帯における活動提供のヒントとなり、それは患者自身にとっては行動変容のきっかけとなるかもしれません。著しい体重差があれば、その時間帯に患者は何をしていたのかを確認します。体重が増える時間に多くの「かかわり」をもち、逆に減る時間帯に患者が活動していたならば、その活動を延長してみるなどもよいでしょう。

そして1日の変化を通して見ていくと、単純に右肩あがりの形や、ノコギリの刃のようにジグザグの型、また早朝、急激に体重増加したあと、緩やかに減少していく型など、体重変動のパターンが確認できます。グラフから患者毎の変動タイプをまとめて分析することで、病棟活動においてスタッフのよりよい介入を生みだすきっかけになるかもしれません。

記入したグラフ用紙は患者自身が保管します。長期間グラフ記入をすると膨大な枚数となるので、保管は1か月分とします。保管したグラフは患者との振り返りの際などに使用します。

日内体重変動率（NDWG）を指標とした体重測定法

日々の体重測定では、担当看護師が「起床時からどの程度体重が増えたか」「前回の体重測定から何kg増えたか」などの視点で観察して、患者のおおよその体重変動を確認します。

体重を1日測定していくなかでは、当然ですが体重の変動があります。どれくらい変動したかを知るための指標があると便利です。そこで北病院では日内体重変動率（NDWG：normalized diurnal weight gain）という指標を用いてそれを把握しています。

　ただ、このNDWGは毎回、体重測定ごとに算出するものではありません。毎回数値を算出しながら患者に対応すると、業務が煩雑になるという現実があるからです。

　NDWGは、水中毒発作の危険性が高いと推測される場合に活用される指標です。また、隔離状況になくとも、過剰な飲水を繰り返す患者には必然的に活用されます。例えば初回入院など、「患者がどの程度飲水するか不明」といった場合や、「隔離時の時間開放後」において、その時点での飲水状況（量・時間帯など）を把握する目的で算出します。入院中の患者ですでに飲水行動が安定している患者に活用されることはあまりなく、看護計画評価などの際に算出する程度です。当院では、後述する多飲症心理教育の評価基準に、このNDWGを組み入れています。

　具体的な算出方法を紹介しましょう。

NDWG（日内体重変動率）：「朝の体重」を基準に、測定時が何％増減した状態かを数値で表す

$$X時のNDWG = \frac{（X時の体重 - 朝の体重）}{（朝の体重）} \times 100$$

　例えばX時の体重が64kgで、朝の体重が61kgであれば、X時のNDWGは「(64kg − 61kg) ÷ 61kg × 100 ＝ 4.9」となります。

　食事量などにも左右されますが、このNDWGが患者の飲水量のおよその目安となります。通常、健常成人では±1～1.5％に収まりますが、2％を超えて3％以上となると何らかの異常、つまり多飲症が考えられます。体重測定でこの数値の変動を観察することで、患者の飲水量が把握できます。

　1996年に北病院が行った多飲症実態調査は、NDWGを用いたものでした。この調査によって、行動観察だけでは見落とされていた多飲症患者が発見されるといった結果が得られました。とくに、開放病棟では患者が病棟外で飲水している場合があり、また病棟内で飲水していたとしてもスタッフが多飲症ではないと誤って判断している場合は行動観察だけでは見落とされてしまいます。その点、

NDWGを指標とした調査は、多飲症患者の実態把握のために非常に有効といえます。

体重が増加・減少した患者がいたら

では体重測定を実際に行い、明らかな増減が見られた場合はどのように対応すればよいでしょうか。

まず、増えなかったときや、前回測定したときより減った場合は、多少大袈裟なくらいにほめるとよいでしょう。ほめられるのを嫌がる人はほとんどいないと思います。体重測定の場面だけでなく、日々のかかわりを含め、ほめられたり認められたりすることで、患者は達成感を味わい自信を得ます。ひいては患者自ら自立心をもってリミット体重を守ろうとする姿勢も見られるようになります。またほめるだけでなく、「制限を緩和する」「患者の要求に応える」など、実際に報酬を検討することも有効です。

次に、リミット体重を超えてしまった場合はどうでしょうか。スタッフと関係性がある程度成立されており、認知機能にも問題がない患者であった場合は、「少し増えてしまいましたね。気分は大丈夫ですか？」など声をかけ、患者の身体症状を気遣いながら次回測定時までに減量する努力を勧めてみればよいでしょう。なぜ増えてしまったかなどを受け持ちスタッフと共に振り返る時間をもち、問題点があれば改善策を検討します。大切なことは、たとえ思うような改善がすぐに見られなくとも、患者への励ましと関心、そして共に改善を目指す姿勢を示すことです。

数値的なことへの理解に問題がある患者の場合はどうすればよいでしょうか。その場で単に数値を伝えて飲水の注意をするようなことはせず、体重を中心とした話題は避けます。体重の値についてとがめるのは決してよいこととは思えません。患者に数値をもとにした指導のみを行うと、体重測定に強いストレスを感じて混乱する場合が多く見られるからです。そこで体重増加後はスタッフと共に病棟外散歩やレクレーションへの参加を促すなど、患者の意識を水源から遠ざけるように試みます。「かかわり」のなかで行動面から体重の減少を目指していくことが必要です。数値的な理解が乏しくとも、体重のグラフなどを提示し視覚に訴えることで、関心を引くことができる場合もあります。

リミット体重超過に関して過剰に対応・注意するのは、患者が体重測定に対し

て拒否的になる原因となります。例えばベース体重62kg、リミット体重65kgに対して実測値65.2kgだったとします。リミット体重は超えてしまいましたが、この超過分の0.2kgの差が何の問題となるでしょうか。緊急性のあるものとは到底思えません。まして隔離の必要性などはありません。体重測定が取り締まりにならないよう心がけます。

　隔離を検討するのではなく、その後の過ごし方を患者と共に話し合うといった「かかわり」をもつようにしたほうが、多飲症看護において患者との関係性を保つ上では数段有益であると私たちは考えます。

column

体重測定を過信していたことに気づかされた事例

相川千寿子

　D氏は40代の男性です。20代で統合失調症を発症、のちに多飲症を併発しました。入院歴は7回に及びます。以下のエピソードは6回目の入院時に起きたものです。

　定期的に外来通院をしていたD氏ですが、吐き気と嘔吐、ふらつきがあるという訴えで外来受診しました。そこで血液検査を行ったところ、血清ナトリウム値125 m Eq/L、血清浸透圧244と低ナトリウム血症を認め、身体症状も見られたため保護室へ入院することになりました。そのときの体重は73kgでした。D氏は保護室に隔離中、食事に付いてくるお茶や牛乳以外は、水分を1日1500mLに制限された状態で過ごしました。

　1週間弱の隔離を経て、血清ナトリウム値や血清浸透圧も正常範囲内に戻ったことを受け、D氏は一般室（Bゾーン）へ移りました。その時点での体重は68kgで、指標となるベース体重は68kg、リミット体重は71kgと設定されました。D氏はベース体重とリミット体重を理解していましたし、1日5回の体重測定を拒むこともありませんでした。測定時「今、何キロだった？」と私たちに尋ねてくることもありました。その後もリミット体重の71kgを超えることはなく、体重コントロール良好と私たちは考えていました。

食事が減っても体重が減らないナゾ

　一般室に移ってから2週間ほどしてD氏に変化がありました。隠れて醤油を舐めたり、「胃がムカムカする」「気持ちが悪い」と胃薬を希望することが増えてきたのです。さらに1日2回だった胃薬の使用が4～5回と増えていきました。保護室内では食事を全量摂取していたD氏ですが、胃部不快を訴えた頃から、朝食を欠食したり主食だけを残したりと、食事量の減少が見られるようになりました。主治医と相談しながら消化器症状の軽減に努めましたが、一向に改善が認められません。その時点でもリミット体重を超えることはなかったので、私たちは多飲との関連を考えることはありませんでした。

私たちが「おかしいな」と気づいたのは、起床時の体重値を伝えた途端にD氏が発した、「朝飯は食いたかねぇ」の一言でした。それまでのD氏の体重を見直してみると、保護室から一般室に移ったときのベース体重は68kgでした。しかし食事量が減ってきてからもベース体重は68kgのままだったのです。食事量が低下しているのに体重に変化が見られないのはなぜでしょう。

　そこで血液検査を行いました。その結果、血清ナトリウム値124 mEq/L、血清浸透圧値250mOsm/kgと、低ナトリウム血症を呈していました。D氏は再び保護室へ入室となりました。そしてこの隔離が解除されたときの体重は、約65kgになっていたのです。

体重だけでなく、患者の全体像を見よう

　このD氏の症例では、体重だけを見れば変化がなく、コントロール良好と思われていました。しかし実際はD氏は「食事量を減らして水を飲む」ことを繰り返していたのです。そのため少しずつ水分が体内に貯留して「隠れ低ナトリウム血症」ともいうべき状態になっていたのです。

　私たちはD氏がベース体重とリミット体重について理解していると思っていました。しかし、実際は「リミット体重を超えなければ水が飲める。飲むためには食事を食べないようにしよう」という考えをもっていたのです。D氏が飲水のことを私たちに打ち明けられなかった理由は、「看護師に話せば飲むことを制限される」という思いや「また飲んでしまった」という後悔と罪悪感があったためでした。

　D氏の経過を通して私たちは次のことを学びました。体重測定を過信しすぎてはいけないということです。この症例のように、体重が増えなければ大丈夫とは必ずしも言い切れません。このような「隠れ低ナトリウム血症」を見逃さないためには、1回1回の体重測定でリミット体重を超えていないから大丈夫と判断するのではなく、1日、3日、1週間と経時的な体重の変化を追うことが大切です。精神症状や日常生活活動上の変化（バイタルサイン、食事、睡眠と活動、排泄など）が確認されたときには、その原因を考え、主治医と相談しながら必要に応じて検査を行い、ベース体重とリミット体重の見直しを行っていきます。

　体重測定は非侵襲的で簡便な観察方法ではありますが、それだけに頼るのではなく、患者の全体像を把握して行動の変化に対応していくことが多飲症看護において重要であるということを学んだ事例でした。

3 行動制限（飲水制限）

隔離に一律の条件設定はできない

　これまでの多飲症看護では、個室で隔離することにより飲水制限をし、水中毒発作を防止する方法が多く報告されてきました。体重変動の上限（例：3〜5kg以上の増加）や、血清ナトリウム値の上限（例：125〜130 m Eq/L）を決め、それを超えた場合に隔離するという方法です。木村[*2]はそのほかに、外見的臨床症状として、水酩酊状態（低ナトリウム血症による脳神経上の障害と考えられますが）と呼ばれる状態が出現した際に、飲水制限を行うとしています。

　実際、個室隔離などで飲水制限を行えば、低ナトリウム血症やそれに伴う水中毒は予防できます。北病院においても、過去には個室や保護室隔離により多くの飲水制限を行ってきた歴史があります。しかしそのことで、慢性的個室・保護室不足のほか、長期隔離による拘禁反応、患者の病状悪化やセルフケア能力の低下など、その弊害の大きさにも悩まされることになったのは前述した通りです。

　現実の問題として、過剰な飲水を繰り返して著しい低ナトリウム血症となりつつも、さらに飲水を止められないような状況になったときは、個室隔離はやむを得ないと思います。しかしながら、上記のような弊害に留意して、隔離期間は最低限にとどめる必要があります。

　過去の多くの報告では、隔離解除の目安として、「精神状態が落ち着き、ベース体重のプラス2kg以内まで減少したら解除」「血清ナトリウム値が130〜135 m Eq/L以上になったら解除」のように、体重やナトリウム値が一定の値になることを目安にしたり、あるいはあらかじめ隔離期間を一定時間（3〜24時間）と決めておくなどの方法がとられていました。

　しかし、実は一概に隔離実施や解除の条件を一定の数値として設定するのはふさわしくないのです。なぜならば、ナトリウム値がどの程度になれば生命の危機とされる水中毒発作を起こすのかについては科学的なデータが乏しく、私たちの経験からすると、患者の水分排泄能力の違いや、体内水分貯留による身体および精神神経症状の発現には個人差が大きいからです。

例えば、同じ期間隔離しても体重の減少率に差がある場合や、同じベース体重の患者で比較しても3kgの体重増加で手指の振戦が出現する人もいれば、5kg増加しても身体症状はもとより大きなナトリウム値変動が見られない人もいます。そのため全患者一律に個室隔離の施行・解除の条件を設定するのは難しいといえます。

北病院で隔離を判断するとき

そこで北病院では隔離について、もちろん患者の体重や検査結果を目安にしますが、その時点での「精神症状」や「身体症状」を観察した上で、その可否について判断するようにしています。特に長期入院患者については、これまでの経過を知っていますので、それを踏まえて検討するようにしています。

北病院ではリミット体重の超過やナトリウム値の低下が認められても、即座に個室施錠がなされるわけではありません。まずは、診察時の主治医や受け持ち看護師が「かかわり」をもち、患者の行動変容を促します。闇雲に水中毒を恐れるよりも、安易な隔離による長期的な弊害のほうが回復困難であると考えているからです。

結論としては、「個室隔離は最低限にする」という前提のもとに、患者別に条件設定を行うのがベストだと考えます。また、隔離を行う際は、患者に隔離が「処罰」というイメージでとらえられることがないよう注意しなくてはなりません。隔離中頻回に訪室し、声かけをするなど、患者へ「かかわり」と関心を示すように心がけてください。

北病院では拘束は決してしない

行動制限には「隔離」のほかに「拘束」という手段があります。全国の精神科病院のなかには、多飲症患者に拘束を行っている病院があるとも聞きました。しかし北病院では、多飲症患者に対して拘束は全く行っていません。

私たちには、なぜ多飲症患者に拘束を行わなければならないのか理解できません。仮に著しい飲水を繰り返して低ナトリウム血症の患者がいたならば、隔離を最低限に行い、低ナトリウム血症が改善したら解除すれば済むはずです。

他院では個室不足のために、やむを得ず、他患者がいるなか4人部屋で多飲

症患者をベッドに拘束するケースもあると聞きました。しかしその間患者は、集団のなかで完全に無防備な状態となってしまいます。ハード面など病院の事情もあると思いますが、4人部屋などでの拘束はできる限り避けるべきと考えます。

　拘束を実施するときは、隔離以上に慎重な判断が求められます。ほかにどうしても選択肢がないという場合に、初めて採られるべき最終手段でしょう。実施には必然性が問われます。精神科病院では、原則として行動制限を行わないことが精神保健福祉法で定められていますが、自傷他害の恐れがある場合などは、適切な診療および診療録への状況記載を行うなど一定のルールのもと、最低限の行動制限が認められています。しかし「隔離・拘束」のうち、とくに「拘束」に関しては、それをすることでかえって命にかかわるケースもあります。東京監察医務院の報告に、身体拘束を受けていた患者が肺血栓塞栓症（エコノミークラス症候群）を起こし突然死した例があります。

　「隔離・拘束」は、精神科看護において患者対応の手段ではありますが、「人が人の行動を制限する」ことの重責を忘れてはいけないと思います。

4 血液検査と採尿

血液検査

❶ 血液検査で注目するナトリウム値

　血液検査の結果を見れば、患者のベース体重の変化の理由や水中毒のリスクがおおよそ判断できます。その意味で、血液検査は多飲症患者を看護する上で大変重要です。

　主に確認するデータに、血清電解質があります。電解質のなかでもナトリウム値は体内の水分貯留により変動し、過剰な飲水を教えてくれます。北病院ではナトリウムの正常値基準を「135〜145mEq/L」としています。飲水などで体内に水分が貯留すると値は減少します。特にその他の原因（内科疾患や薬物）がなく、この値が120台前半などに下降する場合は、著しい多飲が疑われ、水中毒の危険性が高い状態であるといえます。

血液検査には、体重増加時に行う臨時のものと、ベース体重設定の目的などで行う定期的なものがあります。

❷ どういうときに臨時に検査するか

医師から「〜kg以上体重が増加したら採血を行う」のように、施行の条件をあらかじめ指示として受けておき、そうした場合に臨時の血液検査を行います。

具体的には、看護師が患者の起床時体重の推移や、食生活、便秘の有無などを観察し、体重増加の原因をアセスメントします。その結果、肥満などが原因で体重増加が見られていると察知すれば、医師に報告をし、採血の実施とベース体重見直しの検討を依頼します。

あるいは「起床時」の体重がベース体重設定時より2kg前後変動した場合などにも行います。ここでは日々患者との「かかわり」を多くもつ看護師の観察と判断が求められます。

臨時に血液検査をするときのポイントは、必ずしも「リミット体重を超えたら採血を行う」のではないという点にあります。もし採血の判断基準をリミット体重にすると、採血が体重超過に対する懲罰という印象を与えかねないからです。リミット体重超過＝水中毒発作を知らせるものではありません。北病院ではリミット体重からさらに1kg以上超えた場合に採血を行うことが多く、その程度のゆるい設定がよいと考えています。

❸ 定期的な血液検査で何を見るか

定期的な血液検査は、患者の日々の体重推移を観察しながらベース体重の再設定をするためと、体内水分貯留の発見を目的に行っています。一見体重が安定しているように見える場合でも、およそ3か月程度の間隔で血液検査を実施してその値をチェックし、ベース体重が適正かどうかを判断します。

採尿

尿検査では尿比重と尿浸透圧を観察します。尿は体内の老廃物と、過剰摂取した水分などが排泄されたものなので、尿比重や浸透圧の変化から多飲についても評価できます。尿比重は1.007以下、尿浸透圧は290mOsm/kg以下なら水利尿（多尿のなかでも、溶質ではなく水そのものが多い状態）が考えられます。採尿

は、採血に比べて侵襲がなく簡便です。主に採血実施時にセットで行われます。

　ただ、ここで補足があります。尿検査では、多飲症患者が低張尿を示すなどの特徴はありますが、多飲の結果である低ナトリウム血症との相関関係はあまり明確には出ません。そのため単体の検査として多飲症の評価・診断を行うには根拠が薄いので、確定的な診断には使えないということです。血清ナトリウム値が明確に示されていれば、体重値や飲水行動との関連も評価できることから、患者への対応を検討する上では、血液検査のほうが多飲症の評価においては有用です。

検査時の「かかわり」

　ここでは血液検査、つまり臨床における採血時の「かかわり」について述べます。

　実施に際しては、体重測定と同様に患者の同意が必要となります。多くの患者は、医師の説明に同意してスムーズに検査を受け入れてくれます。しかし、妄想により検査を拒否したり、なかには検査を罰としてとらえるような被害的な患者もいます。臨時の血液検査の際に、スタッフを衝動的に殴る患者も過去にはいました。

　このようなときの対応ですが、多飲により易怒的な状態にある患者に対して、長々と検査の必要性を説明するのはトラブルの原因になります。検査の必要性は、患者の多飲後にこと細やかに説明するものではありません。説明は、のちに紹介する「心理教育」の機会などにきちんと行うようにします。その際は、「検査は患者の生命の安全を守ることが目的であること」や「決して罰ではない」ということを、医師と協力して指導していくようにします。

　大城[*7]は、患者のストレスを強め、かえって多飲行動を助長させるとして、一切の検査を中止したと報告しています。そのように検査を中止するのはひとつの理想ではありますが、現場の事情から考えるとまれなケースかもしれません。検査を実施するのであれば、その必要性の指導をきちんと行うと共に、患者と日頃の「かかわり」を多くもち、関係性を向上させていく必要があります。患者との関係が成立していれば、検査などの受け入れははるかにスムーズになり、患者にとって検査がストレスとなることも少なくなるのではないかと思います。

　採血は痛みを伴います。罰ととらえる患者の理由はここにもあるのではと思います。とくに多飲症により長期入院を余儀なくされている患者は、数え切れない

ほどの採血をされてきたことでしょう。「また採血か……」とうんざりしているかもしれません。そんなとき、「水を飲み過ぎるんだから、仕方ないだろう」など、患者に否定的な気持ちで対応するのではなく、病状に苦しむ患者の思いに理解を示す姿勢を心がけてください。否定的な感情は必ず患者に伝わります。具体的にどのように声をかけてよいのかわからない場合でも、できるだけ患者に否定的な感情をもたないよう注意しましょう。

　検査は医師の指示によって行われますが、その判断のもととなる情報の多くは、日々「かかわり」をもつ看護師の観察に端を発します。患者の生命と安全を守るためには、病状や体重変化の観察と把握を忘れてはなりません。日常の「かかわり」において、精神症状の変化に加え、バイタルサイン、食事摂取量、排泄などについて十分観察を行っていきましょう。その観察から得た情報をアセスメントして、医師と共有することが看護師の大事な役割のひとつとなります。

5　申告飲水

申告飲水という「かかわり」

　「申告飲水」という看護援助は、一言で言えば患者の飲水場所を限定するというものです。それもトイレや洗面所などではなく、基本的に「看護室」に限定します。つまり、看護師の前で、患者に飲水をしてもらうということです。ある患者への看護援助のひとつとして実施され、その後、ほかの患者にも受け入れられました。あらかじめ、看護室内のタンクに冷水を用意します。口渇時には、患者に遠慮なく飲水してもらう方法です。

　このような方法は、一見非常に管理的だと思われるかもしれません。「そんなふうに監視されている環境では、患者はわざわざ水を飲みに来ないのではないか」と思われることでしょう。実際、ほかの精神科病院でも同様の対応を行ったことがあるそうですが、結局患者はトイレなど別の場所で飲水してしまい、立ち消えとなったと聞きます。

　なぜ患者は看護室に来なくなるのでしょうか。おそらく、せっかく患者が看護

室に来てもスタッフが飲水制限を加えてしまうことがあるからではないかと思います。これまで何度も述べましたが、多飲症看護において大切なことは「患者の飲みたいという思いを受け入れること」です。申告飲水を勧められた患者は、スタッフを信頼して看護室に訪れるのです。それなのに制限を加えられれば、患者は「なんだ、やっぱり飲ませてくれないじゃないか」と思い失望してしまいます。制限などを加えずに気持ちよく飲ませてあげましょう。

　私たちが北病院で申告飲水を実践しはじめた当初、スタッフのなかには患者の飲水状況を見て、「ああ、もうコップ3杯目だ。このペースで飲み続けたら大丈夫かな……」と不安の言葉も聞かれました。しかし、それでも患者の信頼を得るためにほとんど制限を加えず見守ったのです。その結果、過去に重症多飲症であった患者のなかにも、看護室以外で飲水しなくなった人もいます。徹底して受け入れること。まずは患者との関係性を重視することを忘れないでください。

　飲水を制限すれば、結局ほかの場所で飲水に走ってしまうかもしれません。それならばスタッフを信頼してくれるぶん、自由に飲んでもらいましょう。患者のなかには入院生活のなかで隔離施錠などを経験し、安心して飲水ができるという精神状態を忘れてしまったかのように見える人もいます。彼らがそうした緊張状況から抜け出すためには、やはり徹底して受け入れることが必要です。飲水場所を「看護室」とする理由は、もちろん患者の飲水状況を把握する目的もありますが、それ以上に「患者と看護師のかかわりの時間を増やす」というメリットが大きいからです。

● 申告飲水の効果

　実際に患者が看護室に訪れるようになると、どのような効果が望めるのでしょうか。それは以下のようなものです。
- 患者は、飲水を制限されないことで、スタッフが自分を受け入れてくれるという安心感を得ることができる。
- 蛇口飲水をする患者は、一気に大量の水分を摂取してしまいがちだが、コップを使用することで過剰な飲水を防止できる。
- スタッフが患者の飲水量を把握できる。そのためむやみに制限を与えずにすむ。
- 患者とスタッフのかかわりが増える。会話も増え、患者とスタッフの相互理解が深まる。

このなかでとくに大切なのは、最後に述べた「かかわりが増える」という点です。患者との「かかわり」や会話が増えることで、患者の思いをさまざまに知る機会となります。

ただしこのとき注意しなくてはならないのは、話題を"水"に限定しないことです。「たくさん飲みますね〜」などの言葉がけでは監視と受け止められても仕方ありません。春であれば「桜が咲いていますよ。見に行きませんか」と季節や時勢の話をしたり、表情が険しければ「顔色がすぐれませんが、何かありましたか」など患者に関心を示します。そうすることで、患者はスタッフから関心をもたれている、受け入れられていると、より安心感が得られることでしょう。このような「かかわり」こそが、申告飲水の意義です。それがひいては多飲行動の改善へとつながっていきます。

患者に申告飲水が定着したならば、それはすなわちスタッフの前で飲水する量が、1日の飲水量とほぼ等しいことになります。監視と受け取られないように注意する必要がありますが、体重測定と同様、申告飲水により、患者が今どの程度飲水をしているかが明確にわかり、水中毒のリスクも判断できるでしょう。

● このように飲めば水中毒にならない

私たちはこの申告飲水を実施してから、過去に水中毒発作の経験もある患者A氏の飲水量を測ったことがあります。A氏は1回の申告飲水で平均2〜3杯、多いときで5杯程度の飲水を行っていました。ある日1日の累計を出したところ、コップ1杯約250mL×44杯/日で、1日およそ11リットルの飲水量ということになりました。しかしこの日の体重変動の上下幅は約3kg程度に収まっており、もちろん水中毒発作も発症しませんでした。大量に飲水しながらも、尿や発汗などで水分排泄は行われており、この体重変動に収まったと考えられます。

A氏の状況から言えるのは、水分排泄能力という個人差もあるのでしょうが、たとえ1日に10リットルを超える飲水を行ったとしても、ゆっくり時間をかけて飲み、排泄能力を超えないようにすれば、必ずしも水中毒を起こすわけではないということです。この経験は、私たちが申告飲水を行う上で、患者の飲水を安心して見守ることができる裏付けとなりました。私たちが考える水中毒発症のリスクが高い状況とは、「日々の排泄能力を超えた飲水により、すでに体内水分貯留があり、その上で急激な飲水を行った場合」です。

もちろんすべての患者にこの11リットル/日という飲水量が適応できるわけではないでしょうが、このケースと同様の報告として、高橋らの報告が挙げられます。高橋らはその報告のなかで、「一定量の多量の水分でもゆっくり時間をかけて飲む習慣を身につけることであり、経験的には1日最大8リットル、1回最大1.5リットル（ペットボトル1本分）までを30分〜1時間ほどかけてゆっくり味わうという原則にある。つまりポイントは水分の絶対量ではなく、腎臓処理能力を超えない飲み方にあるのだ。（中略）その程度の量であれば、飲み方さえ守れば血清ナトリウム値は過飲水による諸問題発生の目安とされる120 m Eq/L未満になることもなく、いたずらに水制限をして患者の強迫傾向を刺激することもないと考えられる」[*8]と述べています。これは私たちの経験則と同じです。

　スタッフにみつからないようにと焦り、水道蛇口から急いで多量の水を飲むから危険なのです。看護室でコップを使っておいしい水を味わって飲んでもらうには、スタッフの側に明確な発想の転換が求められますが、申告飲水という方法は多飲症看護における大変重要なポイントとして推奨できると考えています。多飲症患者への援助において、申告飲水とは、「飲水場所の限定」という行動療法的アプローチと、「患者・スタッフ間の関係性向上」という関係性を重視したアプローチだといえます。

患者個々の身体的傾向を知ること

　私たちが日々かかわっている患者のなかには、体重が5kg増加しても行動面に何ら変化がなく生活している患者E氏もいれば、同じような飲水ペースにもかかわらず3kgの増加で四肢の振戦などの身体症状が見られはじめる患者F氏もいます。

　血清ナトリウム値に関しては、E氏は通常140mEq/L前後ですが、体重が5kg増加したときにも130mEq/L前後と、正常値をわずかに下回る程度です。

　F氏は通常135mEq/L前後ですが、体重が3kg増加したときは125mEq/L前後と、正常値を大きく下回ります。そして飲水直後から頻回に排尿するようになります（**図表2-3**）。

　この両者が全く同じペースで飲水していると仮定するならば、身体症状発現の違いは、各個人の「水分排泄能力」の違いと「通常時の血清ナトリウム値」の違いによる水分への耐性を示唆していると考えます。

つまりE氏は水分排泄能力が弱いものの、通常時の血清ナトリウム値が高いため、体内に水分が貯留しても身体症状に現れにくく、逆にF氏は水分排泄能力が高いために体内に水分が貯留しにくいものの、通常時の血清ナトリウム値が低いために身体症状が現れやすいと言えます。

実際に患者の体内で水分がどのように循環しているかを知ることは、研究機関などで集中的管理をしなければ困難であり、単体の病院ではわかり得ないので、その点では患者の飲水制限のエビデンスとしては弱いものの、このように、個々の観察から経験的に、それぞれの患者の身体的傾向を把握しておけば、「この患者はここまで飲んでも大丈夫」「この患者はここまで飲んだら危ない」というように判別することができます。そしてそれにより、逆に安心して患者に水を提供することができます。

図表2-3　患者によって「通常時血清ナトリウム値」と「水分排泄能力」は異なる

	通常時血清 ナトリウム値(mEq/L)	体重増加時血清 ナトリウム値(mEq/L)	体重増加時の 身体症状の有無
E氏	140	130 [＋5kg]	− (ほとんど見られず)
F氏	135	125 [＋3kg]	＋ 四肢振戦、排尿回数↑

6 活動性を向上させる

長期入院と無為自閉な生活

人は睡眠時以外、常に何らかの活動を行っています。それは勉強や仕事であったり、遊びや入浴などの日常生活行動であったりします。どのような活動を行うにしても、そこには目的や意思があります。

しかし長期に入院している患者は、病気の進行や、それに伴う活動意欲の低下

により、周囲のさまざまな事象に対して無関心になったり、終日臥床して過ごす状況に陥りやすいように思われます。「自分がしたいことをする」という当たり前の欲求すら忘れてしまったかのようです。このような生活状況を無理に変えようとすると、患者はストレスを感じたり、スタッフとの関係が悪化しかねません。かといって放置すれば、患者を病の世界に置き去りにしてしまいます。精神科看護において対応に苦慮する場面のひとつではないでしょうか。

多飲症患者には、さらに活動のきっかけを失ってしまう特殊な側面があります。それは飲水制限のために、長期隔離処遇を受けることが多々あるということです。

北病院の多飲症看護の歴史のなかで紹介しましたが、過去、北病院でも水中毒予防には「隔離」という対応を主流にしていたときがありました。とくに重度多飲症患者ほど隔離となることが強く、結果として病態による活動意欲の低下だけでなく、他者とのかかわりが減って活動のきっかけが奪われるという状況を招いてしまったように思います。また基本的な日常生活行動の機会が減り、それまでに獲得していた生活技能の低下も多く見受けられました。

私たちは過剰な飲水制限のために、患者の活動の機会を奪っていたのではないか——その反省に立って、私たちは患者の失われた活動性の向上を目指して、さまざまに介入を試みてきました。1つ目は「レクリエーションの場の提供」、2つ目は「生活技能回復のための介入」です。

レクリエーションの場を提供する目的

レクリエーションの場を提供する目的、それは2つありました。
① 水から注意を逸らす、水源から離れることによる飲水防止
② 患者・スタッフ間の人間関係の向上

多飲症患者に過剰な水分摂取が見られ、かつ飲水をやめようとしない場合などは、やむを得ず最低限の隔離が必要となります。しかし隔離をすれば、活動意欲の低下や拘禁反応による病態悪化など、さまざまな問題が生じてしまいます。隔離はせず、活動性は落とさずに、飲水だけを制限できる方法があれば理想です。

その方法として私たちが考えたのが、レクリエーションの場の提供でした。さまざまな活動に参加することで、水から注意を逸らすのです。活動によっては水源から離れることになるので、飲水を防止する効果もあります。

レクリエーションの種類は、できるだけ数多く用意することにしました。隔離

などによりさまざまな刺激との接点を逃してきた患者たちが、何に関心をもつかは予想できなかったからです。ただし、どのような活動を提供しても、それまで長期にわたって隔離処遇を受けてきた患者に、すぐに参加意欲が生まれるわけではないだろうと覚悟していました。そこはスタッフが根気よくかかわっていく必要があります。

そしてレクリエーションの内容としては、スタッフも楽しいと感じられるような活動にし、それを患者と共に楽しむような雰囲気作りが必要だと考えました。それはレクリエーション活動を通して、患者・スタッフ間の人間関係の向上をはかりたいというねらいがあったからです。多飲症看護の「かかわり」の基本は人間関係です。患者との関係ができていないと、簡単な指導にさえ反応が全く得られないこともあります。そのため、患者と良好な関係を作り上げていくことは重要課題です。レクリエーションは、スタッフと患者が身近に接する場面です。スタッフも活動に参加し、共に楽しみながら会話やスキンシップを増やすなかで、患者とスタッフの関係性の向上を目指していけます。

レクリエーションの具体例

ここで実際に我々が提供しているレクリエーションを紹介します。どれもスタッフが案を出し合い、検討し、現在も続いているものです。

●ウォーキング

いわゆる集団での「散歩」です。病院敷地内から近隣の川辺や神社まで歩きます。これは患者に大変好評で、日中空き時間があると患者自身からリクエストがあるほどです。日頃の運動不足解消のほか、物理的に水源から離れる効果もあり、結果として患者が飲水しない時間をもつことができます。また小額のお金を持ち、道中のコンビニエンスストアで患者自身がコーヒーなどを購入するなど、いわゆる社会実習の意味合いをもたせています。夏季などは熱中症なども考慮し、水分補給を勧めることを忘れてはいけません。

●紙芝居、写生、塗り絵

紙芝居は患者同士が読み合ったり、スタッフが読んでみたりと、患者とスタッフが1つの対象に集中することで、関係性を近づける効果がありました。写生

や塗り絵は作業療法士の協力も得て行っています。

　作業中は患者の独自性や才能に驚かされることもあります。そんなときは、多少大袈裟なくらいにほめることで、患者の自尊心が高まり、次回の参加につながることもあります。

●音楽セラピー

　セラピーは院外の音楽教員の協力を得て毎週行われています。教員によるピアノ演奏に合わせて歌ったり、簡単なクイズを行ったりします。患者の参加率が非常に高く、途中退席する人はほとんどいません。これも音楽に集中することで、結果的に飲水しない時間を作り出すことに成功しています。

●カラオケ

　カラオケは好評な活動で、ほぼ毎日のように行われています。大声を出すことでストレス発散ができるからかもしれません。時にスタッフも歌い、お互い上手に歌えたときはほめあったりもします。

　患者の飲水行動は、スタッフとのかかわりが減少する時間帯、とくに夜勤帯に盛んとなり、体重増加が見られる傾向がありました。そこでカラオケを夜勤帯の活動として組み入れたところ、飲水行動の改善が大幅に見られる患者も現れました。

　こうしたことから、患者が自発的に参加し、集中できるような活動を提供すれば、その活動時間は飲水行動の改善が望める、という感触と自信を得ていきました。つまり、「飲水行動の改善」という目的をもって活動を提供することは、多飲症患者への看護として成立しうるのです。

　なお、繰り返しになりますが、活動を行う際は、スタッフ自身も楽しむことが大事です。職務の一環であるのは言わずもがなですが、本音で接することで患者とスタッフがお互いに新たな一面を発見し合い、相手を理解し、認め、関係性を向上させていくことができるからです。

日常生活技能を取り戻す

　慢性疾患をかかえ長期隔離状況にあった患者は、発病以前にさまざまな生活技能を身につけていたとしても、隔離期間のなかでその技能が次第に失われていっ

た例が少なくありません。病状悪化のほかに、隔離により技能を発揮する機会を失ってしまったことが大きな原因です。

　私たちは、患者の生活技能の回復もはかる必要があると考えました。そこで、それまで業者に有料で委託していた洗濯なども、日常のなかでできるだけ患者自身に行ってもらったほうがよいと考え、患者に勧めていくことにしました。これは将来的な退院ということを考えたときにも、必要となる生活スキルだからです。

　しかし、隔離が長期化した患者ほど私たちの声かけに応じることは乏しく、なかには患者に洗濯を促す声かけをしただけでスタッフに殴りかかる患者もおり、病状悪化や隔離弊害の根深さを実感させられました。スタッフからは「こんな嫌な思いをしてまで患者に勧めなければならないのだろうか……」と困惑の声も聞かれました。

　しかしそれでも、私たちは声かけ誘導をあきらめませんでした。時には複数のスタッフで対応したり、あるいは患者が実行したときに何らかの報酬を提示するなど、試行錯誤のなかで続けていきました。するといつからか、仕方なくではありましたが、声かけに応じるようになり、今では報酬がなくても自発的に洗濯などを気にするようになりました。患者が自分の身体を使って実行するうちに、「自分のことは自分でする」という意識が芽生えてきたようでした。

　根気よく声かけを続けたことが功を奏したのでしょう。しかし基本的なところで、患者とスタッフの間に、普段の交流のなかで関係性が培われていたからこそともいえます。やはりここでも「かかわり」が多飲症看護の基本になるのでした。

column

行動制限の功罪
新津功務

長期隔離は併害だらけ

　北病院にも、著しい多飲行動とそれに伴う水中毒のリスクから、ほぼ終日、時には数か月、数年にわたって隔離処遇を受けてきた患者がいます。こうした対応を受けてきた患者がどのようになっていたでしょう。

　それまで身につけていた自発的な保清や金銭管理などの生活技能、あるいは他者とのコミュニケーション能力は低下し、さらに拘禁反応による病状悪化や運動不足による身体機能の低下など、さまざまな問題が生じていました。

　隔離により水中毒の防止や精神状態の鎮静化ははかれても、それを上回るほどの問題です。「功」と「罪」のバランスを考えるなら、圧倒的に「罪」に傾くのではないでしょうか。さらに、低下した能力の回復には多大な時間と労力が必要になります。こうして考えると、隔離を含む行動制限は、多飲症治療や看護おいてひとつの対応方法ではありますが、その実施と施行時間は慎重の上にも慎重をもって判断すべきだとあらためて思います。

粗暴だと思われていたG氏の意外な一面

　塗り絵のレクリエーションが行われていたときでした。それまでほとんど関心を見せたことのないG氏が参加したのです。G氏は水中毒発作の経験もある重症多飲症患者で、普段粗暴な言動が目立ち、一時は長期にわたりほぼ終日保護室で過ごしていたことがある人です。そんなG氏が塗り絵に関心を示したことに、スタッフも驚きました。どのような展開になるのか、スタッフが関心をもって見守っていたところ、G氏は予想を上回るほど上手に塗りあげたのです。スタッフは驚くと同時に、G氏の作品を「上手ですね！」とほめました。すると一瞬笑顔を見せたあと、照れくさかったのか、また普段の不機嫌そうな表情をして自室へ戻ってしまいました。

　多飲症専門病棟転棟以前のG氏は、飲水しては保護室隔離、他害行為をしては保護室隔離と、恒常的な隔離処遇を受けていました。長期隔離によりスタッフとの

かかわりは減り、G氏のここに挙げたような人間性にスタッフは気づけなかったのです。

ある年のスタッフ人事異動の際のことです。スタッフから別れの言葉を伝えられたG氏が、号泣しました。G氏はスタッフとの別れによる「さびしい」という感情を表現したのです。スタッフやほかの患者への他害行為などが目立ったG氏からは考えられない場面でした。

長期隔離が「その人」を見えにくくしていた

これらの場面は何を意味しているのでしょうか。私はこのとき、長期隔離はさまざまな能力低下だけでなく、患者のその人らしさも埋没させてしまうものだと実感しました。その人らしさとは、個々の関心や、感情、情緒の表現や受け止め方のことです。

G氏は現在、単独での棟外散歩、そして塗り絵はますます腕を上げ、今も作業療法で続けています。その間飲水に走らず集中して参加できています。安易な隔離によりその人らしさを奪うのではなく、「かかわり」を多くもち、患者がその人らしく生活できるよう手助けする。それが多飲症看護の基本姿勢ではないかと私たちは思います。

Part 2
実践編

4章

多飲症患者への教育

1 患者教育の必要性

● 試行錯誤のなかで

　多飲症専門治療病棟を開設する以前から、患者への疾患教育の必要性は議論されていました。患者が自ら多飲症・水中毒という病態や対処行動といった知識を身につければ、さらに飲水行動の改善を促すことが可能なのではないかという考えがあったからです。

　しかし、重症度の高い患者ほど認知機能面の障害が強く、また治療抵抗性であることも多く、そうした患者へ教育していくことが果たして可能なのだろうかという不安の前に、具体的に腰を上げることはできませんでした。

　多飲症専門治療病棟を開設し、とうとう多飲症患者への集団教育アプローチへ乗り出そうということになりました。しかし当事、多飲症患者に集団教育を行っているという前例を聞いたことがなく、どのように教育を行っていくか、そしてどの程度の内容を伝えていくかなど、すべてが手探りでした。看護スタッフと病棟担当医が検討を行いました。その結果、「多飲症教育」という講義形式と、「多飲症ミーティング」という話し合い形式との2通りで進めていくことになりました。

　「多飲症教室」は医師による講義です。多飲症とは何か、どのような症状が現れ、何が問題なのか、日常生活をどう過ごせばよいか、検査で何がわかるのかなどを説明します。2週間に一度、月曜日の14時から30分間としました。

　「多飲症ミーティング」は、患者が自身の症状体験や思いを自由に話し合う場にしました。看護師が進行役となり、「水」に限らず、生活のなかで気になっていることや関心事などを議題にします。講義を聞く多飲症教室と違い、患者から自由な発言や思いを聴くのが目的です。これも2週間に一度（多飲症教室が行われない週）、月曜日の14時から30分間としました。

　開始してみると、それまで集団でこのような集中的な指導を受けたことのない患者にとっては、いささか負担に感じられた様子でした。30分という時間設定は患者が集中できる限界であろうと思っていたのですが、初回は5分も経たな

いうちに室内を立ち歩いたり、勝手に出て行ってしまったりと、全く落ち着かない様子でした。なかには講義開始直後に手をあげ、「こんなことはよして（やめて）ください」と発言する患者もいました。ある程度予想されたことではありましたが、講義が全く機能しない状況でした。

そうした状況ではありましたが、スタッフは強制的に参加を促すのではなく、あくまで患者の自主性を尊重しつつ参加への声かけを根気よく続けました。その結果、1年が経過した頃には、20〜30分であればなんとか室内に座っていることができるようになりました。また、蛇口飲水・隠れ飲水が減少したり、リミット体重を超過しない患者が増えるなど、一定の効果が見られました。

おそらく多飲症治療病棟の開設当時は、患者も新環境、知らないスタッフ、知らない患者同士のなかに入ったばかりで、私たちが提示する試みを受け入れる余裕がなかったのかもしれません。それが時と共に適応し、人、とりわけスタッフとの関係性が向上したことにより、患者のストレスが軽減し、講義に集中して参加できるようになったのではないかと考えます。

2 「多飲症心理教育」への発展

教育の再構成

試行錯誤のなか「多飲症教室」と「多飲症ミーティング」を継続してきましたが、依然として患者からは「言われたからする（飲まない）」「私は水飲み（多飲症患者）ではない」などの発言が聞かれました。疾患や対処方法についての単純な"知識の伝達"を主体としたアプローチであったため、それだけでは疾患の受容には結びつかず、自発的な飲水管理（飲水におけるセルフケア）を身につけるまでには至らず、限界があることがだんだんと見えてきました。

「言われたから飲まない」だけでは、患者が自宅退院や施設入所となった場合、自由な環境下では再び過剰飲水→病状悪化→入院という悪循環の繰り返しになってしまうことが予想されます。患者が自発的な飲水管理を身につけるためには、疾患や症状に対する"認知"を促す必要がありそうでした。これまでは確かに、

疾患に関する認知へのはたらきかけという点では不十分だったという意見があり、この点に重点を置き、教育的アプローチを「多飲症心理教育」として再構築していく方針が決まりました。

心理教育とは「心理療法的な配慮を加えた教育的援助アプローチの総称」[*9]であり「心理療法に比して、知識や情報の伝達による認知レベルへのはたらきかけを重視し、主体的な疾病の受容や良好な治療関係の形成、対処技術の向上などを促す」[*9]ものです。

2006年、これまでの教育的アプローチを総括し、系統立てた教育システムを構築する検討がはじまりました。目標は、患者が疾患を認知することと、飲水におけるセルフケア能力を身につけることです。

● 認知を促す心理教育にするための工夫

まず、患者の負担を考慮し、これまでの指導ペースを崩さず、多飲症教室・ミーティングが行われていた時間帯に実施する（隔週1回、14時からの30分間）ことにしました。

さらに、これまでは各回1回ずつで完結させていましたが、今後は数か月を1クールとして考え、そのなかでどのような内容をどういった流れで指導していくか、各回に連続性をもたせ、つながっていくような講義にしたいということになりました。

次に、どうすれば患者の認知を促すことができるかという点についてスタッフ間でミーティングを行いました。多飲症患者への心理教育については当事限られた文献[*10]しか見当たらず、手探りのなか私たちは構成を検討しました。その結果、次のような工夫により認知へのアプローチを強化していくことにしました。

① いきなり多飲症について解説しても、自らの問題としてとらえにくいかもしれない。そこで、冒頭のほうではまず、水にまつわるこれまでの行動および症状を患者自身に振り返ってもらう時間を設定することにする。そのあとに「多飲症の症状」を説明し、そのなかで患者自身が自覚しているいくつかの症状が実は多飲症であることを伝え、病識の認知を促すことにする。

② 多飲症への病識が芽生えたあとに、多飲症が引き起こす合併症や、水を飲みたくなったらどうしたらよいかなどの情報を伝達し、学習していく。この過程を5回のステップに分けて講義していく。

③飲水におけるセルフケア能力を高めるためには、患者にどの程度の知識をもってもらう必要があるのかをよく見定めなければならない。患者は情報の把握や理解力に個人差がある。集団に対して過不足ない教育効果を狙うためには、「必要最低限の知識」を「視覚・聴覚に訴えていく」ことが必要。

患者用テキストの作成

❶患者用テキストを作成したねらい

さらに多飲症心理教育の一連の講義内容を補助するために、各患者に渡すための患者用テキストを作成することにしました。これを用いれば各自で講義の振り返りができますし、受け持ち看護師がマンツーマンで指導することもでき、「かかわり」の場面が増えることにもつながります。

患者用テキストは前述した方針に従って、「少ない文字数」「理解しやすい言葉」「必要最低限の知識」「視覚・聴覚に訴える」ものにするよう工夫を重ねました。テキストは指導の成果に直結するものであり、この作成には大変な労力と時間を費やしました。

なお、患者用テキストの実物を、第4部資料編に掲載しましたので参照してください。以下、テキストの項目に沿って、多飲症心理教育の概要と流れを紹介します。

❷各ステップで何を学ぶか

▶ステップ1「思い出してみてください」

ここでは患者の飲水行動と多飲時の症状を振り返ります。口渇時どのくらいの水分量を飲むのか、コップ使用なのか蛇口から直接飲んでいるのかといった飲水行動を振り返り、多飲時に自身の身体に現れた変化・症状を振り返ります。この振り返りから患者自身が現状を把握し、ステップ2からはじまる疾患についての学習につなげます。

▶ステップ2「多飲症ってどんな病気?」

多飲症についての学習として、主に症状を学びます。症状をメインとするのは、ステップ1で振り返った自身の症状や行動と、多飲症の病態とを照らし合わせることで、患者自身の多飲症であるという認知をより促せると考えたからです。

併せて合併症も学び、対処行動をとる必要性を認識してもらい、動機付けをしてステップ3へつなげます。

▶ステップ3「水との上手な付き合い方①」

　まず一般的に必要とされる水分量を伝えます。その上で過剰摂取した水分を調べる方法として体重測定や検査があること、そしてベース体重・リミット体重について指導説明を行います。このステップ3では患者が視覚的に体重増加を自覚する方法として、グラフ記入を指導します。患者によってはやや難しい場合もありますが、日々の看護のなかで受け持ち看護師が主体となって個別に指導していきます。次回ステップ4開催までグラフ記入を続け、体重増加傾向、つまり飲水過多である自覚を促し、次回へつなげます。

▶ステップ4「水との上手な付き合い方②」

　前回よりはじめたグラフ記入の結果から、実際にどの程度体重増加（飲水過多）しているのか、どの時間帯に体重増加（飲水）しやすいのかの自覚を促します。その後、口渇時の工夫の具体策や、どのように水を飲めば水中毒に至らないかを指導していきます。それは具体的には「短時間での過剰な飲水を防ぐ」ということです。飲水の工夫は大きく分けて3つあり、①1日の飲水量の上限を決める、②飲み方を工夫して1回の飲水量を減らす（コップを使用する、1回量を半分にする、うがいをする、氷片を舐める）、③その他の飲水調整（禁煙や気分転換など）があります。詳しくは第4部資料編にあるスタッフ用マニュアルのステップ4に記しましたので参照してください。

　実際に私たちの病棟では、ここで指導した氷片を舐めることで口渇を防いでいる患者が大勢います。耳鼻科や放射線治療などで使用される人工唾液なども有効ではと思い活用してみましたが、患者の反応は芳しくなく、現在では使用していません。患者個々に合った口渇時の対処行動がみつけ出せたならば、患者の多飲行動は大幅な改善が望めるのではと思います。

▶ステップ5「退院に向けて話し合ってみましょう」

　最終回として、患者自身がこれまでの学習を振り返り評価していきます。スタッフは患者の話から、どの程度多飲症に対して自覚、認知することができたか、そして口渇時やイライラしたときや眠れないときなどに対処行動が行えるかを知

ることができます。

スタッフ用マニュアルの作成

　指導するスタッフによって内容のバラつきや違いがあったのでは目指すべき一定の効果は望めないということから、スタッフ用マニュアルも同時に作成しました。講義の時間配分から講義内容の要点まで、統一した内容を決めておくことで、新人・経験者問わず一定の指導が展開できることをねらいとしました。スタッフは基本的にこのマニュアルに沿って講義を進めます。

　このマニュアルは、新人スタッフに対する多飲症指導用マニュアルとしても活用できるように、多飲症に関する「かかわり」についてや情報を載せてあります。私たちが考える多飲症看護の方針を新人スタッフに伝えるツールとしても活用しています。

3 講義の進め方

対象者の選定

　多飲症心理教育の試行運営するにあたり、対象患者の決定や多飲改善に関する評価基準について、スタッフ間でカンファレンスを行いました。まず話し合われたのは、病棟内のすべての多飲症患者に指導を行うべきか、それとも対象を絞るべきかという点です。「病棟内の患者にはそれぞれ病状に差があるのに一律に指導を展開して大丈夫なのか」という心配の声があったためです。

　結論としては、心理教育以前の教育的アプローチと同様に、患者を選定せず一律に実施していくことに決まりました。もし講義内容が理解できない患者がいた場合には、各受け持ち看護師が個別に指導を行い、フォローする方針を決めました。

心理教育の効果を何で評価するか

　次に話し合われたのは、心理教育の効果として、患者のどのポイントがどのように変化すれば改善とするのか、という評価基準についてです。結果として、以下の3点についての変化を評価基準とすることとしました。
① 体重増加の程度（日内体重変動の推移）が改善したか
② 飲水に関する言動に変化が見られたか
③ 口渇時の対処行動が適切かどうか
　①の体重増加については、心理教育開始前の体重増加よりも改善していれば当然教育効果ありと判断できます。
　そして今回は心理教育として立ち上げているので、②の患者の飲水に関する言動（特に多飲症という疾患についての受容）に注目することが重要であると考えました。「言動の評価」とは抽象的ではありますが、これも体重増加の改善と同様に、患者が心理教育開始前に自身の疾患についてどのようにとらえているかを確認しておき、心理教育終了後どのように言動が変化するかを評価します。例えば、それまで「自分は多飲症ではない」と言っていた患者が疾患を受容できたかを見ていくのです。
　また、ここでは医師によって決められたベース体重・リミット体重を患者自身が言えるかどうかという点についても評価します。これは患者が体重変動に関心をもっているかということです。体重変動＝飲水ではありませんが、自身の疾患について関心もしくは理解があるかを評価する視点とします。
　さらに心理教育後、③の口渇時に指導した対処行動がとれるかという行動面の変化も評価基準に挙げました。

視覚や聴覚に訴える工夫

　講義を行うにあたり必要物品の準備があります。患者用テキストの情報量を最低限に抑えた代わりに、その情報を効果的に伝えるため別のアプローチが必要となります。
　ここでは「視覚や聴覚に訴える」という当初の方向性に合わせ、パワーポイントを活用したアニメーションを作成しました。患者の症状（脳浮腫や症状悪化に

ついて）を簡便に表現したアニメーションです。これまでのかかわりのなかで、患者が文字や言葉による指導には反応が弱い傾向が見られたことを受け、スタッフが独自に作り上げたのでした。

このほかにもペットボトルを使用して水の重さを実感できるアイテムや、絵の具やケチャップを使って血液の薄まるイメージを表現するなど、スタッフがさまざまなアイディアを出し合って物品の準備を行いました。できるだけ講義に関心をもたせて参加を促し、効果的に展開していくための工夫です。これらの物品を各講義に合わせて使用します。

講義の展開

司会役の看護師1名、記録およびサポート役の看護師1名の計2名のスタッフで講義を進行します。時間配分などはスタッフ用マニュアルに準じます。ただし必ずしもマニュアルに縛られる必要はなく、患者が関心を示すポイントがあった場合はその点にこだわって話し合いを進めてもよいでしょう。マニュアルはあくまでマニュアルであり、患者のペースを重視して展開していきます。

次に講義の流れについてです。講義開始前に、患者の緊張を緩和するためのリラクセーションを行います。メインは講義であるため、スタッフ・患者の自己紹介や好きな食べ物の話など、簡単な内容でよいでしょう。

講義を展開していくなかで留意すべきポイントは、以下の3点です。
① 患者の発言が的外れなものであっても、決して否定はせず、受け止める
② 強制はせずとも、参加者全員が一度は発言できるよう促す
③ 患者の関心のある話題やテーマを掘り下げる

時に幻聴や妄想に左右された発言があったとしても、否定せず受け止めることが大切です。これは患者との関係性を保ち、講義への参加を進めていく上でも大変重要なポイントです。発言がどのような内容であったとしても、自分の意見を無下に否定される講義に参加したいと思う人はいないでしょう。発言は患者の思いです。患者の「飲みたい」という思いを受け入れるのと同様に、ありのままを受け止めることが指導効果につながります。

また講義に参加しているという意識を患者にもってもらうため、自発的に発言できなくともすべての参加者に発言を促していきます。時に患者の反応が弱く、講義が進まないような場合は、スタッフからヒントを提示して意見を求めます。

例えば、過剰に飲水したときの症状を質問して、患者から何も発言がなかった場合は、「では水を飲み過ぎたとき、吐きっぽくなった人はいませんか？」など、発言のきっかけとなるような質問に変えてみるとよいでしょう。

4 心理教育で見えてきたもの

● 実践

　2006年、手探りながらも心理教育の実践がはじまりました。患者にはこれまでの講義やミーティングと違うという違和感をもたせないように配慮しました。患者用のテキストを渡すと、手に取ってパラパラとページをめくり眺める患者や、全く関心を示さない患者など反応はさまざまでした。ただし、それまでの講義やミーティングで参加の姿勢が身についていたためか、途中退席する患者はいませんでした。

　心理教育の講義に入り、大量飲水時の症状に関して質問すると、「吐きっぽくなる」「イライラする」など実際に患者が感じている症状が意見として出されました。講義とは全く関係のない発言をする患者もいましたが、無下に否定せず「そうなんですか」など相槌を入れ、患者の発言をできる限り受け入れるようにスタッフは意識しました。またほとんど椅子に座っているだけの患者もいましたが、パソコン画面に映し出したアニメーションは集中して観ており、「視覚・聴覚に訴える」という手法には少なくとも関心を示し、この方向性への手応えが得られたように感じました。

　最も苦慮したのがステップ3で行うグラフへの体重記入でした。実際にグラフ記入を行っていたのは、やはり比較的知的レベルの高い患者であり、重症とされる患者らは講義後に受け持ち看護師が根気よくかかわっても記入に至らないケースが多くありました。しかし少数ではありましたが、退屈な入院生活であるからとグラフ記入に積極的な患者もおり、そういった患者は体重測定後の値に関心を示すようになっていきました。またグラフ上、リミット体重を超えない場合などはスタッフに嬉しそうに報告する場面が見られ、スタッフとの「かかわり」

の場面が増えたように思います。

評価

　指導効果の振り返りを行うなかで、興味深い事例がいくつかありました。評価基準に合わせた内容を紹介したいと思います。

❶ H氏　心理教育以前は「水が飲めれば死んでもいい」という趣旨の発言を繰り返していましたが、ステップ4で「口渇時に氷を舐めてみては」と口渇時の工夫を伝えたあとから、氷を要求することが増えました。また日中の体重増加は教育前に＋3〜5kgであったものが、＋2〜3kgと減少傾向が見られました。また長期間個室対応でしたが、4人部屋への転室を達成しました。

❷ I氏　心理教育以前は、洗濯場やトイレの水道にて隠れて飲水する場面ばかりでしたが、教育後には看護室での飲水が身につきました。体重増加に関しては、突発的に＋4kgの増加が見られるものの、ほぼ毎日＋2kg以下の体重増加で過ごせています。

❸ J氏　知的な面で障害のある人で（過去データではIQ40程度）衝動性が強く、指導効果に疑問がもたれていました。しかし心理教育以後の日中の体重増加は＋2kgにとどまっています。またI氏と同様、スタッフに隠れての飲水がほとんど見られなくなりました。

　いずれも心理教育の直接的な効果であるというエビデンスはないものの、心理教育の前後で明らかな行動変容と体重増の改善があり、何らかの指導効果・影響があったと考えられます。また心理教育の過程のなかで、受け持ち看護師などスタッフとの「かかわり」が増えたことは関係性の向上につながり、これも指導と相乗して行動変容を促したのではないかと考えられます。

　これまでの心理教育の実践では、得られた結果をあいまいにしか評価できず、データとして残しにくい部分がありました。しかしせっかくの実践ですから、結果はちゃんと残したい。そこで現在、評価基準の再設定と心理教育ツールの見直しを行っています。今後機会があれば、それらを使用しての心理教育の効果を公表できればと考えています。

column

心配よりも実践を
新津功務

教育して効果があるか、心配ですか？

　多飲症患者のなかでも認知機能が低下した患者に対して教育指導を行うことに対しては、病状を悪化させるのではという心配と共に、果たして効果があるのかと疑問をもつ方もいるでしょう。北病院でもスタッフの講義参加の促しにより、一時的に病状が不安定になった患者もいました。講義参加自体をストレスとして感じてしまったのでしょう。

　しかし、一時的な病状悪化のリスクよりも、これまで飲水→隔離といった悪循環のなかにいる患者へ知識を提供することで飲水行動の改善を望める可能性があるならば、そのほうがはるかに有意義だと思います。私たちがかかわった患者のなかにも、教育を機に長期隔離から脱した患者が大勢います。多飲症患者への教育は実践する価値が十分にあると思います。そのためには、患者にどのような知識が必要で、どのように系統立てて指導していくか、またどうすれば患者の参加を促せるのかを考える必要があります。患者個々には個人差があり、その個人差を理解した上で指導できるのは、ほかでもない一番身近にいる看護師なのですから。

　そして私たちが最も大切だと考えるのは、根気よく諦めず患者に伝えていくことです。長期入院患者であるほど短期間では思うような効果は望めないでしょう。実際に私たちの心理教育も、単体で効果をもたらしたとは考えていません。それまでに多くの看護師や医師が諦めずに試行錯誤しながら、教育を患者に繰り返し行ってきたからであると考えています。

多飲症の自覚がなかったK氏

　多飲症患者への教育効果を示す一例を紹介します。
　K氏40代の男性。自宅にて母と二人暮らしです。
　X年Y月、水中毒発作発症。意識不明のまま救急車で地域総合Z病院に搬送されました。その後2週間程度意識障害が続きましたが改善が見られ、歩行リハビリなどを行いました。Z病院退院後は、多飲症治療の必要性から当院に入院となり

ました。
　入院当初、本人より「どうして水を飲んじゃいけんのかわからん」「麦茶を毎日20 リットルくらいは飲んでいたよ。2 リットルのペットボトルに 10〜11 本は飲んでいたかな」などの発言があり、多飲症という疾患の知識・情報はありませんでした。入院後は著しい体重変動はないものの、水中毒再発防止の観点から、多飲症や飲水におけるセルフケア指導の必要性があると判断。多飲症教室への参加を促し、受け持ち看護師を中心に多飲症指導を開始しました。
　指導開始より過剰飲水の自覚があり、「そんな病気知らなかったよ」「水を飲み過ぎてもいけないんだね」との発言が聞かれ、かつ知的レベルも高かったため、上手な水の飲み方などをスムーズに受け入れていきました。体重測定の指導も行い、入院して 2 か月が経過する頃には自発的に体重測定を行う姿が見られました。また口渇時には氷を舐めるなど対処行動もとれており、「氷を舐めていれば口の渇きは気にならない。水も体重を見ながら飲んでるよ」と話していました。
　退院時、NDWG±1〜2kg とほぼ正常範囲内であり、体重コントロールは良好。退院後も休養入院以外、多飲症にて入院することはなく自宅で過ごされ、現在は外来に 2 週間に 1 回通院されています。

やっぱり知識は重要だ

　このケースからいえるのは、単純な知識の伝達のみでも多飲症の改善に効果があるということでしょう。K 氏は知的レベルが高く、疾患の受け入れがスムーズな方ではありましたが、多飲症看護における教育効果を裏付けるケースといえると思います。仮に認知機能が低下している患者であっても、実際に効果の大小はあれ、改善を見せたケースは多くありますし、根気よく繰り返し教育することで行動変容を促すことは可能です。
　教育を実践する前から効果に疑問をもち諦めるのではなく、患者にとって必要な情報は何かを考え、どのような手段で伝えていけば患者が理解できるかを工夫し、実際に展開していくことが私たち看護師の務めであると考えます。

Part 2 実践編

5章

多飲症家族教室

1 家族への注目

　家族教室の目的は、家族に疾患の知識や情報を提供し、患者と家族に起こりうる問題への対処方法を身につけ、お互いがゆとりをもって生活できるようになることです。

　当棟に入院されている多飲症患者は年齢も入院期間もさまざまです。家族背景も十人十色ですが、共通しているのは「多飲症の患者をもつ家族である」ということです。

　私たちは2006年に多飲症教育の見直しを行い、多飲症心理教育へ発展した経緯を紹介しました。教育の見直しを行ったときに、多飲症の患者をもつ「家族」に対しても何らかの教育的アプローチが必要なのではないかという意見が出、多飲症家族教室の企画が持ち上がりました。

　多飲症独自の家族教室の報告は全国でも少なく試行錯誤の連続でした。この章では私たちが行っている年4回の家族教室について紹介したいと思います。

家族を疎遠にしてはいけない

　「入院するまで多飲症という病気は知らなかった」。家族は多飲症との出合いについて語ります。

　2リットルのペットボトルを1日に5本も10本も飲む、足りなくなると何本も買いに出かける、水道の蛇口に口を近づけて飲む、果ては吐いたり失禁したりする。そんな子どもの姿に家族は驚きと奇異感を覚えます。同時に「そのくらいにしなさい」などと注意したり、冷蔵庫に鍵をかけたり飲ませないための努力をします。しかし、家族が飲水を制止すればするほど隠れて飲水をする、家族へ暴言や暴力をふるうなど飲水に対する行動が激しくなり、患者と家族の関係性が崩れていきます。家族は患者への対応ができなくなったとき、外来を訪れ「多飲症」と診断され、その現実にぶつかります。

　軽症多飲症患者の家族は「どうしてこんなに水を飲むのかわからない」「また水を飲んでしまって……」と話します。患者は入院によって精神症状が安定し、

飲水がコントロールができるようになると退院しますが、自宅での管理ができなくなり再入院になることもしばしばです。家族は入退院を繰り返さないために患者とどのように向き合うべきなのか悩んでいます。

私たちの病院では20年以上病院で過ごしている重症多飲症患者もいます。入院中一度も外泊したことがありません。家族は、患者の飲水行動の激しさや奇異な行動や暴力への恐怖感、日常の世話への疲弊感がぬぐえずに、次第に面会が遠くなり、その結果、患者との接点や、私たち医療スタッフとの接点が自然に少なくなってしまいました。

また、患者の両親が高齢となれば面会もままならなくなったり他界したりと、保護義務者交代の時期を迎えます。保護義務者は患者に一番近い兄弟がなるケースがほとんどです。兄弟は患者との生活がほとんどなく、顔を合わせたのは何十年ぶりということもあります。患者の病状や、どのような生活を送っているのかもわからない上に、兄弟自身も家族や仕事があるためなかなか面会には来られないのが現状です。

薬物療法や日常生活での「かかわり」によって、長期入院患者のADLも向上してきました。なかには開放病棟への転棟を目指す患者もいます。今後さらに退院や施設へ移るなどの社会生活支援を考えたとき、家族の了承と協力を得ることが不可欠となってきました。そこで、長い間疎遠となっていた家族を巻き込むための第一歩として、家族教室への参加を促していくことになりました。

2 家族教室の開催

家族教室の目的

私たちは家族教室をはじめるにあたって次のような目標を立てました。1つ目は、「さまざまな理由から縁遠くなり、面会にも来なくなってしまった家族と患者の関係性の再構築を目指す」ということです。2つ目に、「疾患への知識と情報を提供する場になる」こと。3つ目に、「同じ経験をもつ家族どうしの交流を通して感情表出ができるようになる」ことです。

L氏は30代の男性です。20代のときに発症し、自宅近くの病院に通院していました。一度水中毒発作で倒れた経験があり、多飲症のコントロールのために当院へ紹介入院となりました。

　L氏のご両親は多飲症との出合いについて、次のように話してくれました。

　「自宅では、通常飲めないだろうと思うほどの量の水を飲んでいて脳がだめになったのかと思いました。吐きながら飲んでいました。のどが渇くのは薬のせい、薬を薄めるために飲んでいると思っていました。気がついたら2リットルのペットボトルで2～3本飲むようになって。何かおかしい……と思っているうちに倒れてしまいました。本人は震えていて立てる状況じゃなかった。ここまで来て初めて大変なことだとわかった。ほかの病気だったらある程度知識があるけれど、この病気に関しては、まったくわからなかった」

　私たちは、同じ経験をもつ家族同士がディスカッションするなかで患者対応のヒントをつかんでもらえれば……という考えで、最初の1年間は「家族が思いを表出する」ことを中心に教室を進めていきました。しかしディスカッションを重ねていくと、家族は再燃への不安を強く抱いていることがわかり、私たちは家族の不安に応えるようなプログラムを考えていくべきだということがわかりました。そこで2年目からは、**図表2-4**のように各回に実践的なテーマをあて、家族が自分たちで問題を解決する力をつけていくことを目標としました。

図表2-4　家族教室の概要

1	対象	多飲症病棟に入院している患者の家族
2	開催回数	5・8・11・2月の年4回　第3月曜日　14:00～15:30
3	プログラム	5月：「多飲症について」（医師からの講義のあとディスカッション）
		8月：「対応について苦慮したこと、悩んでいること」（ディスカッション中心）
		11月：「外出、外泊をするためには」（ディスカッション中心）
		2月：「かかわり方について」（看護師からの講義とまとめ）

看護師の役割と家族教室の流れ

多飲症専門病棟は、副師長を含めて9名のスタッフで構成されていますが、そのうちの4名で家族教室の企画運営チームを組みます。そして年4回、家族教室開催月ごとに1人ずつ企画運営担当者となって準備を進めていきます（**図表2-5**）。

家族教室開催の1か月前から準備がはじまります。受け持ち患者の家族への告知はプライマリナースが行います。面会時に声をかけたり、電話で連絡し、家族教室の目的や患者の近況を話し、参加を促しつつ出欠の確認をしていきます。

企画運営担当者は当日までに、講義で使用する機材、資料やアンケートの準備を行います。

開催当日は、朝のカンファレンスで日勤スタッフと打ち合わせを行います。

開催1時間前から会場設営をします。多飲症専門病棟のミーティングルームが会場となります。講義の時間は参加者が講演者のほうを向くように机を配置し、ディスカッションの時間は家族の緊張を減らすために、参加者全員の顔が見えるよう円を描くように机を配置します。

30分前から受付をはじめます。開始時間になるまでは患者と家族との面会時間に当てています。

14時にいよいよ家族教室のはじまりです。多飲症病棟のスタッフ1名も参加

図表2-5　家族教室開催スケジュール

【1か月前】	●家族教室開催のお知らせと参加家族の確認
	●プロジェクターなど必要物品の確認
	●アンケート準備
【当日】	●日勤スタッフとの打ち合わせ
	●会場設営
	●会の司会進行
	●終了後、反省会

し、書記を務めながら家族教室をサポートします。まずはスタッフの自己紹介からはじめ、参加者にも順に自己紹介してもらいます。次にテーマに沿って進行していきます。

　第1回目の講義は約30分間です。講義の時間は患者も参加できますが、次に家族のディスカッションの時間に移ったら患者には部屋から退席してもらいます。「家族の本音」が表出できなくなることを防ぐためです。ディスカッションには1時間をとります。

　司会者から「患者さんとの生活のなかで困っていることはないですか？」「外出や外泊をしたときの患者さんの様子はどうですか？　不安がありますか？」など質問を投げかけていきます。家族の発言からキーワードをみつけ、話し合いを深めていきます。また、参加家族が全員発言できるように配慮します。途中で休憩をはさみ緊張を解く時間を設けています。

　終了10分前になったらアンケートの記入を依頼し、15時30分には終了します。家族教室はここで一旦終了となりますが、その後、受け持ち看護師と家族が話をしている姿が見られます。個別的なかかわりについて伝える絶好のチャンスです。ディスカッションでは十分に話せなかった家族も、受け持ち看護師へなら悩みを打ち明けられることが多くあるようです。

　終了後にアンケートを集計し、家族の意見をもとにスタッフで振り返りを行います。ディスカッションで出た質問についてや次回の内容についても話し合い、次回につなげます。

家族教室参加状況

　2006年5月から開始した家族教室への参加状況を見てみると、参加者数はほぼ同じですが、患者が重症多飲症か軽症多飲症かで、家族の参加に開きがあるのがわかります（**図表2-6**）。軽症者は若く、家族の関心も高いといえます。軽症者の家族は両親、または父もしくは母の出席が得られており、毎回出席される家族もいます。退院された患者の両親も参加されています。

　一方で重症多飲症者の家族の参加率は低いことがわかります。やはり、患者と離れている時間が長かったことや、「今まで通り病院に任せてかかわらないでおきたい」という思いがあることが原因と思われます。しかし長期入院者の退院を考えていくとき、兄弟の理解を得ることはとても重要です。私たちは長期入院患

者の家族へも連絡を取り、家族会へ参加を促し、病状や生活を理解してもらうことを試みました。電話連絡が主でしたが、その結果、2006年11月から兄弟の参加がみられるようになりました。

家族教室へ参加するのは必ずしも血縁関係で結ばれた人だけとは限りません。精神障害や知的障害をもつ方は支援施設が生活の場である場合があります。そうした場合は退院先である施設のスタッフに家族教室に参加してもらい、対応法などについて理解を深めてもらう場合があります。患者が退院したときにどこで生活するのか、患者を支援する人は誰なのかを押さえてアプローチする必要があります。

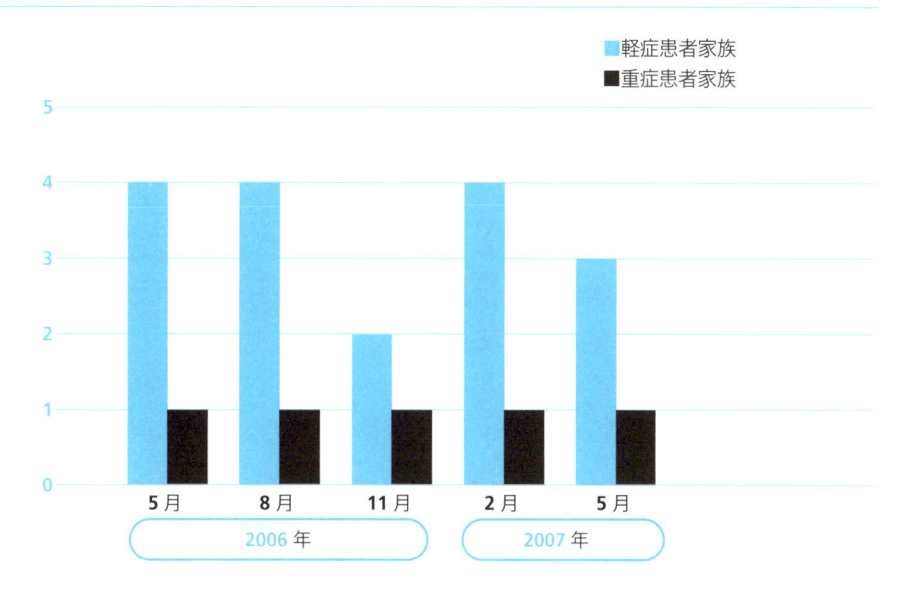

図表 2-6　家族教室参加状況

column

家族の思い
相川千寿子

　実際に参加されたご家族はどのような感想をもっているのでしょうか。気になるところです。参加されたご家族の声を紹介したいと思います。

「この会に参加して家族が1つになったような気がします」

　M氏は、10代の頃に幻聴を自覚し「お母さん、僕は人と違うみたいだから病院に連れていって」と相談したことが精神科受診のきっかけでした。入院歴は12回に上ります。M氏の母は看護師に対して、繰り返される入院や家族関係について、涙ながらにこう語りました。

　「退院して1〜2週間は病状がいいけれど、その後すぐに崩れる。水、タバコ、そのうちアルコール。家になければ買ってきてしまう。冷蔵庫に鍵をかけたり、水道の元栓を閉めたりしました。10年以上病院にかかっているけど、息子は『僕は病気じゃない！　家族のために入院するんだ！』って言うんです。主人は仕事で忙しく、息子ともあまり話をしません。私独りで戦っているって感じです」

　看護師は、「家族教室にご主人と参加されたらいかがでしょうか」と声をかけました。

　第1回目の家族教室に、ご主人と揃って参加されました。ディスカッションの最中、ご主人からの発言はなく腕組みしたまま下を向いていました。終了後、ご主人は看護師とも挨拶を交わす程度で、感想は何も話さずに帰られました。

　第2回目の家族教室にも、再びご主人と参加されました。息子さんの退院を控えた時期の参加でした。前回と変わらずご主人が発言することはありませんでしたが、M氏の母から、こんな話を聞くことができました。

　「主人は普段から口数の少ないほうでした。でも、この前参加させてもらってから主人の態度が変わったんです。今までは息子と会話もなく、話すと言えばお説教。だから息子も距離を置いてしまっていたんです。それが今は並んでテレビを見ています。何を話すわけではないけれど、普通の家族団らんかなって思います」

　受け持ち看護師が「ご主人にどのように参加を促したのですか？」と尋ねてみたところ、「普通に話しただけです」と笑顔で答えました。奥さんがご主人と向かい

合って息子さんについて話したことがきっかけとなり、ご主人が息子さんに歩み寄ることができたのだと私たちは考えています。

「本人もつらいけれど、家族もつらい」

N氏は高校を卒業後、県内の企業に就職しました。しかし、就職して2年目に発症し入退院を繰り返しています。水に強いこだわりがあり、自分の身体のなかに人の手や顔などがあるという体感幻覚をもち、水を飲むとそれらが抜けていく感じがするといいます。

N氏の母が初めて家族教室に参加したとき、今の気持ちをこんな風に話しました。

「暗いところに電気をつけるようなわけにはいかない。息子は生きていたって世の中のためには何もならない。そうかといって死んでくれとも言えない。一緒に死ぬこともできない。自宅にいるとき、飲むなと言えば意地になって飲む。私たちが要求を出せば本人もできないことで落ち込んでいき、追い詰められていく。本人もつらいだろうけれど、家族もつらい」

この話の最中、同席された家族のなかには涙を流す方もいました。家族教室に参加されている家族が一度ならず経験する思いです。

「何が変わるというわけでもないが、また頑張ろうと思える」

O氏は、昭和の年代から当病棟に入院しています。O氏のご両親は定期的に面会に訪れ、O氏と一緒に外出に出かけます。家族教室も第1回目の開催から休むことなく参加されています。ディスカッション開始直後の緊張感あふれるなか、O氏の父はご自分の立場から積極的に話をしてくれます。

「私たちも歳をとってきて体力的に自信がないから、外泊には不安があります。だから、私たちはそのぶん、外出をできるだけたくさんしようと思っています。本人がファミリーレストランへ行きたがるので外食をしています。独り笑いをするので周りの目が気になりますから、混む時間から少しずらして行くようにしています」

そうした外出時のちょっとした工夫も私たちには参考になります。

あるとき、O氏の父が家族教室に参加した感想をこんな風に語ってくれました。

「こういう会があって本当によかった。誰にも相談できなかった。近所の集まりでこんなことを話すわけにもいかない。話して帰ると気分がスーッとする。何が変

わるというわけではないが、また頑張ろうと思える」
　O氏の父は現在70歳。息子さんの将来を案じながらも、「息子のために長生きしたい」と健康に気をつけています。その姿に私たちも勇気づけられています。

　家族は患者と同じように「なぜこのようになってしまったのか」「どうして……」など自らを責め悩んでいます。患者と同じように家族へのかかわりも大切であることを痛感しています。「家族教室」では家族同士、または医療者と家族が時間を共にし、それぞれが対話を通し学んでいく姿があります。主役は家族です。家族が前向きに取り組める一助となる、そんな会を今後も目指していきたいと思っています。

＊「第2部」引用参考文献

1. 松田源一：入院精神障害者の多飲行動に関する臨床的研究——病的多飲の経過と転帰．慶應医学 1992；69(1)：159-172
2. 木村英司：水中毒のとらえ方・対処方法と看護——病態とメカニズムの解明を目指して．臨床看護研究の進歩（VOL.5），医学書院，1993年，pp42-58
3. 萱間真美：水中毒患者の看護過程．精神科看護 1996；56：31-35
4. 松田源一：精神分裂病患者の多飲行動．臨床精神医学 1989；18(9)：1339-1348
5. 中山温信，他：病的多飲水患者の疫学と治療困難性——多施設におけるスクリーニング調査および「看護難易度調査表」による検討．精神医学 1995；37(5)：467-476
6. 菊池俊暁，稲垣中：新規向精神薬と多飲水，低ナトリウム血症，水中毒．臨床精神医学 2003；32(5)：511-519
7. 大城孝，他：水中毒患者の長期経過を追って——多飲水対策から焦点をはずしたことで変化の起きた症例．日本精神科看護学会誌 1997；40(1)：252-254
8. 高橋泰三，作取ひさし：水中毒奮闘記．精神科看護 2003；30(10)：28
9. 坂田三允，他：精神看護エクスペール（No.13）精神看護と関連技法，中山書店，2005年，pp57-63
10. 喜友名悟，他（沖縄県立精和病院）：多飲水のある患者との心理教育を通しての関わり——自助グループの活用とグループアプローチを試みた効果．第11回精神科リハビリテーション看護・看護研究論文9群27席
11. 石部忠彦，松浦好徳：多飲症治療病棟における集団的アプローチ．精神科看護 2003；30(10)：22-27
12. 土屋徹：精神科版家族教室スタートアップ読本．精神看護出版，2006年
13. 後藤雅博編：家族教室のすすめ方——心理教育的アプローチによる家族援助の実際．金剛出版，1998年
14. 不破野誠一，他：病的多飲水の症状・診断・治療——「精神障害に伴う多飲水」の概念の明確化をめざして．臨床精神医学 1997；12（増刊）：264-277
15. 納谷敦夫：精神病院入院患者における多飲，低ナトリウム血症及び水中毒について．精神医学 1983；25(5)：519-525
16. 山内真知子：「水中毒」は止められる——卵が先か，にわとりが先か．精神看護 2002；5(4)：66-70
17. 稲垣中：日内体重変動に基づく入院精神分裂病患者の多飲症に関する研究．慶應医学 2000；77(6)：289-298
18. 市江亮一，藤井康男：多飲水・水中毒への対策．臨床精神薬理 2004；7(6)：971-979
19. 田場真由美，栗栖瑛子：日本における「多飲水」に関する文献考察（1）——「原著論文」「報告」を対象として，沖縄県立看護大学紀要第8号，2007年，pp16-24
20. 松浦好徳，他：受け止める，知識を提供する，褒める，看護の意識を統一する．精神看護 2007；10(4)：27-35
21. 渡部和成：統合失調症における退院後3年通院率にみる患者・家族心理教育の効果．臨床精神医学 2008；37(1)：69-74
22. ShuttyMS, Jr., Briscoe L, Sautter S, al e: Neuropsychological manifestations of hyponatremia in chronic schizophrenic patients with the syndrome of psychosis, intermittent hyponatremia and polydipsia (PIP). Schizophr Res 1993; 10(2):125-130
23. EmsleyRA, Spangenberg JJ, Roberts MC, Taljaard FJ, Chalton DO: Disordered water homeostasis and cognitive impairment in schizophrenia. Biol Psychiatry 1993; 34(9):630-633

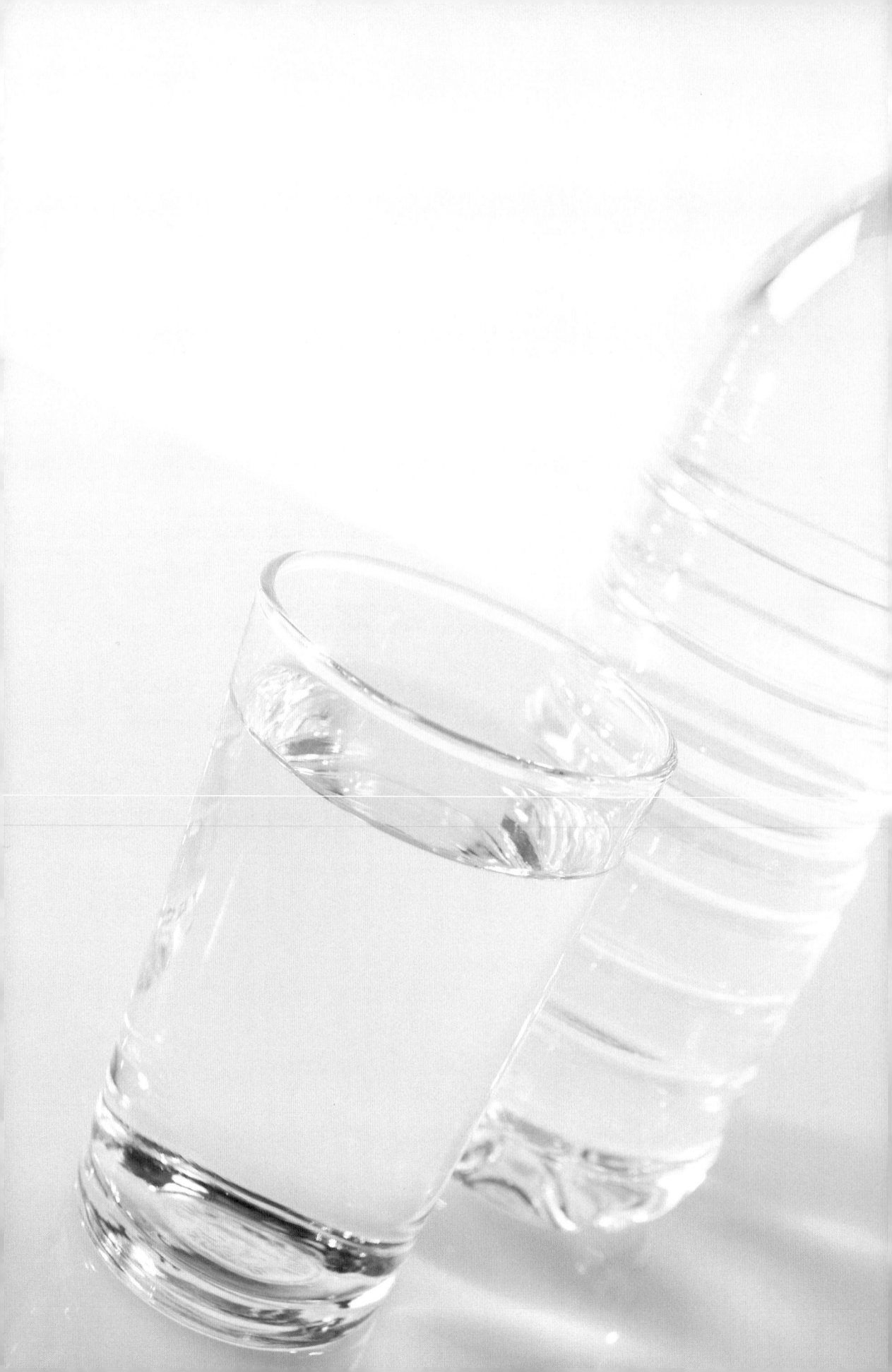

第3部

知識編

Part 3 知識編

1章

多飲症・水中毒とは どういう症状か

1 多飲症とは

　この章では、これまでに報告されている多飲症や水中毒についての文献からのレビューを行うと同時に、多飲症や水中毒について山梨県立北病院（以下、北病院）で用いている定義や重症度分類について説明します。

多飲症の定義

　精神科疾患にはその定義がわかりにくいものが多いのですが、多飲症（polydipsia）も同様で、すべての人が納得するようなはっきりした説明がしにくい病態です。多飲症を文字どおり解釈すると、「多く水を飲む」病態となります。しかし、その行為が「病的」であるかどうかの線引きをどこに設定するのかを決めることは非常に難しいように思います。

　精神科疾患を有する患者に多飲・多尿傾向が認められやすいことはこれまでの研究[*59,60]で明らかにされており、長期入院中の患者においては、その20％前後が多飲症と考えられるという説[*21]が一般的になっています。しかし、その根拠となっている既出の疫学研究にも、統一した診断基準や評価尺度が用いられているわけではなく（**図表3-1**）、20％という数字がどの程度妥当なものであるのかは明らかではありません。

　例えば、ある患者がほかの人に比べると多く水分を摂っていることがわかった場合、その行動により現時点で問題（何らかの症状）が生じているかどうか、今後注意しなくてはならないことはどのようなことか、についての評価が必要になってくるでしょう。しかし、残念ながら、既出の診断基準や重症度分類では、検査数値や体重変動などに重点が置かれすぎており、実際の多飲による身体症状の程度や必要と思われる治療に着目したものは少ないように思われます。

　北病院では、数値そのものよりも「患者の変化」を重視しています。個々の患者に対する病状の評価については、体重変動の程度、スタッフの観察による状況の変化、血液検査による確認などを総合した結果で判断しています。数値にとらわれてしまうことで起きる弊害や、行動面での変化が見落とされやすいことを経

験的に知っているからです。検査データが基準を超えているだけで、それ以外の所見が何もないときに、「決まりだから」といって隔離などの行動制限を行うことは正しいとは思えません。反対に、検査データが正常であるからといって、水分の嘔吐や失禁、もうろう状態が見られている患者を放置するべきではないと思います。

　稲垣[*22]は、いくつかの異なった調査方法を用いた多飲症のスクリーニング結果を比較していますが、評価の方法により多飲症患者の頻度は異なっており、血液検査の結果と比較すると、観察やスクリーニング尺度には偽陽性、偽陰性が必ず存在するとしています。また、飲水量や尿量について正確な測定、観察を行うなどの過剰な警戒を常時行うためには大きな労力が必要であり、日常の病棟業務などにも支障をきたしかねないので、こうした方法も現実的ではありません。

　入院中の多飲症患者に対する「介入」が難しい理由のひとつには、私たち治療者側の危機感が先走ってしまい、治療される側の了解を全く得ることなく本人の希望しない制限が加えられる点にあるような気がします。その治療を円滑に行うためには、診断を判断する私たちだけでなく、治療の受け手である患者にとってもある程度納得できるものであったほうがよいのではないかと思っています。そこで、北病院では多飲症という病名を告知し、その治療を開始することをお互いに了解するために、多飲症を以下のように説明しています。

　<u>多飲症とは、飲水に関するセルフケア能力が低下しているために、体重が著明に増加するほどの飲水をしてしまうことであり、過剰な水分摂取により日常の生活にさまざまな支障をきたすことである。</u>

　「飲水に関するセルフケア」というのは、飲水量や飲水行動を自らの判断で調節できる能力を指しており、言い換えれば「セルフコントロール」「自制」という意味だと考えてください。このフレーズを取り入れた理由は、私たちは、多飲症の最大の問題点は、何らかの原因により水を飲むという行為を自らの力で制御しづらい、もしくは制御ができないことにあると考えており、その点を修正して、患者自らがその飲水行動をある範囲内で維持できるようにすることが治療の中核になると考えているからです。

　1日に体重○○kg以上の増加、というかたちにしなかったのは、摂取する水分量や血液検査の結果だけでは病的かどうかの線引きができないからで、数字にこだわった結果生じる「偽陽性」や「偽陰性」をなるべく生じさせないようにするためです。患者には個人差があり、何らかの症状が認められるまでの体重増加

には幅があるからです。

そして前述のように定義することで、私たちスタッフにとっては、「その患者が多飲症についての治療的な介入を必要としているかどうか」を介入の判断基準にすることができます。

当の患者に治療を受け入れてもらうためには、その本人が納得できる問題点があるかどうかが重要となってきます。"さまざまな支障"とは、トイレが近い、ときどき失敗してしまう、ジュース代が結構かかる、飲みすぎてぼうっとすることがある、怒りっぽくなる、吐いてしまう、胃が痛くなるなどで、そういった点について話し合うことが、治療開始の動機付けになります。

図表3-1 主な疫学研究における多飲症の診断基準

研究者	多飲症の定義・調査方法	頻度
Joseら[61] (1979)	カルテ調査	239人中34人（低Na血症）
納谷ら[62] (1983)	各病棟看護師長による評価	707人中76人 (10.8%)
Blumら[59] (1983)	尿比重≦1.008以下が週3回以上	241人中41人 (17.5%)
Viewegら[60] (1986)	多尿症：朝の尿比重≦1.008以下	男性72人中26人 (36%) 女性31人中14人 (45%)
Josら[63] (1986)	①スタッフの報告 ②器質的要因・外因なしに中枢神経系の症状（けいれん、混乱、失調） ③血清ナトリウム値≦130以下	多飲症：2001人中137人 (6.2%)
松田[10] (1988)	松田の分類（多飲に関連する行動を評価）	多飲症：48人 (19%) 低ナトリウム血症：10%
Bremnerら[2] (1991)	コップでの計量で1日に5リットル以上の飲水 飲水に時間がかかるもの 水分制限をしないと汚水を飲む恐れがあるもの 尿比重1.008以下を3回以上記録したもの 早朝の尿比重が300mOsm/kg以上で血清ナトリウム値が148mEq/L以下	入所者877人中31人 (3.5%)
不破野[24] (1994)	多飲症に関連する行動などの評価基準	426人中26人 (6.1%)
中山[64] (1995)	行動面の評価、体重変化、尿比重	2552人中303人 (13.5%)
Tracyら[65] (1996)	2人のスタッフの観察にもとづく評価	400人中118人 (29.5%)
Chongら[66] (1997)	多飲症：尿比重が1.008以下 多飲症＋低ナトリウム：NDWGが3％以上変化したもののうちNaが130以下 水中毒：多飲水があり、けいれん、もうろう状態、失調などの臨床症状、Naが130以下のもの	728人中 多飲症：103人 (13.8%) 低Na血症：30人 (4.1%) 水中毒：14人 (1.9%)
小山田[1] (1999)	多飲行動調査票にもとづいた行動評価	4882人中972人 (20%)

Marcier-Guides[67]（2000）	スタッフからの情報 ①原因は何であれ、看護スタッフから3L以上の水分摂取の報告 ②過去もしくは現在の多飲の記録	353人38人（10.76%）
稲垣[22]（2000）	NDWG4%以上の日内体重変動を示すものを重症多飲症 2.5%以上のものを軽症多飲症とした ①1日3回の体重測定を7日間行った方法、②1日2回の測定を1日のみ行った方法と③中山の基準を使用したスクリーニング評価も行い、その結果を比較した	方法① 多飲症:154人中106人（68.8%） 重症多飲症：31人（20.1%） 軽症多飲症：75人（48.7%） 方法② 多飲症：23人（14.9%） 重症多飲症：8人（5.2%） 方法③ 該当する患者66人中 重症多飲症：19人（28.8%） 軽症多飲症：36人（54.5%） 非多飲症：11人（16.7%） 非該当患者88人中 重症多飲症：12人（13.6%） 軽症多飲症：39人（44.3%） 非多飲症：37人（42.0%）
de Leonら[68]（2003）	午後の尿Crが70mg/dL以下（男性）、35mg/dL以下（女性）	61人中13人（21%）
及川ら[5]（2003）	質問紙	入所中の265人中10.6%
de Leon[69]（2002）	多飲症:スタッフの報告と、尿比重≦1.009以下。NDWGによる評価も行った	588人中 低尿比重：24%（26%） 朝のSPGUが低い：33% 午後のSPGUが低い：43% NDWG4%以上：4.4% 統合失調症では：4.7%
Gonzalezら[70]（2007）	尿比重≦1.009を多飲症、NDWG4%以上を水中毒	398人中 低尿比重：47% 水中毒のリスク：2.7%

多飲症の症状

　一般的に、多飲症は精神科疾患が発症してから5〜10年後の、いわゆる慢性期に目立つようになるといわれています[21]（**図表3-2**）。水中毒は、多飲症の結果として発作的に出現する病態を指すものです。水中毒は、その経過において多飲症による身体症状も認められることがしばしばで、また、多飲症の症状と認識されている病態のなかには軽度の水中毒による症状も含まれています。
　そういった事情から、両者は混同されやすいのですが、多飲症を早期に発見し、

治療的に介入していくためには、それぞれを正しく区別して認識することが大切になります。

　以下では、多飲症と水中毒によって認められる症状のうち、水分を過剰に摂取することによって引き起こされるさまざまな身体症状を「多飲症による症状」として紹介していきます。

　多飲症による身体症状には、
① 水分を飲みすぎることで起こる症状（消化器症状）
② 水分の体内への貯留により起こる症状
③ 慢性的に多飲（多尿）であるために起こる症状
の3種類があります（**図表 3-3**）。

図表 3-2　多飲症患者の経過（文献＊21 より改変）

1 多飲症期
精神科疾患の発症後5～10年してから出現することが多い。多飲・多尿の状態。
症状：多飲による腹部膨満感、胃のもたれ、むかつき、吐き気、嘔吐、めまいなど。水分貯留に伴うむくみや下痢・軟便、頻尿、失禁など。

2 低ナトリウム血症期
多飲症を呈するようになってから5～10年後、低ナトリウム血症による水中毒を起こすようになる。
症状：ぼんやり、いらいらする、頭痛、体のだるさ、筋肉の引きつれ、脱力感、運動失調、激しい嘔吐、大量の尿失禁、もうろう状態、けいれん発作、意識障害（昏迷、昏睡）、精神症状の悪化など。
続発する症状：横紋筋融解症（ミオグロビン尿症）、腎機能障害、誤嚥性肺炎など。

3 身体合併症期
大量の水分を摂取している状態が長年続いた結果、身体合併症を呈する状態。
症状：骨粗鬆症や尿管・腸管や膀胱の拡張、水腎症、心疾患など。

図表 3-3　多飲症の身体症状

水の飲みすぎ（消化器症状）	水分の貯留	慢性化に伴う合併症
●悪心 嘔吐 ●めまい ●胸やけ ●胃もたれ	●むくみ（下肢、顔面、腸管） ●頻尿　●夜尿　●尿失禁 ●下痢　●一過性の高血圧	●巨大膀胱　●無力性膀胱 ●尿管拡張　●水腎症　●腎不全 ●骨粗鬆症　●高血圧 ●うっ血性心不全

前述したように、水中毒と多飲症はしばしば混同されており、水中毒の症状だけがクローズアップされて認識されているような傾向があります。その理由として、多飲症により出現する症状の多くには緊急性がないために注目されにくいことや、多飲症以外の理由でも説明がついてしまう（悪心や胸やけ、胃もたれ、失禁、下痢など）ことがあるようです。しかし、長期間の放置により、尿路系の合併症[*59,71]や骨粗しょう症[*72]など不可逆性の合併症が出現すると、患者の生活の質（Quality of Life：QOL）や生命予後にも大きく関係してくることになるので、早期発見が重要です。

多飲症の重症度分類

　多飲症の重症度の分類に最も求められるのは、それが実際に認められている症状と対応していることと、必要とされる治療と直結していることの2点だと思われます。さらに、その情報は医療従事者と患者の間で共有されうるものでなくてはなりません。

　極論をいえば、何リットル水分を摂取していようとも、血液検査の結果がどうあろうとも、その人に何の症状もなく、周囲の人々が困るようなことがなければそこには治療の必要性はないのです。しかし、たった1.5リットル飲んだだけでもぼんやりしたり怒りっぽくなることがあれば、治療的な介入が必要となるのです。

　現在、多飲症の重症度分類はいくつかあります（**図表3-4**）。既出の多飲症重症度分類[*33,64]は、いずれも入院中の患者を観察した結果をもとに作成されているようです。たしかに多飲症患者の多くは慢性期の統合失調症患者なのですが、何らかの介入を必要とする多飲症患者は外来にも、病院ではない施設にも存在します。したがって、閉鎖病棟で評価すれば「問題ない」程度であるが、同じ患者が別の場所、例えば開放病棟や施設に移ったら「大問題」、ということでは何にもなりません。重症度分類については、すべての場面を通じて適用することができ、かつ誤解の少ないものが必要と考えます。

図表 3-4　既出の多飲症重症度分類

Ribble ら[33] による分類

DWB（Disorderd Water Balance）の症状：歩行状態の変化、易刺激性の亢進、不明瞭なしゃべり方、混乱、失見当識、興奮した行動、強迫飲水、多飲症、コップを集めたり持ち歩いたりする。

- **軽度 DWB**：最近 12 か月以内に DBW の症状。体重 5％以上の増加はなく、6 か月以上ナトリウム値が 130mEq/L 以下になったこともない。飲水について自己申告ができ管理も可能。
- **中等度 DWB**：6 か月以内に体重変動、ナトリウム値が 130mEq/L 以下になったことがあるが、飲水行動を変えるようなはたらきかけに応じて体重変動が少なくなるなどが可能。
- **重度 DWB**：頻繁に体重変動があり、頻繁に低ナトリウム血症を呈し、過剰な飲水を妨げる目的にて介入が必要。

中山ら[64] の診断基準と重症度分類

A. 病的多飲水の診断基準

1. 病的多飲水とは「検査所見の異常や臨床症状の有無にかかわらず、精神障害者において過剰な水分摂取が見られる病態」と定義する。

以下の 2 ～ 5 が満たされれば病的多飲水と診断する。

2. 病的多飲水スクリーニング基準のいずれか 1 項目を満たす。
3. 内科合併症（糖尿病、一次性の内分泌障害、腎障害）などによる多飲水を除外する。
4. 薬剤（利尿剤、カルバマゼピンなど）による低ナトリウム血症は慎重に判断する。
   例えばこの場合、スクリーニングでチェックされた多飲水関連行動が 3 項目未満のものは病的多飲水とは診断しない。
5. 精神障害者における過剰な水分摂取は原因不明であり、抗精神病薬に原因があるという説や心因説もあるため、抗精神病薬による口内乾燥感、妄想による多飲水などは除外しない。

B. 病的多飲水患者の分類

臨床症状の重症度により、重症群、中等症群、軽症群、死亡群の 4 つに分類する。

- **重症群**　①意識障害、けいれん、噴出性嘔吐など重篤な臨床症状を呈する。
  ②失禁、ふらつきなど軽微な臨床症状を 2 つ以上呈する。
  ①②のどちらかを満たすもの。
- **中等症群**　①失禁、ふらつきなど軽微な臨床症状を呈する。
  ②臨床症状は明確ではないが血清 Na 値が 130mEq/L 以下である。
  ③ 1 日蓄尿量が 2000mL を超え、かつ尿比重が 1.005 以下である。
  ①～③のいずれかを満たす。
- **軽症群**　臨床症状も検査所見の異常も示さない。
- **死亡群**　病的多飲水に関連して死亡した患者。自殺患者は含めない。

Hawken ら[73] による多飲症の重症度基準

重症多飲症

患者は以下のうち少なくとも 1 つを満たしている。

- 尿比重が 1.003 以下
- 血清ナトリウム値が 130mEg/L 以下
- 24 時間尿量が 5L 以上
- 水中毒の既往

中等度多飲症

以下のうちの少なくとも1つを満たしている。
- 尿比重が 1.008 以下
- 血清ナトリウム値が2回以上 133mEq/L 以下
- 24 時間尿量が 3L 以上
- 重症の基準を満たさないもの

軽度多飲症

過剰な飲水は認められてはいるものの上記のような基準を満たさない。

そこで本書では、**図表 3-5** のように、多飲症の重症度を分類することにしました。「必要とされる治療の度合い」を組み込んだ点がポイントです。そうすることによってそれぞれの段階に合わせた適切な対応を取りやすくなると考えたからです。

図表 3-5 本書が提案する「多飲症の重症度分類」

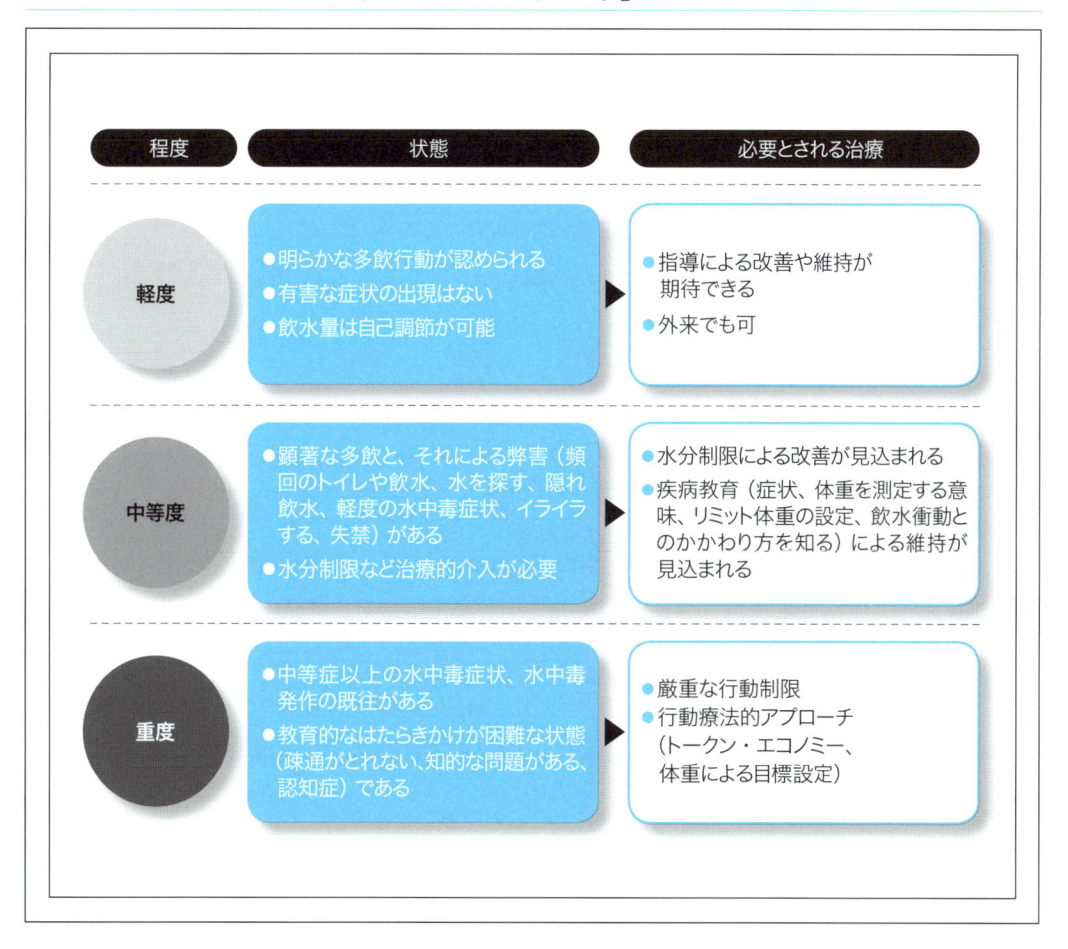

程度	状態	必要とされる治療
軽度	●明らかな多飲行動が認められる ●有害な症状の出現はない ●飲水量は自己調節が可能	●指導による改善や維持が期待できる ●外来でも可
中等度	●顕著な多飲と、それによる弊害（頻回のトイレや飲水、水を探す、隠れ飲水、軽度の水中毒症状、イライラする、失禁）がある ●水分制限など治療的介入が必要	●水分制限による改善が見込まれる ●疾病教育（症状、体重を測定する意味、リミット体重の設定、飲水衝動とのかかわり方を知る）による維持が見込まれる
重度	●中等症以上の水中毒症状、水中毒発作の既往がある ●教育的なはたらきかけが困難な状態（疎通がとれない、知的な問題がある、認知症）である	●厳重な行動制限 ●行動療法的アプローチ（トークン・エコノミー、体重による目標設定）

ただし、この分類では治療の効果判定へとつながるような評価が行えません。今後、多飲症患者の入院治療の効果判定についての尺度を作っていく場合には、「多飲症や水中毒の症状」「行動制限の程度」「認知機能」「多飲症に関連した問題行動の程度」などがどのように変わったかを客観的に評価できるような工夫が必要になるかもしれません。

2 水中毒とは

水中毒の定義

　精神科領域における水中毒（water intoxication）とは、多飲症による体内への水分貯留が原因で血液中のナトリウム濃度が低下すること（希釈性低ナトリウム血症）と、それに伴う血漿浸透圧の変化により脳浮腫をきたすことで、さまざまな神経・精神症状を呈する状態をいいます。つまり、文字どおり「水に中（あた）る」ことを意味しており、あくまで一時的な病状と考えるべきものです。しばしば中等度以上の多飲症患者を、水に対する依存状態という意味合いで水中毒患者と呼んだり、けいれん発作のみを水中毒とするような向きもありますが、それは正しい認識ではありません。

水中毒の歴史

　水中毒についての最初の報告は1923年のRowntree[13]によるものです。水中毒の症状として、落ち着きのなさ、脱力、多尿、吐き気、嘔吐、筋肉の振戦・ひきつれ、失調、強直間代性のけいれん、口からのあぶく、四肢不自由、昏迷、昏睡が認められたと記載しています。1935年には、Helwigらが胆嚢摘出後の直腸補液（9リットル）による水中毒でさまざまな症状を呈したあと死に至った症例について報告しています[74]。

　1933年にはHoskinsら[75]が26人の健常者と44人の統合失調症患者の尿を

比較して、健常者の平均尿量が 1328mL であったのに対して統合失調症患者は 2602mL であったと報告しています。1938 年には Barahal[76] が 31 歳の統合失調症患者が多飲によりけいれん、昏睡を起こしたと報告しています。これが、精神科疾患における水中毒の最初の報告と認識されており、そこでは、臭化カリウム、抱水クロラールの経腸投与によるけいれんの防止のみが行われ、数日後に患者の意識状態は改善しています。

1959 年に Barlow ら[77] はいわゆる「compulsive water drinkers（強迫的飲水者）」の 9 人（男性 2 人、女性 7 人）についての報告をしています。その病態は、現在の心因性多飲症に近いように思われるものですが、患者の生活歴の特徴として、①幼少期に神経症的な特徴（不安定でぼんやりした状態、夢遊病、よく学校を休む、など）がある、②仕事を休まなくてはならないほど調子が悪くなったり、調子が悪くなったために転職を余儀なくされる、③不安定かつ十分でない性生活、④女性においては思春期より月経の障害があり、婦人科的な治療を受けていることが多い、⑤幸福でない結婚生活などがあり、精神症状として抑うつ状態や心気妄想、過食やヒステリー症状（麻痺、失声、発熱、想像妊娠、ストッキング様の〈うすい膜が張ったような〉感覚脱失など）が認められるとしています。彼らは compulsive water drinkers の特徴として、血漿浸透圧が低いことがあるとしており、その治療には持続睡眠療法や電気けいれん療法を取り入れています。

Hobson ら[78] は 1963 年に SIADH と水中毒との関連について最初に言及した症例報告のなかで、水中毒は水分摂取制限のみで治療可能であり、塩分の経口摂取は必要ないとしています。

[多飲症と生命予後]

多飲症による死亡例が最初に報告されたのは 1974 年です[79]。Vieweg ら[80] は、患者の死因に対する水中毒の影響を調査しており、ある施設において、53 歳以下で死亡した 27 人の統合失調症患者のなかで、死因が水中毒に関連したものが 5 人（18.5％）いたと報告しています。また、Hawken ら[73] は、1985 年に多飲症であると判定された統合失調症患者 48 人と対照群である 42 人の多飲症でない統合失調症についての追跡調査を行い、多飲症と生命予後の関係について比較しています。多飲症であると判断された統合失調症患者のうち亡くなった 20 人の死亡時の年齢の中央値が 59 歳であったのに対し、対照群のうち死亡した 20 人についてはその値が 68 歳であり、多飲症は患者の寿命を縮める可能性があることを示唆しています。

[日本での報告]

　日本で最初に報告された症例は、1961年の金子ら[*81]によるものであると思われます。1975年に大宮司ら[*82]が、躁うつ病患者の病相に一致した過剰な飲水行動と、低ナトリウム血症に伴うさまざまな症状についての報告を行っています。

水中毒の症状

　一般的には、水中毒というと、けいれん発作や大量の水を嘔吐する様子などをイメージしがちですが、実際にはそういった症状を呈する前に水中毒の状態ははじまっています（**図表3-6**）。

図表3-6　水中毒の症状

精神症状	神経症状
●イライラ　●ぼんやり ●怒りっぽい　●幻聴など精神症状の悪化	●ふらつき　●頭痛　●手足のふるえ ●失調状態　●不随意運動　●脱力感 ●無気力　●もうろう状態　●けいれん ●意識障害　●昏睡

　筆者も過剰な飲水の直後から失調状態（姿勢が保持できない）、構語障害、もうろう状態を呈した患者を見るまでは、水中毒の症状について、けいれん発作や大量の水を嘔吐するというイメージをもっていました。以下に、筆者が北病院において実際に経験した水中毒の症例の経過を提示したいと思います。

【症例】50代男性／統合失調感情障害
　20代で発症し、これまで10回以上の入退院歴がある。過去の入院において、けいれん発作後に低ナトリウム血症が認められたことが1回あった。精神症状の悪化によりこれまでに複数回の入退院を繰り返し、入院直後に一過性のせん妄や失禁を認めることがしばしばあった。また、その後の血液検査においては低ナトリウム血症は見られず、せん妄や失禁も続いて出現するわけではないことから、原疾患の治療のみが行われてきた。

また、外来では頻繁に頭痛や感冒様症状、胃痛の訴えがあり、そのつど鎮痛薬や総合感冒薬などの対症的な処方を行っていた。うつ病相になると、「食欲がなくて、水ばかり飲んでいる」という訴えが聞かれることもあったが、「うつ病ゆえの表現」ととらえていた。

　X年Y月、被害的な幻聴と抑うつ症状により入院した。しばらくして病状は安定し、閉鎖病棟から開放病棟へと転棟したが、飲水行動が目立つようになり、頭痛の訴えも頻繁になっていた。

　Y+3月午後15時、院内の売店の前を筆者がたまたま通りかかると、売店の隣にあるトイレから出てくる患者を見かけた。トイレから出てくるときの足取りは失調様でぎこちなく、上下肢にはミオクローヌス様の不随意運動も認められていた。衣服は水分で濡れてしまっており、ぼんやりとした表情を浮かべていた。筆者が背後から声をかけたが、振り向くこともできず、立った姿勢を保つのがやっとの状態であった。近くにいた病棟スタッフと2人で患者を支えたが、「頭が……痛い……」とかろうじて聞き取れるのみで、それ以外は言葉にならない様子であった。

　なんとか車椅子に座らせて病棟まで連れて行ったが、その途中で大量の尿失禁を認め、自室に戻ったあとにも失禁があったため、水中毒状態で身体的管理が必要な状況と判断され、パイピングのある保護室へと移した。もうろう状態で、臥位を保つようにという指示に従うことができず、なんとか身体を起こそうとするが、四肢の失調があるため「ジタバタ」するような状態であった。末梢静脈より輸液を開始し、バルンカテーテルも挿入して経過を観察することとした。

　21時までに1200mLの排尿（失禁した分を除いて）が認められ、四肢の振戦や失調も改善していた。意識レベルもほぼ清明な状態にまで改善していたが、「どうして自分はここ（保護室）にいるのか」と質問するなど一連のエピソードを覚えていない様子であった。血液検査での血清ナトリウム値は129mEq/Lで、血漿浸透圧は258mOsmであった。翌日の午前中には若干のふらつきと四肢の筋肉痛を残すのみで客観的に異常な所見は消失しており、血清ナトリウム値は138mEq/Lであった。CPKは12,477と高値で、水中毒による横紋筋融解症が認められたが、数日後に施行した血液検査では血清ナトリウム値やCPKは正常範囲に改善していた。その後も病状の変動に伴う飲水行動の変動が認められているが、水中毒に発展するほどの体重増加は認められていない。

KoczapskiとMillson[*83]は、多飲症の患者8人を1年間にわたって観察した結果、水中毒の症状の程度を決定するのは、低ナトリウムの程度よりも低下の速度であったとしています。確かに、慢性の多飲症患者のなかには、常に血清ナトリウム値が130mEq/L台前半の人がいる一方で、140mEq/Lをわずかに下回っただけで意識障害やけいれん発作を呈する人もいます。

　軽度の低ナトリウム血症や徐々に進行する場合にはほとんど症状は認められないのですが、それでも何らかの変化が起こっているようです。Decaux[*84]が、軽度の低ナトリウム血症を呈しており、神経学的には無症候である16人の高齢者に対して、低ナトリウム血症の状態と補正された状態での注意、姿勢、歩行についてのテストを行っていますが、低ナトリウム状態では、正常な状態と比較して反応の遅さと間違いの多さが認められました。

　また、Schnurら[*37]やEmsleyら[*38]は、多飲症のある患者はそうでない統合失調症患者に比べて、認知機能面における障害が認められるとしており、Shuttyら[*39]は多飲症患者において血清ナトリウム値が低いときとナトリウム値が正常なときに行った神経心理学的検査を比較したところ、低ナトリウム血症時は評点が低かったとしています。低ナトリウム血症により脳浮腫が引き起こされ[*85]、それが何らかのダメージを脳に与えることは想像に難くありません。認知機能への障害を防ぎ、心理療法的アプローチを併用することの効果を高めるためにも、多飲症の患者を早期に発見し、水中毒を予防するための対策を講じていくことが大切です。

水中毒の重症度分類

　けいれん発作や意識障害などの水中毒発作を過去に何度か起こしている長期入院中の多飲症患者の病歴を詳しく見ていくと、過剰な飲水エピソードのあとのさまざまな変化を読み取ることができます。そういったいくつかの症例を参考にして、水中毒の症状の重篤さと、必要とされる対応によって重症度分類を行うと、**図表3-7**のようになります。

図表 3-7 本書が提案する「水中毒の重症度分類」

程度	状態	認められる症状	必要とされる治療
軽症水中毒	● 呂律が回りにくい ● イライラした感じ ● むくんだ感じがする ● 頭痛、胸やけ ● 精神症状の悪化 ● 頻尿・夜尿 ● 寒気の訴え	● 体重が1日のうちに4％前後増加する ● 様子が普段とは若干違う ● 体重の増加や過剰な飲水についての説明に対して了解可能	● 必ずしも行動制限の必要はない ● 穏やかな飲水制限と排尿誘導により改善が見込まれる
中等症水中毒	● もうろう状態 ● 激しい興奮・暴力的 ● 幻聴に左右されている ● 多量の尿失禁 ● 失調様歩行 ● 制止を振り切っての飲水 ● 疎通が悪い ● 水分の嘔吐 ● 四肢のけいれん ● 振戦	● 様子が普段とは明らかに違う ● 体重の急激かつ大幅な増加 ● 説明への了解が悪く、場合によっては体重を測定することをも拒む	● 行動制限もしくは1対1以上の監視が必要である ● 身体的な管理・監視が必要である ● 重症水中毒への発展を防ぐための対策が講じられる必要がある
重症水中毒	● 意識障害 ● けいれん大発作 ● けいれん重積 ● 吐血 ● 肺水腫	● 意識障害がある ● 重篤な身体症状を呈している ● 重篤な状態への発展が明らかな状況	● 集中的な医療的介入が必要である ● 状況に応じて、より高度な身体治療が行える施設への転院などの検討も必要である

3 人体の水分バランス

体重の約60％は水分

　性別や年齢による変化や個人差はありますが、人間は体重の約60％が水分です。そのうち約3分の2は細胞内液として、残りの3分の1は間質液や血漿、リンパ液や脳脊髄液などの細胞外液として体内に存在しています。細胞外液のうちの3分の1程度は血漿として存在します（**図表3-8**）。

　細胞内液には水分以外にカリウムやタンパク、アミノ酸などが含まれており、それぞれの細胞では生命活動の維持に必要な代謝が行われています。一方、細胞外液にはナトリウムや塩素、HCO_3などが含まれており、細胞の機能を保つための環境として存在しています。

　電解質や水分は食事や飲料水として摂取され、消化管から吸収されたのち、血液によって細胞へ運ばれます。生命活動を維持するためには電解質や水分の量やバランスがある一定の範囲内に保たれる必要があり、人体においても、複雑な仕組みによって調節がなされています。（**図表3-9**）

　人間が1日に排泄する水分には汗や呼気中の水分、尿や便などがあり、成人

図表3-8　人間は、全体重のうち60％が水分

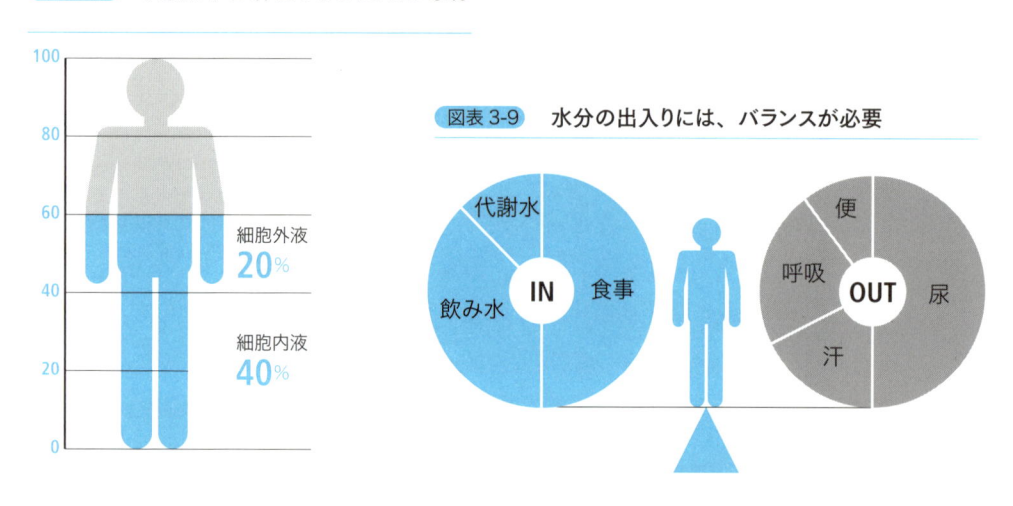

細胞外液 20％
細胞内液 40％

図表3-9　水分の出入りには、バランスが必要

IN：代謝水、飲み水、食事
OUT：便、呼吸、汗、尿

男性で大体1日2.5リットルといわれています[*86]。腸管に流入する水分には、飲み水以外に食事から摂取される水分と唾液、胃液、胆汁、膵液、腸液などがあり、1日約9000mLにも及びます[*87]が、そのほとんどは吸収され（空腸で約5500mL、回腸で2000mL、結腸で1300mL[*87]）、主に飲水量と尿量の調節により、体内における水分のバランスは維持されています[*88]。

不足した水分を補うためには水を摂取する以外に方法がないため、飲水行動を刺激するための口渇の存在は生命の維持にとって不可欠なものです。体重の0.5%以上の水分が失われると口渇が生じますが、血漿浸透圧が正常化されなくても、それに必要な水分が摂取されると直ちに口渇は消失し、飲水行動は止まります[*88]。犬に対する実験では、24時間絶食のあと、2〜3分で不足した分と同量の水分を摂取したのですが、血漿浸透圧や血液量に変化が現れるのは10〜12分後で、完全にもとの状態に戻るまでには1時間前後かかりました。人体での実験でも、体内での浸透圧が変化する10分くらい前には飲水のペースは遅くなるという結果が出ています[*89]。これは、口、咽頭、胃などが満たされることによる刺激が、中枢神経系へと伝えられるからだと考えられています。

感覚刺激としての口渇を伝達することには、アセチルコリンやアンギオテンシンⅡ、ドパミンやエンドルフィンなどの物質も関与しています。また、食事、喫煙などの機械的・二次的な刺激によっても口渇は起こります[*90,91]。

● 水分バランス調整の仕組み

人体における水分バランスの調節は、変化を感知する部分（受容体）と、その変化を伝達し恒常性を保とうとする機構によって行われています。水分バランスに大きく関与している受容体は2種類あり、ひとつは血漿浸透圧とナトリウム濃度を感知する浸透圧受容体、もうひとつは血流量や血圧の変化を感知する圧受容体です。

血漿浸透圧や血液量、血圧の変化はそれぞれの受容体を介して中枢神経系、なかでも脳内で水分バランスの調節に中心的なかかわりを担っている、脳室周囲器官（circumventricular organ）と呼ばれる部位へと伝えられます。その部位からの指令により水分バランスの調節が行われますが、そのプロセスにはレニン - アンギオテンシン系や抗利尿ホルモン（antidiuretic hormone：ADH）であるバソプレッシン、心房性ナトリウム利尿ホルモンなども関与しています。

❶浸透圧受容体・圧受容体

　浸透圧受容体は非常に敏感で、血漿浸透圧の変動を1〜2%以内の範囲で調節してバランスを保とうと作用します。脳内においては、脳室周囲器官に主に存在しています（脳室周囲器官とは、脳室の周辺に存在するいくつかの部位の総称）。そのなかでも、水分バランスの調節において重要な役割を果たしているのは、脳弓下器官（subfornical organ：SFO）や終板脈管器官（organum vasculosum of the lamina terminalis：OVLT）、正中視索前核（median preoptic nuclei）、腹側部など第三脳室の前腹側部（anteroventral third ventricule：AV3V）に位置する部位です。これらには、脳血管関門（blood-brain barrier）がないために、血液の浸透圧や血漿、脳脊髄液のナトリウム濃度を感知することができるという特徴をもっています。

　AV3VやSFOにおいて血漿や脳脊髄液の浸透圧の変化が感知されると、その刺激は神経を介して傍室核（paraventricular nucleus）や縫線核（raphe nuclei）や青斑核（locus coeruleus）へと伝達されます。これらの神経核が刺激されることにより、①口渇の発現、②交感神経系の変化、③レニン-アンギオテンシン-アルドステロン系の活性化、④下垂体後葉からのADHの分泌、心臓からのANPの放出、などが起こります[*92]。

　圧受容体は左心房や大動脈弓、頸動脈洞などにあり、細胞外液量の変化を感知します。

❷レニン-アンギオテンシン-アルドステロン（RAA）系の作用

　人体におけるRAA系の作用には、血圧の調節と血液量の維持があります。RAA系は主に循環血液量の変化によって調節を受けています。循環血液量の低下（腎血流量の低下）や血圧の低下を腎臓の糸球体動脈の血管壁に存在する傍糸球体細胞が感知すると、そこからレニンが分泌されます。レニンは血漿蛋白のアンギオテンシノーゲンをアンギオテンシンⅠに変え、アンギオテンシンⅠはアンギオテンシン変換酵素（angiotensin converting enzyme）によりアンギオテンシンⅡへと変換されます。

　アンギオテンシンⅡには、主に①腎臓にあるアンギオテンシンⅡ受容体を通じて副腎皮質球状帯に作用し、副腎皮質ホルモンであるアルドステロン（腎集合管の細胞に作用し、ナトリウムの再吸収とカリウムの分泌を促進する）の産生分泌を引き起こす、②血管にある受容体を通じて細動脈を収縮させ血圧を上昇させる、③視床下部に作用して口渇を惹起し、下垂体後葉からの抗利尿ホルモン（ADH）

であるバソプレッシン（arginine vasopressin）の放出を刺激する、④近位尿細管におけるナトリウムの再吸収を促進する[93,94]といったはたらきをもっています。

❸バソプレッシン（以下、ADH）

ADHには、腎臓の集合管に作用して水分の再吸収を促進する作用や、血管を収縮させることによる血圧上昇作用があります。ADHは視索上核や室旁核の大型細胞にて合成され、下垂体後葉から血液中に放出されます。ADHを分泌させる刺激としては、浸透圧の上昇と循環血液量の低下があります。

通常、ADHの血中濃度はごく低値に抑えられており、その量は腎臓の水分再吸収能を50％ほどに維持する程度ですが、血漿浸透圧の上昇や血圧の低下、循環血液量の減少、痛みや身体的・精神的ストレスなどにより放出が刺激を受けます（図表3-10）。一般的には血漿浸透圧が280mOsm/kgを超えるとADH分泌がはじまり、それ以降は浸透圧に比例して増加していきます。細胞外液量が5～8％低下すると、左心房や大動脈弓、頸動脈洞にある細胞外液量の変化を感知する受容体がそれを感知し、迷走神経などを介してそうした変化をADHの分泌刺激として視索上核や室旁核などに伝えます[92]。

図表3-10　ADHの産生を促進する因子[95]

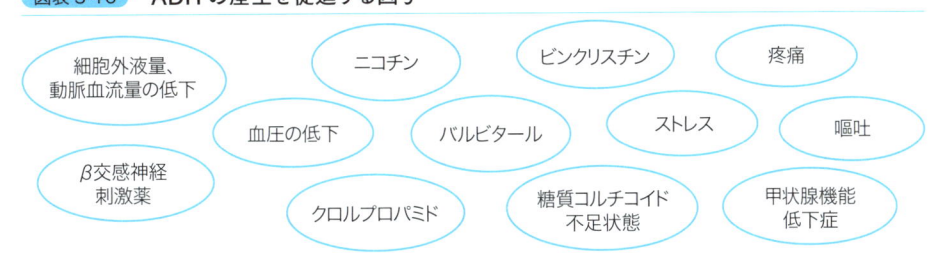

- 細胞外液量、動脈血流量の低下
- ニコチン
- ビンクリスチン
- 疼痛
- 血圧の低下
- バルビタール
- ストレス
- 嘔吐
- β交感神経刺激薬
- クロルプロパミド
- 糖質コルチコイド不足状態
- 甲状腺機能低下症

❹心房性ナトリウム利尿ペプチド（atrial natriuretic peptide）

心房性ナトリウム利尿ペプチド（ANP）は、細胞外液の増加（心房圧の上昇）や血中ナトリウムの増加などが刺激になって、心臓の心房細胞や視床下部などから分泌されるホルモンで、循環血液量が多くなりすぎないように調節する作用をもっています。糸球体濾過量を増加させることによる利尿（ナトリウム利尿）作用や、血管を拡張させることによる血圧降下作用、ADHやレニン分泌の抑制などの作用があります（**図表3-11**）。

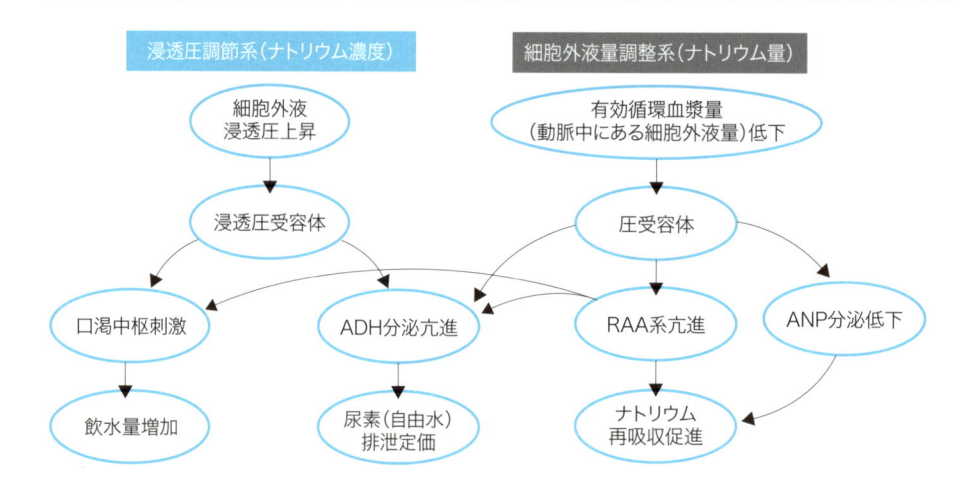

図表 3-11　水分調節の仕組み*96

浸透圧調節系(ナトリウム濃度)
- 細胞外液浸透圧上昇 → 浸透圧受容体 → 口渇中枢刺激 → 飲水量増加
- 浸透圧受容体 → ADH分泌亢進 → 尿素(自由水)排泄定価

細胞外液量調整系(ナトリウム量)
- 有効循環血漿量(動脈中にある細胞外液量)低下 → 圧受容体 → ADH分泌亢進
- 圧受容体 → RAA系亢進 → ナトリウム再吸収促進
- 圧受容体 → ANP分泌低下 → ナトリウム再吸収促進

ナトリウムのバランス

　水分バランスの調節において、ナトリウムは重要な役割を担っています。人体には体重 1kg あたり約 1.5g のナトリウムが存在し、その濃度は 136 〜 142mEq/L の間で維持、調節されています。ナトリウムは細胞外液中に陽イオンとして多く含まれており、その量や濃度が血漿浸透圧などに影響するので、水分のバランスとは切り離すことのできない関係です。ナトリウムはそれ以外にも、神経刺激の伝達、筋肉の収縮、消化液の分泌などの調節を行う機能をもっており、体内では骨を構成する成分としても存在しています。

　水分と同様に、体内のナトリウム量を維持するためには経口からの摂取が不可欠であるため、ナトリウムの欠乏が感知されると、口渇刺激と同様の "sodium appetite（塩分への欲求）" が出現します。ナトリウム受容器は肝臓や腎臓、腸管に隣接した神経終末にも存在し、門脈内のナトリウム上昇により肝臓における受容体は活性化され、腎臓からの排泄を促進し腸管からの吸収を抑える信号を出します。

❶低ナトリウム血症の原因

　低ナトリウム血症をきたす原因はいくつもありますが、血漿浸透圧によりある程度の鑑別が可能です。血漿浸透圧が正常な場合には、高脂血症や高たんぱく血

図表 3-12　低浸透圧性の低ナトリウム血症の鑑別[*96]

		病因・病態	診断の手がかり
水排泄能障害 ナトリウムの過剰な喪失 （水分の喪失よりナトリウムの喪失が多い）	腎性	利尿薬 addison 病 塩類喪失性腎症 中枢性 Na 喪失症候群（CSW）	尿 Na 濃度＞20mEq/L
	腎外性	嘔吐・下痢 熱傷 腸閉塞	尿 Na 濃度＜10mEq/L
水分貯留		腎不全 ネフローゼ 肝硬変 心不全	浮腫、胸水、腹水
水分過剰		SIADH 糖質コルチコイド不足 甲状腺機能低下症 reset osmostat 極端な低塩分低蛋白食 beer potomania tea-and-toast diet	等張～高張尿 尿浸透圧＞血清浸透圧 尿 Na 濃度＞20mEq/L 低張尿
水分の過剰な負荷		多飲症 経尿道的前立腺手術などの洗浄水	尿 Na 濃度＜10mEq/L 多尿、低張尿

症による見かけ上の低ナトリウム血症が疑われます。また、細胞外液中にナトリウム以外の浸透圧に影響する物質（グルコースやマニトール）が多量に存在するときには、高浸透圧性の低ナトリウム血症を呈します。低浸透圧性の低ナトリウム血症が認められる場合、体内における過剰な水分の存在が原因であり、腎臓における水分排泄の異常や過剰な水分摂取の可能性が疑われます（**図表 3-12**）。

❷低ナトリウム血症の症状

　低ナトリウム血症の症状には易疲労感、頭痛、嘔吐、脱力、無気力、イライラ、ぼんやり、けいれん、昏睡などがあり、その重症度は血清ナトリウム値の低下する速度と下がる程度によって決まります（**図表 3-13**）。脳細胞には浸透圧の変化に対応して浮腫を起こしにくくする機構があるのですが、48 時間以内に進行する急速な低ナトリウム血症には対応しきれずに頭蓋内圧の亢進や脳浮腫などが起こります。

図表 3-13　低ナトリウム血症の度合いによる臨床症状[97]

血清ナトリウム値（mEq/L）	臨床症状
120〜134	ほとんど無症状
110〜119	食欲不振、悪心、嘔吐
100〜109	傾眠、錯乱、けいれん、昏睡

　一方で、緩徐に進行するような低ナトリウム血症はしばしば無症候で気づかれないことが多いものの、Decauxら[84]は、低ナトリウム血症を呈している際にはそうでないときと比べて注意や姿勢、歩行状態の障害が見られるとしており、高齢者の転倒などの原因として低ナトリウム血症がある可能性を指摘しています。

❸ 橋中心・橋外性髄鞘融解症（central pontine and extrapontine myelinolysis）

　低ナトリウム血症の急激な補正の際に注意しなくてはならないこととして、浸透圧の急激な変化による橋中心・橋外性髄鞘融解症があります[98]。これは橋中心部や小脳、外側膝状体、外包、海馬、被殻、大脳皮質、視床などの部位に認められる脱髄性の変化です。橋中心融解症の症状には錐体路の障害による四肢麻痺、深部反射の亢進や構音障害、嚥下困難など仮性球麻痺、瞳孔の異常や眼球運動の障害、意識レベルの低下などがあり、低ナトリウム血症の補正後3日ほどで出現することが多いのですが、なかには10日以上経ってから出現することもあります[99]。

　橋外性髄鞘融解症では病変部位によってさまざまな症状が出現します。そのために呼吸不全などをきたして死亡に至ることもありますが、多くは徐々に症状が改善し、なかには完全に回復するものもあります[100]。

❹ SIADH（抗利尿ホルモン分泌異常症　syndrome of inappropriate secretion of antidiuretic hormone）

　SIADHは1957年にSchwartzら[101]によって提唱された症候群で、ADHの分泌抑制反応が不十分なために起こります。血漿浸透圧が低下しても分泌の抑制を受けないため、ADHが過剰に高い状態であり、体内に自由水が貯留した結果、血清ナトリウム低値、尿中ナトリウム高値、血中ADH高値、低浸透圧血症、高張尿などを呈するものです[102]。

図表 3-14　水分バランスが障害される疾患の鑑別[*105]

診断名	多飲	多尿	細胞外液量	血清ナトリウム	血漿浸透圧	尿浸透圧
正常	なし	なし	正常	135-145	280-290	300-800
原発性多飲症（PPHS）	あり	二次性	増加	低下	低下	100以下
SIADH	なし	なし	増加	低下	低下	血漿浸透圧より高い
NDI（腎性尿崩症）	二次性	あり	減少	上昇	上昇	血漿浸透圧より低い

　多飲症とSIADHの関連について最初に言及したのは1963年のHobsonら[*78]です。彼らは水中毒を起こした38歳の統合失調症の男性に対して水負荷試験を行いましたが、そこで水分貯留が認められたため、この患者の水中毒の原因として抗利尿ホルモンの不適切な分泌があるのではないかと推測しました。

　Raskindら[*103]は3人の水中毒を起こした精神病性うつ病の女性患者の抗利尿ホルモンを測定したところ、いずれも高値であったと報告しています。Goldmanら[*104]は、水中毒の既往がある多飲症患者と多飲症でない患者に対し、血漿浸透圧と血中のADH濃度の変化の関係を比較したところ、多飲症群は、ADH分泌の閾値が非多飲症群に比べて低く、血漿浸透圧を低下させたときには尿の最大希釈能力が障害されており、血中のADH濃度も低いという結果でした（通常では最大希釈尿となり、ADHは低くなる）。また、血漿浸透圧の上昇に対してはより低い値でのADH分泌が認められました。

　SIADHと多飲症による低ナトリウム血症は鑑別が難しいですが、Siegelら[*105]はその違いを**図表 3-14**のようにまとめています。

　SIADHは薬物誘発性で認められることもあり、向精神薬では定型抗精神病薬や抗うつ薬（三環系抗うつ薬、選択的セロトニン再取り込み阻害薬[SSRI]、MAO阻害薬）、抗けいれん薬（特にカルバマゼピン）などでの報告もあります[*18]。また、ニコチンも抗利尿ホルモンの分泌を促進する作用を有しています。

腎臓などにおける水分バランスの調節

　腎臓には体内の水分恒常性を保つ機能があります。体内環境の大きな変動にも

対応できるように、大量の血漿をいったんろ過し（原尿）、それを大部分（99％）再吸収するという仕組みを有しているため、尿浸透圧は 50mOsm/L から 1200mOsm/L まで変化することが可能です。1 日に排泄される電解質や尿素は平均で 600 〜 1000mOsm/L であることを考えると、1 日に産生できる尿量は 0.5 〜 20 リットルとなり、理論上では 40 リットル前後までは排泄可能といえるのです[106]。　つまり、必要とされている量を超える飲水が続く場合でも、腎臓で尿量を増加させて対応することが可能なため、希釈性の低ナトリウム血症を起こしてしまうことはまれである、ということです。

[尿比重について]

　尿比重とは、尿の濃さを示す値です。尿中に含まれる溶質（尿素や電解質、老廃物など）の重量を示す数値で、腎臓の尿濃縮能や体内の水分量を推測するための指標となります。一般的に体内の水分が多い場合（尿崩症、腎不全利尿期、多飲症）や利尿剤を使用している場合には低い値となり、脱水状態や腎不全無尿期、尿中に溶質が多く含まれる状態（糖尿病や造影剤使用後）では高い値となります。

　p140 の図表 3-1 に紹介した多飲症の診断基準のなかには、その一項目として、尿比重が低いことを含んでいるものがいくつかあります。尿比重が低いことと多飲症の間にはある程度の相関関係があり、Kawai ら[215]が入院中の患者に対して尿比重と多飲症による低ナトリウム血症との関連を調べたところ、調査の対象となった多くの患者において低尿比重が認められ、低ナトリウム血症の患者はそうでない患者に比べてさらに尿比重が低い傾向が見られました。

　尿比重の測定は非侵襲的であり、大まかなスクリーニングとして行うことについては意義があると思いますが、尿比重と血中のナトリウム濃度は必ずしも相関しているわけではないため、尿比重の値だけで多飲症の重症度を判定することには無理があるように思います。

Part 3 知識編

2章

多飲症・水中毒の原因と治療

1 多飲症・水中毒の原因

　長期入院中の多飲症を有する統合失調症患者に注目してみると、病棟中をくまなく歩き回る人、奇妙なポーズをとる人、常同行為や強迫的な症状の目立つ人、外泊の前後に体重が変動する人、常に口渇を訴えている人、タバコやコーヒーに強い執着を示す人など、それぞれが異なった特徴をもっているかのように思われます。

　また、その経過についても、急性かつ一過性の経過をとるもの、よくなったり悪くなったりを繰り返すもの、徐々に悪化するもの、緩徐に慢性化するものなど多様です。

　多飲症は、英語では「polydipsia」といいます。その言葉が意味しているものは、poly（多い）-dipsia（口渇）、つまり「過剰な口渇」です。したがって、多飲症の原因を考える際には、「口渇」の原因を考えるところからスタートすることが多くなります。

　これまで多飲症の原因について、①ストレス・心因によるものとする説、②精神症状、常同行為によるものとする説、③抗利尿ホルモンの分泌や作用の仕方の異常とする説、④脳における口渇中枢や浸透圧を関知する部位の異常とする説、⑤いくつかの遺伝子多型性との関連、⑥抗精神病薬との関連、⑦過度の喫煙、などさまざまな説が考えられてきていますが、現時点では確定的なものはありません。この項では統合失調症患者に見られる多飲症の仮説について紹介し、検討してみたいと思います。

● 心因・ストレス説

　多飲症患者と接していると、なぜあのような水の飲み方ができるのか、なぜたくさん飲んでも平気でいられるのかと不思議に思います。多飲症の患者に対して、「なぜ、水をたくさん飲むのか」、実際に質問した結果についての報告[*66,71,107,108]（図表3-15、3-16、3-17）では、多飲により気分がよくなるという意見が多く見られました。また、自らの多飲を、幻覚や妄想によるものとするだけでなく、

退屈さや挫折感、口渇などが原因とする答えも見られます。筆者が実際に患者から聞いたところでは、いっぺんにたくさん飲むと「ポワーッとして気持ちがよくなる」というものもありました。

図表 3-15 Shah らの調査[*71]

31人の多飲症患者に対して行なった聞き取り調査（複数回答）。

緘黙	3人
支離滅裂な回答	3人
多飲を否認	2人
水にまつわる幻覚や妄想、もしくはその両方の存在	12人
水を飲まないとのどが詰まる	1人
妊娠をしているという妄想（水を飲んでいないと赤ちゃんが死んでしまう）	2人
毒を洗い流す	4人
液体により自分を作り直す	1人
食物を溶かす	1人
胃の中にある何か熱いものを冷やす	1人
血を薄くして頭に届くようにする	1人
幻聴に命令されて（医師の声などで指示される）	2人
退屈しのぎ	3人
過剰な飲水により楽しくなれる	3人
食べ物が少ないので	1人
あいまいな回答	多数

図表 3-16 Millson らの調査[*107]

20人の多飲症を合併した慢性統合失調症患者への質問（複数回答）

気分がよくなるから	85%（そのうち45%は酔っ払ったような気分になると回答）
口渇のため	40%
体をきれいにするため	0%
おいしいので	15%
ほかにすることがないから	10%
幻覚に左右されて	10%
自分は水分を多く摂取する傾向がある	25%

図表 3-17 Chong らの調査[*66]

多飲症患者5人への質問

口渇	2人
楽しくなる	1人
幻聴が命令する	1人
空腹のため（多飲症については否定）	1人

1970年代の報告では、「compulsive water drinking」という表現が多く見られますが、Chinn[*109]は、そのレビューのなかで、compulsive water drinkingは、複雑な生い立ちなどの背景をもった神経症的な中年女性に多く認められるとしており、心因性多飲症といわれる病態も同様の意味合いをもっていると考えたようです。

　確かに、ストレスや挫折感、日中の退屈などは、多飲症についての増悪因子であると考えるべきものです。北病院においても、水中毒発作を起こした患者のなかには、それまで頑張って通っていた作業所への通所をやめたあとに飲水行動が顕著になった人や、家族が急に亡くなったあとに突然水中毒を起こした人もいます。自らの意に沿わない入院を契機にして、あたかも「やけ飲み」であるかのように多飲症が悪化（顕症化）する患者を目にすると、単に病状からだけでなく、突然の環境の変化や入院による生活の変化によるストレスも多飲症に深く関係しているのではないかと感じさせられます。

精神症状との関係

　多飲症の患者のなかには精神症状が安定すると飲水行動も落ち着くという人がいます。また、理由ははっきりしませんが、症状の急性増悪により入院した患者が低ナトリウム血症を呈していることや、水中毒発作を伴う激しい多飲を認めることもあります。大宮司[*82]の報告でも、患者の多飲症は精神症状と同期した変動を示しており、多飲症患者のなかには精神症状の悪化により飲水行動が顕著になった結果、水中毒を起こす人もいると考えられます。

　Goldmanら[*110]は、低ナトリウム血症のある多飲症の統合失調症患者6人と低ナトリウム血症のない多飲症の統合失調症患者8人に対してメチルフェニデートを静注することで精神症状の悪化を人工的に起こし、ADHの濃度、水分に対する渇望などの水分バランスに関連した項目を15分おきに2時間調査しています。低ナトリウム血症群は、血漿浸透圧は低いままであったにもかかわらず、対象群と比較してメチルフェニデートの静注による血中のADH値の有意な上昇が認められました。これは、低ナトリウム血症をきたしやすい患者は精神症状の悪化などのきっかけによりADH分泌が亢進し、結果として水中毒が起こりやすくなる可能性を示していると考えられます。

　Raskindら[*103]は急性の精神病性うつ病状態を呈した患者の水中毒を3例報告

しています。そのうちの1例では、ADHが4.1μU/mLと高値でした（血清ナトリウムは117mEq/L）。

Kernら[111]は2人の多飲症患者の体重変動と精神症状の変化を調査していますが、両者には正の関連があったとしています。筆者[112]も、精神症状の改善に併せて多飲による体重の変化が少なくなった統合失調症患者や、躁病相になると飲水による体重の変化が著明になる統合失調感情障害の患者を経験しており、やはり何らかの関係があるものと考えています。

また、気分障害圏の患者に電気けいれん療法を行ったところ、合併していた多飲症がよくなったという報告がいくつかありますが、それは電気けいれん療法により気分が改善し、そのために病的な飲水行動が抑制されたためとも考えられます。

常同行為との関係

慢性の統合失調症患者のなかには、奇妙な姿勢を長時間保ったままでいたり、変わったしぐさを繰り返したり、日中の多くの時間を徘徊して過ごすような人がいます。北病院の多飲症治療病棟に長期間入院している患者のなかにも、病棟中を徘徊したり、窓を繰り返し開けたり閉めたりするなど独特の常同行為を繰り返している人がいます。Luchinsら[113]は毛づくろい（のような行為）、過食、収集癖、タバコに関連した行動、衒奇症、徘徊、異食を統合失調症患者によく認められる9つの常同行為とし、それらの行為の有無と陰性症状、陽性症状についての評価を行う尺度であるスケール（Elgin Behavioral Rating Scale）を作成していますが、なかでも、水を飲むという常同行為に着目して多飲症の重症度を分類しています（**図表3-18**）。

図表3-18 Elgin Behavioral Rating Scaleの多飲症の項目[65]

多飲症：種類を問わず水分を多量に摂取すること	
mild(1-2)	水分を多めに摂取する傾向がある。各勤務帯ごとの観察で、少なくとも5回以上は給水器を使用している。各飲水は数秒で終了する。
moderate(3-4)	1日を通して飲水に長い時間をかけており、給水器の前にしょっちゅういる。
severe(5-6)	飲めるものなら何でも摂取する。自由になっている時間のほとんどを水源の近くで過ごす。

Luchins らや Tracy ら[*65]が Elgin Behavioral Rating Scale を用いて行った研究では、統合失調症患者の 40% 以上に多飲に関する重度（severe）な常同行為が 1 つもしくは中等度（moderate）な常同行為が 2 つ以上見られました。Tracy ら[*65]はまた、多飲症と喫煙は同じく"口から摂る"という常同行為であることに注目しています。

　Shutty ら[*114]が多飲症患者 2 人の飲水行動と多飲症でない患者 1 人の飲水行動を比較した結果、多飲症患者の飲水行動は他の常同行為を伴っていることが多かったとしており、対象が少人数ではありますが、多飲症患者の飲水行動は常同行為に関連したものである可能性を示唆しています。

　また、Shutty ら[*115]は別の研究で、9 人の多飲症患者と 6 人の非多飲症患者の飲水行動を比較していますが、多飲症患者はそうでない患者と比べて、水を飲む頻度が約 3 倍であり、飲水量は約 5 倍でした。この結果も多飲症患者においては常同行為として飲水が行われている可能性を示唆しています。

器質的な原因による水分バランスの調節障害

　脳における器質的な変化が多飲症の原因である可能性を追及する目的で、CT や MRI などを用いた画像による評価を行った研究もいくつか見られています。こういった研究では、口渇の調節や血漿浸透圧の変化を感知することに関連した第三脳室の周辺部位や海馬について研究されたものが多いようです。

　Goldman ら[*116]は統合失調症に低ナトリウム血症を起こすほどの多飲症を合併した患者 7 人、低ナトリウム血症を起こすほどではないものの、多飲症を合併した統合失調症患者 10 人、多飲症でない統合失調症患者 9 人と健常者 12 人に対して頭部の MRI 検査を施行し、海馬、扁桃体、第三脳室の容積を測定しています。低ナトリウム血症群は健常者群と比較すると第三脳室の容積が大きい傾向にありましたが、他の統合失調症群と比較すると差は認められませんでした。海馬前部については、低ナトリウム血症群は他の群と比べると容積が小さい傾向が認められました。

　また、Luchins ら[*117]は、健常者の男性 10 人と低浸透圧血症のある多飲症の統合失調症患者 7 人、低浸透圧血症のない統合失調症患者 6 人を対象に、それぞれに頭部の MRI 検査を行い、容積を比較したところ、低浸透圧血症のある多飲症患者群はほかのグループに比べて海馬と海馬台の容積が少ないという結果でした。

これらの結果からは、海馬の容積が少ないことと多飲症の重症度が関係している可能性がうかがわれますが、統合失調症患者の海馬の容積がそうでない人と比べて減少しているという報告[*118,119,120]は多く、とくに慢性の統合失調症患者においてより強く認められる傾向[*121,122]があるようです。多飲症患者の多くは慢性の統合失調症であることを考えると、海馬の容積が減少していることと多飲症の重症度が直接関係しているのではなく、単に疾患の慢性度と関連しているのかもしれません。

　第三脳室の容積についての研究もいくつかあります。Emsleyらは[*123]、多飲症のある16人の統合失調症患者と多飲症のない16人の統合失調症患者に対して頭部MRI検査を行っていますが、多飲症のある患者はそうでない患者に比べて脳室が大きい傾向が認められました。Leadbetterら[*85]は8人の多飲症を有する統合失調症患者に対して、多飲症状態でないときと低ナトリウム血症（130mEq/L以下）、血漿浸透圧が280mOsm/L以下、日内体重変動率が5%以上の増加を示している多飲症のときのMRIによる比較を行ったところ、多飲症状態にあるときには脳室の容積は13.1%減少し、側脳室の容積は12.6%減少していました。脳実質が萎縮しているために、見かけ上、脳室が拡大しているようにとらえることができるのだとも考えられます。また、多飲行動の結果、脳室の容積が減少するということは、多飲症がその患者の認知機能に少なからぬ影響を及ぼしているということでもあるようにも思われます。

いくつかの遺伝子多型性との関連

　いくつかの研究では統合失調症における多飲症に遺伝要因が関係している可能性が示されています。多飲症の遺伝との関連についての新開のレビュー[*25]によると、①血圧や体液量の調節に関係しているレニン‐アンギオテンシン系、なかでもアンギオテンシン転換酵素遺伝子との関連[*16,124]、②多飲症が抗精神病薬による副作用であるという仮説にもとづいたシトクロームP450の*CYP1A2*および*CYP2D6*遺伝子との関連[*125]、③摂食や飲水行動に関連があるとされているオレキシン1受容体遺伝子との関連[*126]、④ドパミンD_2受容体遺伝子[*17]についての報告があります。

　そのなかで、多飲症との関連が認められたものはアンギオテンシン転換酵素の多型性、オレキシン1受容体遺伝子、ドパミンD_2受容体遺伝子でした。筆者は

この分野においては門外漢なのでこれ以上踏み込んだ議論は控えたいと思いますが、今後、多飲症の原因を明らかにする目的において、遺伝との関連を調べるという試みのなかで重要な発見がなされることが期待されます。

抗精神病薬との関連

抗精神病薬と多飲症との関連についても、他の原因と同様、意見が分かれています。例えば低力価の抗精神病薬に多い抗コリン作用による口渇、高力価抗精神病薬による錐体外路症状などの副作用を予防する目的で使用される抗コリン薬による口渇、抗精神病薬そのものがADH放出の刺激となるなど諸説が言われています[127]が、どれも確定的なものとは言い切れないと思います。以下に、なかでも抗精神病薬とドパミン神経系、SIADHとの関連について検討してみます。

❶ドパミン神経系の感受性の亢進

ハロペリドールを長期間投与したラットでは、アンギオテンシンⅡ投与による飲水行動の亢進が認められたという報告[128]があります。抗精神病薬による慢性的なドパミンD_2受容体の遮断がドパミン神経系の感受性の亢進（dopamine receptor supersensitivity）を引き起こし、結果として過剰飲水行動やSIADHが出現するのではないかとする意見[129]もあり、Wahlbeckら[130]やBeckmannら[131]は、抗精神病薬を投与されている患者は未治療の患者に比べると脳脊髄液中のアンギオテンシン転換酵素が多く、それは薬物の投与量と相関関係にあったとしています。その結果は抗精神病薬が中枢のレニン-アンギオテンシン系に何らかの作用を及ぼしている可能性を示唆しているものです。

Shenら[132]は45人の統合失調症患者に対して処方されている抗精神病薬を減量する試みを行っていますが、その結果6人が計7回の水中毒を呈しました。彼らは、それが薬物の減量によりドパミン受容体の感受性が亢進したためであると結論づけています。一方、Canusoら[133]は、5人の水中毒の既往のある多飲症患者に対し、服用中の薬物を2週間ごとに10％ずつ減らすという試みを行いましたが、薬物の投与量と飲水行動、血清ナトリウム値には影響がありませんでした。また、Jessaniら[134]が328人の患者を対象に行った調査でも、抗精神病薬の種類、投与量と血清ナトリウム値の間には関連が認められませんでした。

薬物の投与量と多飲症との関係については諸説あり[135,136]、日本での疫学調査

でも、多飲症の患者は薬物投与量が多い傾向があること[*1]が示されたものがある一方、多飲症の症状が良好なものほど抗精神病薬の容量が多い傾向にあるとしているもの[*11]もあり、意見が分かれています。

❷抗精神病薬によるSIADH

薬剤性のSIADHによる低ナトリウム血症はフェノチアジン系薬物や定型抗精神病薬、MAO阻害薬や三環系抗うつ薬、カルバマゼピン、SSRI、クロルプロパミドやクロフィブレートなどでも報告されています[*18]。Goldmanら[*104]が行った研究では、対象者に水分を負荷した（血漿浸透圧を低下させた）あとに高張食塩水を静脈内投与する（血漿浸透圧を上昇させる）と、低ナトリウム血症をきたすほどの多飲症がある患者はそうでない人と比べるとADH分泌の閾値となる浸透圧が低いという結果が認められました。この状態は"reset osmostat"といわれる状態で、SIADHの一種と考えられるものです。

一方、Siegelら[*105]は、SIADHと多飲症（原発性多飲症・低ナトリウム血症）は異なったものであるとしており、その鑑別について、p159の**図表3-14**のようにまとめています。また、河合ら[*137]もそのレビューにおいて、多飲症や低ナトリウム血症とSIADHの関係は不明確な部分が多いとしています。

いずれにせよ、抗精神病薬の登場以前から統合失調症患者における水中毒の報告があることを考えると、抗精神病薬を服用していることが多飲症の症状に何らかの影響を及ぼすことはあっても、そのことだけで多飲症が出現するとは考えにくいのではないかと思われます。

喫煙との関連

統合失調症患者の喫煙率は高く、60％以上にも上るといわれています[*46,47]。タバコに含まれているニコチンにはバソプレッシン分泌を刺激する作用があるため、喫煙と低ナトリウム血症には関係があるのではないかという考えから、喫煙が多飲症にどのような影響を及ぼすのかについての研究も数多く行われていますが、その結論は分かれています。

Allonら[*48]は、喫煙前と喫煙後の腎臓からの水分の排出を比較したところ、健常者6人と統合失調症患者2人のいずれにおいても尿量の低下と尿浸透圧の上昇を認めたため、喫煙によるニコチン摂取が腎臓からの自由水の排泄を障害し

ていると結論づけています。一方でViewegら[49]が10人の多飲症患者に対して行った調査では、ニコチンの摂取とバソプレッシンの分泌の間には関係が見られませんでした。

　Shuttyら[50]は州立病院入院中の10人の統合失調症と多飲症を有する患者に対して喫煙前と喫煙後の飲水量と排尿量の測定を行っていますが、喫煙により飲水量の増加や尿量の減少は認められず、口渇による飲水行動や尿道からの排泄量に対するニコチンの影響は否定されましたが、飲水量が多いものほど喫煙量も多い傾向がありました。

　松田[11]は北病院の多飲症患者の5年間の経過を調査した研究において、喫煙は水中毒の既往歴にも新たな発生にも影響はないとしています。

その他の疑われている要因

　統合失調症患者はカフェインを多く摂取する傾向があるといわれています[51]。Koczapskiら[52]が89人の長期入院患者について調査を行ったところ、カフェイン中毒の症状が認められた7人のうち、3人は多飲症や水中毒も併発していました。また、インスタントの紅茶を多量（3日間で28リットル）に摂取したのちに昏睡を伴う低ナトリウム血症を起こした症例[53]も報告されていますが、この症例についてはカフェインの多量摂取がどの程度影響したかについては明らかにはされていません。

　また、大量にビールを飲んだのちに低ナトリウム血症を呈したという報告もいくつか見られます[54,55,56]。Ripleyら[138]は繰り返し水中毒を起こすような統合失調症患者はそうでない統合失調症患者と比べるとアルコール乱用の割合が高いとしています。また、アルコールにはADH分泌を阻害する作用があり、口渇や脱水の原因にもなり得ます[57]が、ナトリウムを含まない多量の水分を摂取する一方で、塩分を含んだ食物をあまり摂取しないことが低ナトリウム血症の原因ではないかとも考えられています[56]。

まとめ

　多飲症の原因については、残念ながら現時点では確定的なものはみつけられていません。患者の経過を追ってみると、多飲症の程度が精神症状の変化と関連し

て変動する人とそうでない人がおり、治療的かかわりに対する反応もさまざまです。水中毒が見られた患者についても、何の前触れもなく出現した人や、徐々に多飲の程度が悪化した結果水中毒を呈した人、明らかな心因があるように思われる人などがおり、その後の経過についても多飲症が遷延する場合や跡形もなく改善してしまう場合などさまざまで、それぞれの患者にそれぞれの原因があるようにすら思えてしまうほどです。

　筆者は、多飲症は単一の原因によるものではなく、

① 器質的要因（遺伝も含む）
② 精神病理的要因
③ 心理的要因
④ その他の要因（薬物・喫煙など）

などいくつかの要因が複合して出現する病態なのではないか、と考えています。それが単一のものであろうとなかろうと、その原因を解明する試みのなかで、その特徴や主要な要因などにより多飲症集団がいくつかのサブタイプに分けられるようになるとすれば、臨床的にはより効果的なかかわりを構築できるかもしれませんし、ある程度の予後判定や目標設定もできるようになるかもしれません。これまでの報告には複数の患者の経過を縦断的に追った研究は少なく、そういった研究報告による知見の積み重ねが必要なようです。

2 多飲症・水中毒の治療

　この項では、多飲症と水中毒の治療に対して、これまでなされてきた試みについての文献的なレビューを行いたいと思います。

●────水中毒の治療として行われてきたもの

　本書では「水中毒」の定義を、けいれん発作や意識障害が認められるような病状だけでなく、それよりもっと軽微な神経・精神症状を呈している状態も含むものとしています。本書で定義されている水中毒のすべてについて、身体的な治療による介入が必要なわけではなく、軽症や中等症ならば、スタッフによる観察や援助があれば、とくに処置を必要とせずに改善することが多いでしょう。しかし、重症な水中毒は、処置や対応を誤れば死に至ることもあり得るので危険です。

　そこで、まず何よりも大切なのは、現在その患者が呈している症状が水中毒によるものか否かを見極めることです。多飲症の患者が呈するけいれんや意識障害のすべてが水中毒とは限りません。そのためには、けいれんや意識障害に対する対応を即座に開始すると同時に、血圧、体温、酸素飽和度、身体的・神経学的な診察、血液検査（貧血の有無や電解質のバランス、血糖値、炎症所見、CPKなど）など、その時点で可能な検査を速やかに進める必要があります。それらの検査の結果を見て、患者が呈している症状の原因が水中毒なのか、それ以外なのかを見極め、かつ現在の病状に対してより高度な医療の必要性があるのかどうかも判断します。

　そして、もし患者の状態が治療が必要な重症の水中毒であると判断した場合は、次に必要なのは「低ナトリウム血症」への対応と、「合併症」への対応になります。

❶低ナトリウム血症への対応
Ⓐ水分制限
　水中毒の治療の基本は水分制限です。Ellinasら[*15]は、15人の患者による36回の低ナトリウム血症エピソードのうち、30例は水分制限のみで症状が回復し

たと報告しています。腎臓における水分の排泄能に問題がない場合、水分制限のみでも血清ナトリウム値が改善してくることが多く、それは結果として、体内では、水分制限のみでも、急激な補正を行うことと同じ変化を起こすのではないかという意見もあり、一定の注意が必要であると思われます。

水分制限を行う際にむずかしいことは、「どのくらいまで制限をするか」の判断です。水分制限は、だいたい1日に必要とされている量（1500mL）などを基準にして決められていることが多いようですが、その根拠は明らかでなく、いたずらに厳しくしてしまうことは避けたいところです。柴垣[139]は『より理解を深める！ 体液電解質異常と輸液』（中外医学社）のなかで、制限を行う際の水分量の推定方法として、

1日の水分量（食事＋飲料）(L) ＝ [体重(kg) × 10(mOsm)] ÷ 尿浸透圧 (Osm)

という計算式を挙げています。

Ⓑ塩化ナトリウムの投与

低ナトリウム血症の改善という目的において、最も直接的に作用する手段は塩化ナトリウムの投与です。

Leadbetterら[140]は、体重の増加と、それによる血清ナトリウム値の低下の度合いによる対応について**図表3-19**のようにまとめています。

水中毒を予防するという目的での経口からの塩化ナトリウムの投与には賛否が分かれています。Viewegら[141]は経口からの塩化ナトリウムの投与によるデータの改善はあくまでも一時的なものでしかなく、高血圧の原因にもなり得るとしています。

また、ナトリウムを含んだスポーツドリンクなどを多飲症の患者に摂取させることで水中毒の予防を行う方法についても賛否両論あります。Quitkin[26]はス

図表3-19　体重増加で推測される血清ナトリウム値の変化[140]

体重増加	推測される血清ナトリウム値（mEg/L）	必要な介入
0〜3%	140〜134	とくになし
3〜5%	133〜130	水分制限
5〜7%	129〜126	水分制限と4.5gの食塩を経口摂取
7〜10%	125〜120	隔離を含めた水分制限と4.5gの食塩摂取、2時間後に再び4.5gの食塩を摂取
10%〜	120以下	経静脈的にゆっくり補正を行い、けいれんの予防を行う

（ただし、食塩を負荷することが好ましくない状態の患者に対しては水分制限のみで経過を観察する）

ポーツドリンクを使用することで水中毒の症状が改善された症例を報告しており、木村[*142]もその著書のなかで水中毒の予防にソリタ顆粒を用いて効果があった症例をいくつか報告しています。しかし一方でGoldmanら[*27]は、4人の低ナトリウム血症のある慢性統合失調症患者に対して、水の摂取のみ行った時期と、水とスポーツドリンク（ナトリウムを10mEq/L含有）の両方を摂取した時期の血漿浸透圧と飲水量の比較を行った結果、飲水量に対しても、血漿浸透圧についても両者の間には差は見られなかったとしています。

　一般的なスポーツドリンクに含まれているナトリウムの量は10〜20mEq/L前後であり、それだけでは十分なナトリウムの補給になり得ない可能性があります。一方ソリタT顆粒®3号には35mEq/L、ソリタT顆粒®2号には60mEq/L、経口補水液であるOS-1®には50mEq/Lのナトリウムが含まれており、そのぶん予防的な効果は大きいと考えられますが、ただそれだけでは多飲症そのものへのはたらきかけには全くならないということは忘れてはなりません。

　多飲症患者の水中毒による低ナトリウム血症に関しては、水分制限のみで改善が期待されることが多い一方で、図表3-19にあるように、重篤な低ナトリウム血症が認められる場合には、経静脈的に補正を行う必要も生じます。経静脈的にナトリウムの補正を行う場合、3％高張食塩水もしくは0.9％生理食塩水とフロセミド（利尿薬）を併用する方法が推奨されています。補正を行う際の目安として、Adroguè-Madias式[*43]を用いることが有用であるとされています。この計算式では、あるナトリウム濃度（[Na]）の輸液を1リットル投与した場合の体内での血清ナトリウム値の変化（△[Na]）を、

　△[Na] = {（輸液中の[Na]+輸液中の[K]）−血清[Na]} ÷（体内水分量＋1）

で算出することができます。体内水分量は男性の場合で体重の60％、女性の場合は50％とします。

　つまり、3％の生理食塩水1リットル（[Na] = 513mEq/L）を血清ナトリウム値が110mEq/Lで体重が60kg（体内水分量36リットル）の患者に投与すると、

　△[Na] = {(513 + 0) − 110} ÷ (36 + 1) = 10.9mEq/L となり、

この輸液でナトリウム濃度を1時間に2mEq/Lずつ補正したい場合には

　2 ÷ 10.9 = 0.18、つまり1時間180mLで投与すればいいということになります[*139]。

　Liamisら[*143]は低ナトリウム血症をきたした204人の入院患者に対してこの式を用いた補正を行った結果、脱水やSIADH、利尿剤の使用による低ナトリウ

ム血症においては、この式で予測された結果と実際の治療による血清ナトリウム値に有意な差が認められなかったとしています。しかし、多飲症による低ナトリウム血症に関しては、予測と実際の治療による補正の結果がやや異なったものとなりました。柴垣[*139]は、多飲症による低ナトリウム血症に対する予測が不正確であった理由について、多量の排尿と経口からの摂取により影響を受けるからであるとしています。そして、尿からの排泄によるナトリウム濃度の変化を予測するための計算式を、

改善後の血清[Na] ={血清[Na]×体内水分量−(尿中[Na]＋尿中[K]×尿量)}÷(体内水分量−尿量)

としています。

ただし、さまざまな状況により血清ナトリウム値は変動することが予想されるため、臨床症状と実際の検査数値を見ながら補正を行っていくことが推奨されます。

急激なナトリウムの補正には橋中心融解症を引き起こすというリスクもあるため、低ナトリウム血症の補正は緩やかに行う（0.5mmol/L/時間以内[*40]、もしくは10mEq/L/日以内[*41]）べきであるという意見がある一方で、けいれん重積などの重篤な中枢神経症状を伴う、急激に起こる低ナトリウム血症の場合には、脳へダメージを及ぼしたり死亡しないようにするために、急速な補正をする（1〜2mEq/L/時で血清ナトリウム値が120mEq/Lになるまで行う[*42]）べきであるという意見もあります。

Tanneauら[*44]によると、アルコール依存や低栄養が合併していたり、低ナトリウム血症の進行が緩やかであったものほど、低ナトリウム血症の補正による橋中心融解症の症状が出やすい傾向にあるといいます。Chengら[*45]が多飲症患者22人の計57回の低ナトリウム血症（ナトリウム値が120mEq/L以下）のエピソードについて調査を行ったところ、ほとんどの症例で急速なナトリウムの補正を行ったにもかかわらず、神経学的に後遺症を認めたものはいませんでした。また、多飲症患者の水中毒については、補正を行わない場合でも、体内から急速に水分が排出されることで「急速な補正」が行われているのと同等の変化が起きている可能性があり[*45]、急速な低ナトリウム血症であるために橋中心融解症が起こりにくいのではないかと考えられていますが、その経過においては注意が必要であることは言うまでもありません。

筆者がこれまでに経験した重症水中毒の多くは、水分制限と大量の排尿により、

低ナトリウム血症が改善しました。腎機能に問題のない患者であれば、経過を観察しているだけの対応が結果として「補正」と等しくなる可能性もあります。水中毒で意識障害やけいれん発作を呈している患者に対して点滴を行うことがありますが、それは急速な水分の排泄に対する「輸液」の目的と、けいれんに対する薬剤投与などの対応が必要となった際の「静脈確保」が主な目的です。

❷合併症への対応

重症水中毒により意識障害などを呈した場合、その経過において、いくつかの合併症に注意する必要があります。1つ目は、水分の誤嚥による肺炎です。激しい飲水のあと意識を失っているわけですから、胃内の水分を誤嚥する可能性が少なからずあることを忘れてはいけません。誤嚥性肺炎が重篤になってしまうと、敗血症性ショックや肺水腫、ARDS（急性呼吸窮迫症候群）やDIC（播種性血管内凝固症候群）などをきたす場合もあるため、誤嚥のリスクが高いと考えられる場合には、早めにより高度の身体的治療が可能な施設への移送を検討したほうがよいかもしれません。

次に気をつけなくてはならないことは、横紋筋融解症の可能性です。けいれん発作の有無にかかわらず、重症水中毒の経過においては横紋筋融解が起こりやすいことも心に留めておきましょう。横紋筋融解症は、輸液管理で尿量を維持することで自然軽快することが少なくない病態ですが、急性腎不全の原因になることもあり、血液検査上でのCPK上昇の度合いなどによっては早めに転院を検討する必要があると思います。

けいれんの重積についても注意が必要です。抗けいれん薬の投与が必要になる場合や、抗けいれん薬への反応が十分でない場合には、より高度な呼吸管理の必要が生じてきます。その際も、十分な身体管理が可能な施設への搬送を検討しなくてはならないでしょう。

また、上述したような高張食塩水を用いたナトリウムの補正が必要な場合も、転院の検討が必要と考えられます。

多飲症に対する薬物治療として行われてきたもの

多飲症に対する薬物治療の報告は数多くありますが、そのほとんどは統合失調症患者が対象になったものです。そのためここでは主に統合失調症患者の多飲症

への薬物治療についての考察を行うこととします。

多飲症に対する薬物療法の考え方は、①抗利尿ホルモンへの拮抗作用、②口渇や飲水行動に対する作用、③精神症状への作用、と大きく3つに分けることができます。残念ながら、確実に多飲症を改善することができる薬物は今のところないようです。

❶抗利尿ホルモンへの拮抗作用
Ⓐリチウム

リチウムは腎臓の遠位尿細管と集合管でのバソプレッシンの作用に拮抗し、自由水の排泄を促進する効果があるため、SIADHの治療に用いられることもある薬物です。Whiteら[144]は慢性の低ナトリウム血症患者にリチウムを投与した結果、尿中のナトリウム濃度が減少したと報告していますが、Viewegら[145]はリチウムの投与による水分貯留についての影響は見られなかったとし、その効果については意見が分かれるところです。また、リチウム自体にも腎性尿崩症や多尿による二次的な多飲を起こす作用[146]があるため、多飲症の治療目的での投与は慎重に行われるべきでしょう。

Ⓑデメクロサイクリン

テトラサイクリン系抗生物質であるデメクロサイクリンには尿細管におけるサイクリックAMPの形成・貯留を阻害することでバソプレッシンの作用に拮抗することが知られており[147]、SIADHの治療にも用いられています。Nixonら[148]は1日1200mgのデメクロサイクリンを投与したところ、多飲症患者の低ナトリウム血症が改善したと報告しています。三賀ら[149]は重度の多飲症患者8人に対してデメクロサイクリン600mgを4週間投与したところ、7人において多飲行動に改善が見られ、それは投与中止後も持続したとしています。一方でAlexanderら[150]は9人の慢性の統合失調症圏の患者に対してデメクロサイクリンによる二重盲検を行っていますが、そこではプラセボと比較しても血清ナトリウム値に対しての改善作用は認められませんでした。また、デメクロサイクリンには悪心や日光過敏症だけでなく、高齢者に対しての投与による重篤な腎障害の報告[151]もあり、その使用には一定の注意が必要です。

Ⓒそのほかの薬物

上記以外にもバソプレッシンの拮抗作用を期待して多飲症の治療に用いた報告がある薬物には、フェニトイン[152]や尿素[153]があります。

❷口渇や飲水行動への作用をねらったもの
Ⓐプロプラノロール

β受容体刺激薬であるイソプロテレノールは口渇を惹起する薬物です。そのため、β受容体遮断薬には口渇を抑える作用があるのではないかという仮説にもとづき、Shevitzら[154]はβ受容体遮断薬のプロプラノロールを大量に投与したところ、水中毒を繰り返していた多飲症の女性患者の飲水行動に改善が見られただけでなく、精神症状にも改善が見られたと報告しています。また、Kishiら[155]は30mgから120mgのプロプラノロールにより多飲症が改善した3症例を報告しています。Katholら[156]はプロプラノロールを多飲症に用いた経験を2例報告していますが、そのうち1例では大量投与を行ったにもかかわらず改善が見られませんでした。

Ⓑアンギオテンシン転換酵素（angiotensin converting enzyme：ACE）阻害薬

アンギオテンシン転換酵素（ACE）阻害薬は、飲水行動を強く刺激することが知られているアンギオテンシンⅡの末梢における作用を阻害します。そのため、多飲症に対してACE阻害薬を用いた報告はいくつか[157,158,159,160]ありますが、その効果については賛否が分かれており、なかには高血圧の患者に対してACE阻害薬を投与したことでかえって多飲症となり、低ナトリウム血症により死亡した症例もあります[161]。ACE阻害薬はblood brain barrierを越えないので、末梢でアンギオテンシンⅡへの変換を阻害されて濃度が上昇したアンギオテンシンⅠが、脳内でアンギオテンシンⅡに変換され、多飲症を起こすという説もあります[162]。

Ⓒナロキソン

オピオイド拮抗薬が多飲水のラットに対し、その飲水行動を改善させた[163]ことから、Nishikawaら[164,165]はオピオイド拮抗薬であるナロキソンを投与したところ、体重の日内変動が減少したと報告しています。この結果については、ナロキソンの作用が多飲水そのものに対するものなのか、水分貯留に対するものなのかはっきりしないという意見[91]や、水に対する依存への作用による可能性があるという意見[166]があります。

❸精神症状への作用をねらったもの
Ⓐ選択的セロトニン再取り込み阻害薬（serective serotonin reuptake inhibitor：SSRI）

Goldmanら[167]は多飲症が一種の常同行為なのではないか、という仮説にもとづいて、通常の抗精神病薬による治療にフルオキセチンを併用してみましたが、

血清ナトリウム値には変化が見られませんでした。また、SSRIには低ナトリウム血症を引き起こす作用があることも知られており[168]、安易な投与には注意が必要です。

ⓑ抗精神病薬、とくに非定型抗精神病薬

「エキスパート・コンセンサス・ガイドライン」[169]では、統合失調症患者の多飲症に対する薬物治療として後述するクロザピンが第一選択とされています。クロザピンが多飲症の改善に効果があったという報告は、1991年にLeeら[170]がハロペリドールによる治療期間と比較して、クロザピンの治療を受けていた期間は患者の体重日内変動が少なかったというものをはじめとして、これまでに多数見られており[19,171,172,173,174,175,176,177,178,179,180]、日本で行われた後期第Ⅱ相試験でも多飲症に有効であったという報告がなされています[181]。また、筆者らは第Ⅲ相試験において、多飲症を合併した治療抵抗性統合失調症患者にクロザピンを用いた結果、飲水行動が改善した症例を経験しています[217]。Spearsら[19]は11人の多飲症患者に対して26週間通常の薬物療法を行った期間と26週間クロザピン投与を行った期間において、血清ナトリウム値、尿量、体重の変動を比較していますが、クロザピンを投与している期間は血清ナトリウム値が高く、体重の増加や尿量は少なかったという結果でした。

クロザピンがなぜ多飲症に効果があるのかについては明らかではありませんが、ドパミンD_2受容体遮断作用が比較的弱く、5-HT_2受容体の遮断作用が強いこと[182]、D_2受容体からの解離が急速に行われること[183]などの「非定型」さが関与している可能性や、他の薬物に比べて精神症状への効果が優れているため、唾液分泌を促進する作用があり、結果として抗コリン剤の併用が減るため、ADHへの影響がない[179]などいくつかの仮説が存在します。

その効果の反面、クロザピンは無顆粒球症や心筋障害、けいれんなど非常に重篤な副作用を起こす可能性が高いことが知られており、多くの国ではその使用に際して定期的な血液検査によるモニタリングが義務付けられています。日本でも古くは1970年代から国内での使用に向けた開発が断続的に行われており、今回1995年から第Ⅱ相、後期第Ⅱ相、第Ⅲ相と治験を積み重ねてきた結果、2009年7月29日に国内での使用が承認されています（98か国目）。

ただし、現時点では一定の条件を満たした施設や医師にのみ処方が認められ、対象となる患者も治療抵抗性統合失調症患者に限定され、投与に際しては定期的な血液モニタリングによる管理を受ける必要があります。

「エキスパート・コンセンサス・ガイドライン」ではクロザピンに次ぐ薬物としてオランザピン、リスペリドン、クエチアピンなどの非定型抗精神病薬が挙げられており、荻野ら[184]が43人の長期入院患者に対して行った調査でも、定型抗精神病薬を服用している患者では有意差がありませんでしたが、非定型抗精神病薬を服用している患者では有意に多飲症患者が少なかったという結果があります。現在わが国で使用することができる非定型抗精神病薬は、アリピプラゾール、ブロナンセリン、オランザピン、ペロスピロン、クエチアピン、リスペリドンの6種類です。これらの非定型抗精神病薬を実際に治療に用いた結果についての報告[20,111,112,185,186,187,188,189,190]もいくつかなされていますが、その賛否は分かれており（図表3-20）、上記のガイドラインでの「順位」についてもクロザピンを除いては明らかなエビデンスはないようです。

図表3-20 非定型抗精神病薬による多飲症への効果（文献＊191より引用、筆者により一部追加）

薬物	症例数	結果	
clozapine	1例	＋	Lee ら（1991）[170]
	4例	＋	Munn ら（1993）[178]
	4例	＋	Lyster ら（1994）[177]
	40例	＋	Henderson ら（1994）[175]
	4例	＋	de Leon ら（1995）[192]
	3例	＋	Fuller ら（1996）[173]
	1例	＋	Wakefield ら（1996）[180]
	11例	＋	Spears ら（1996）[19]
	8例	＋	Canuso ら（1999）[171]
	1例	＋	Zink ら（2004）[193]
	1例	＋	榎本ら（2005）[181]
	1例	＋	川上ら（2010）[217]
Risperidone	1例	＋	Landry（1995）[194]
	8例	－	Millson ら（1996）[195]
	2例	＋	Kern ら（1997）[111]
	1例	－	Kruse ら（2001）[186]
	6例	－	Kawai ら（2002）[185]
	1例	－	Kar ら（2002）[196]
Olanzapine	1例	＋	Littrell ら（1997）[187]
	1例	±	Kruse ら（2001）[186]
	3例	＋	福田ら（2002）[188]
	1例	＋	川上（2006）[112]

Quetiapine	3例	±	福田ら（2002）[188]
	1例	+	姜ら（2002）[189]
	3例	+	Montgomeryら（2003）[20]
	1例	+	三澤ら（2003）[190]
	1例	+	佐藤ら（2006）[197]
	1例	+	Bersaniら（2007）[191]
Perospirone	2例	+	川上（2004）[198]
Aripiprazole	5例	±	稲永ら（2006）[199]

電気けいれん療法

　薬物療法で十分な改善が見られないうつ病患者に対して電気けいれん療法を行った結果、合併していた多飲症や低ナトリウム血症が改善したという報告や、電気けいれん療法と多飲症、水中毒の因果関係についての報告もいくつかあります。

　Barlowら[77]は多飲症の患者2人に対して持続睡眠を行い、他の2人に電気けいれん療法を用いた結果、口渇や多尿にある程度の改善があったとしています。Greerら[34]は抗うつ薬への反応が不十分であった患者のうつ状態に対して電気けいれん療法を5回施行したところ、精神症状とともに認められていた多飲と低ナトリウム血症が改善したと報告しています。Brentら[35]はうつ病の女性のSIADHが7回の電気けいれん療法で改善した症例を報告しています。その一方で、Finlaysonら[36]はうつ病の中年女性に修正型電気けいれん療法を施行したところ、8回目で精神症状の改善が見られたものの、10回目を施行したあと、けいれん大発作が出現し、その後低ナトリウム血症をきたすほどの多飲症が認められるようになった症例を報告しています。Narangら[200]は電気けいれん療法により血中のバソプレッシン濃度が上昇し、施行後1週間は高い状態が続くとしており、バソプレッシンの濃度との明らかな関係はないものの体重の増加も見られたと報告しています。

　Josら[63]が行った疫学研究では、水中毒を起こした患者には電気けいれん療法を施行されていたものが多いという結果がありますが、この研究では電気けいれん療法自体が水中毒の原因かどうかについては言及されていません。Ahmedら[201]が別の施設で行った研究では、多飲症群と非多飲症群の比較において電気けいれん療法の回数には差が見られませんでした。

● 心理社会的療法

　飲水量の制限や体重測定による管理は水中毒を予防する点においては有効ですが、それ以上の効果を発揮させるためには、患者に対して、1日に何度も体重を測ることによるメリットや、水を飲みすぎることによる弊害などについての正しい理解が得られるようなはたらきかけや、ストレスを緩和する目的でのはたらきかけ、水分への欲求をコントロールできるようになるためのはたらきかけとして心理社会療法的なアプローチを行い、患者の理解と自発的な参加を得られるようにすることが大切になります。

　以下にこれまでに報告されている多飲症に対する心理社会療法的アプローチについての報告を紹介し、その可能性と問題点について検討したいと思います。

❶ 心理教育や集団療法を用いたアプローチ

　Ribbleら[33]は、多飲症患者について独自の重症度診断を行い、定期的な体重測定や血液検査に加えて、軽度の患者には自己モニタリング、中等度の患者には心理教育や自己管理能力を高める手段、対処行動の訓練などを含んだプログラムからなる集団療法的アプローチ、重度の患者にはテキストを用いた1対1のカウンセリングを行った結果、救急搬送が必要なほどの水中毒発作が減少したと報告しています。

　Millsonら[202]は5人の入院患者に対して多飲症の弊害について勉強すると同時に、自分たちがどのくらいの水分を摂取しているか目に見える形で示すといった心理教育的アプローチを用いた集団精神療法を5か月間行ったところ、行っていない5人の多飲症患者と比較して体重の日内変動率が減少したと報告しています。

　このような方法は入院中の患者だけでなく、施設に入所している患者やデイケア通院中の患者にも応用することができると思われます。実際、梶原ら[32]は大分県の寺町クリニックにおいて、多飲症患者に対するデイケアプログラムを行っており、その結果、積極的に参加している患者には尿比重が改善するなどの効果が見られたとしています。

❷ 行動療法的アプローチ
Ⓐ 水分への欲求を解消する

　Klonoffら[203]は水分から遠ざかることを恐れて自宅から出られなくなった多

飲症患者について報告しています。そこでは、飲水への欲求や水を飲めない不安、飲みすぎてしまったあとの不安に対してバイオフィードバック（通常は認知しがたい自己の生体現象を、電気工学的手法により、視覚・聴覚信号としてフィードバックし、自己制御を試みるアプローチ[*204]）によるリラクセーションを用いています。自らをリラックスさせる技術を向上させることにより、結果として飲水量の制限を行うことができるようになったのです。

McNallyら[*205]は水分を飲む代わりにガム、飴などを用いることで有効な水分制限と怒りのコントロールが可能になったと報告しています。

Ⓑトークン・エコノミー

トークン・エコノミーとは、適切な行動に対して何らかの報酬を与えることによりその行動が強化されることを目的とした手法を言います。Baldwinら[*206]は5人の慢性統合失調症の多飲症患者に対して、トークン・エコノミー式の管理法を用いたところ、日中の体重増加が減少し、血清ナトリウム濃度や尿比重も良好になったとしています。また、Pavalonisら[*207]は52歳の統合失調症の男性にトークン・エコノミー方式（**図表3-21**）を用いたところ、日中の体重変動が減少し、朝夕の血清ナトリウム濃度が安定し、日中の平均尿量も減少したと報告しています。

何らかの制限を受ける、ということに対する抵抗感が強い場合や、心理教育が行いにくい状況がある場合にはこのような方法が有効である可能性もあるでしょう。例えば、あらかじめ決めた条件を満たす代わりに、患者の希望するもの（おやつ、タバコ、散歩など）を許可するといった形での動機付けを行うのもひとつの手段と思われます。

ただし、あからさまに「物で釣る」ような対応を嫌う向きもあるでしょうし、

図表3-21　Pavalonisらが用いた方法[*207]

条件	朝6時から正午までの体重増加が3ポンド（約1.35kg）未満であること 昼から午後8時までの体重増加も3ポンド以内であること
報酬	トークン1個とスタッフからの賞賛 1日に2個のトークンを獲得できると、夕方にピーナッツバターかソーダをもらえる トークンが60個になると、スタッフに夕食へ連れて行ってもらえる

長く続けることで効果が減弱していく可能性もあると思いますので、そのアプローチには十分な検討が必要と思われます。

ⓒリラクセーション、作業療法

　リラクセーションの訓練や水分の代用になるもの（氷など）の利用、適度な作業療法など、飲水に代わるストレスの発散法を取り入れた結果、症状の安定を見たという報告も散見されます[31,162]。ただし、水野ら[31]によると、過度の負荷はかえって症状を悪化させる可能性があるため、患者に合わせたプログラムを作成することが大切なようです。

❸心理的なかかわりを構築する際の難点

　心理療法的アプローチの効果を損ねる要因として重要なものに、認知機能の低下があります。Schnurら[37]やEmsleyら[38]は、多飲症のある患者はそうでない統合失調症患者に比べて認知機能面における障害が認められるとしており、Shuttyら[39]は多飲症患者において血清ナトリウム値が低いときとナトリウム値が正常なときに行った神経心理学的検査を比較していますが、低ナトリウム血症時には評点が低い傾向が認められました。

　低ナトリウム血症により脳浮腫が引き起こされ[85]、それが何らかのダメージを脳に与えることは想像に難くありません。認知機能への障害を防ぎ、心理療法的アプローチを併用することの効果を高めるためにも、多飲症の患者を早期に発見し対策を講じることと、原疾患に対する適切な治療を行うことが大切と思われます。

結論：多飲症を治すということ

　統合失調症患者の多飲症に対する薬物療法と心理社会療法的アプローチの報告についてまとめました。結論として言えることは、多飲症そのものに対して明らかな改善効果のある薬物はなく、また、心理社会療法的アプローチだけでもその効果は不確実ということです。確かに、クロザピンについては、数々の報告からその効果にはある程度の期待がもてるようですが、多飲症であるというだけで安易な使用はできません。また、それ以外の薬物のなかには試す価値があるように思われるものもありますが、保険適応外の治療であることや不必要な副作用を起こす可能性があり、「だめもと」や「あてずっぽう」で用いられるべきではないでしょう。

多飲症の治療に限らないことかもしれませんが、私たち治療者は、「治す」という言葉をたびたび間違えてとらえていることがあるように思います。「多飲症を治す」ということは、「水中毒を起こさない」ことでも「過剰に水を飲まないようになる」ということでもないのです。例えば、ノートに体重を記録したり、自分で1日の水分摂取量を決めるのでもよいし、自分でできなければ看護師や施設のスタッフや家族の力を借りるなどして、その人が最も幸せに生活できる場所で、その人なりのセルフケア能力に合った方法で自らの飲水行動をコントロールできれば、それは多飲症と共存できていることであり、「よくなっている」ことではないでしょうか。

　では、多飲症に対する薬物治療に必要なことは何もないのか、と言われると必ずしもそうではないと思います。それは、不必要な薬物を切って処方を整理することです。中等度以上の多飲症のために問題行動を多く認めるような患者に対しては、主剤としての抗精神病薬以外に、鎮静を目的とした薬物の併用が行われがちで、それが結果として見かけ上の治療抵抗性患者を生み出している可能性[208,209]が少なくありません。そういった「鎮静」をかけることで多飲症が改善したという報告はなく、むしろそもそもの精神疾患に対する薬物治療という観点に立ち返って処方を整理したことで、見かけ上の病状の悪さが軽減されてくることもあるのです[112]。

　筆者は、統合失調症の多飲症患者に対する薬物治療には定型抗精神病薬に比べると非定型抗精神病薬のほうが向いていると考えています。それは、抗精神病効果に違いがあると考えているからではありません。非定型抗精神病薬には、定型抗精神病薬に比べて副作用が少ないということが観察されており、その導入によって、治療の場面において、不必要な副作用止めや鎮静目的の薬物を減らすことや、患者に対するリハビリテーション的なかかわりを増やすといった変化をもたらしやすいように思えるからです。言い換えると、これらの変化は、患者に対して化学的な開放処遇を試みることであり、より人間的な接触を増やそうとすることでもあるのです。つまり、非定型抗精神病薬の導入は、北病院で行っている多飲症の患者へのかかわりと共通のコンセプトをもつように感じているからなのです。

　なかなか症状が安定しない多飲症患者に対して、普段使い慣れていない薬物を試してみるくらいであれば、思い切って必要のない向精神薬を中止したり、減量してみる試みのほうがはるかに意味のあることではないでしょうか。

Part 3 知識編

3章

多飲症患者の飲水行動を
管理するための方法

1 早期発見するための方法
あたりをつける

●——本人や家族に直接聞いてみる

　多飲症を発見するための最も簡単な方法は、水分を摂取している状況について直接患者本人や家族に聞いてみることです。問いかけ方として、「何をどのくらい飲んでいますか？」と単刀直入に聞くよりも、筆者は、診療の流れのなかで睡眠状況を聞くついでに夜の排尿の具合を聞いてみたり、小遣いのうち飲料が占める割合を聞いたり、好きな飲み物を聞いたりしながら様子をうかがう方法をとっています。

　何気なく問いかけてみると、患者自身が自らの多飲を悩んでいたり、家族はずっと心配していたにもかかわらずなかなか言い出せなかったりというような「意外な発見」があったりします。この方法では、「明らかに多飲症である」ということを突き止めることはできませんが、それなりに信頼できる回答が得られることと、忙しい外来診療の最中にも行えるという利点があります。

●——評価尺度を用いる

　多飲症によって、本来その患者に対してなされるべき治療が偏ってしまわないためには、その徴候を早くみつけて、その時点での状態に合わせた介入を行うことが重要です。これまでに報告されている疫学研究のなかには、多飲症患者をそうでない患者と区別する目的で評価尺度を開発し、それにもとづいた調査を行っているものがあります。評価尺度を用いたスクリーニングは非侵襲的であり、簡便な手段として活用できますが、それで明らかになるのは多飲「傾向」が強いかどうかであり、偽陽性や見逃しが必ずある[*22]ことや、これだけで多飲症である証拠にはならないことは忘れてはなりません。とはいえ、これらの評価尺度を用いたスクリーニングには一定の客観性があり、侵襲も少ないため、臨床場面での使用には適しているように思われます。

　以下、これまでに発表されている多飲症患者をスクリーニングするための評価

尺度を紹介します。

❶松田の多飲行動評価基準

水中毒を予防するためには、多飲行動そのものを軽減することが必要であるとの考えから、松田[10]が1988年に発表した多飲症患者の飲水行動を評価するための基準です。本章で紹介するのは、1992年に発表された論文[11]で用いられているもの（**図表3-22**）です。これは、行動観察によって多飲状態を把握するもので、多飲行動の有無を判定するとともに、重症度の判定も可能になっています。

図表3-22 松田の多飲行動評価基準[11]

A. 多飲判別基準

下記3項目のうち少なくとも1つが2日以上続けて観察される

① 持続性飲水：コップを持って水道あるいはやかんなどの前に1分以上とどまり、飲水を続ける
② 異常な飲水行為：多飲を注意すると、トイレや洗濯場などの通常、飲水場でないところでひそかに飲水するようになる（隠れ飲水）。一気に大量の飲水を行う、汚水を飲むなど
③ 自発的訴え：自ら多飲の事実を訴える（飲水に関してはジュース類も含める）

B. 多飲の重症度評価尺度

重度（3点）　以下のような激しい多飲状態
　　　　　　　水道の放流、あおり飲水、強行飲水（制止しても飲み続ける）、絶えず衣服が水で濡れている
中等度（2点）激しさはないが、コップ保持やいつも水道の近くにいるなど、日常生活上多飲が目立つ
軽度（1点）　1日のうちである時点に限定した多飲

❷ Virginia Polydipsia Scale

多飲症患者の飲水行動についての特徴を評価する目的で、Shuttyらが1992年に発表した3つのパートからなる評価尺度です（**図表3-23**）。実際に評価するためには1対1での監視が必要になりますが、特にパート3の行動面での特徴についての項目が参考になります。

図表3-23 Virginia Polydipsia Scale [210]

パート1は、日中の行動を評価するもの（居場所、行動内容、水分量、尿の回数）……詳細は割愛
パート2は、飲水について、その内容、量、方法、時間などの評価……詳細は割愛
パート3は、以下の20項目からなる。1（なし）から 4（始終見られる）で評価される

❶ 不潔な服装		⓫ 会話しない	
❷ 身だしなみが不十分		⓬ 何もないところを見つめている	
❸ 他人と言い争う		⓭ 滅裂な会話	
❹ 叫んだりうなったりする		⓮ 独語	
❺ 早口、多弁		⓯ 意味もなく笑っている	
❻ くりかえし歩き回っている		⓰ 下腹部の膨隆	
❼ 落ち着きがない、いらいらしている		⓱ 振戦	
❽ 一人でいる		⓲ ふらふらして弱々しい	
❾ 周囲の状況を無視している		⓳ 眠そう、疲れてそう	
❿ ほとんど何もしないで座っている		⓴ 姿勢や動きが硬い	

❸ 不破野の多飲水関連行動

1994年に発表されたもので、多飲症のスクリーニングを目的に、松田の基準などを参考にして、多飲水と関連のある行動をまとめたものです（**図表3-24**）。

表3-24 不破野の多飲水関連行動 [24]

❶ コップ保持：いつもコップを持っている
❷ あおり飲水：水道を流しっぱなしにして、繰り返しコップに汲んではあおるように飲む
❸ 持続飲水：いつまでもやめる様子もなく立て続けに飲んでいる。コップを持って水道、あるいはやかんなどの前に1分以上もとどまって飲水を続ける
❹ 強行飲水：制止をしても無視して飲み続けたり、怒って反抗したりする
❺ 隠れ飲水：飲水を注意すると、トイレや洗濯場などの通常の水飲み場でないところでひそかに飲水するようになる
❻ 汚水飲水：保護室に隔離するとトイレの水を流して、便器から手で汲んで飲んだり、ポータブルトイレに溜まった自分の尿を飲んだり、尿をトイレットペーパーにかけてそれを食べたりする。散歩に出て道端の溜り水まで飲んだりする
❼ ボトル飲水：ボトルを用意して飲水する
❽ 自発的な訴え：自ら多飲水の事実を訴える
❾ その他：水を飲んでばかりいるため、衣服が絶えず濡れている
大量に（一度にバケツ1杯程度）水様性吐物を吐いたことがある
病棟で出すポットややかんを独り占めにする
コーヒーやコーラを飲む量が異常に多い

❹ 中山の病的多飲水スクリーニング基準

検査所見の異常や臨床症状の有無にかかわらず、精神障害者において過剰な水分摂取が認められる状態である「病的多飲水」を評価する目的で作成されたものです（図表 3-25）。

図表 3-25　中山の病的多飲水スクリーニング基準[64]

A. 3kg 以上の日内体重変動

B. 多飲症関連の行動異常
- コップ保持
- ボトル保持
- コーヒーや清涼飲料の多量摂取
- 衣服の濡れ
- ポットややかんの独り占め
- 持続飲水
- 蛇口飲水
- 強行飲水（制止を無視して飲水を続けたり、怒って反抗したりする）
- 隠れ飲水
- 汚水飲水
- 自発的な訴え
- その他（いつも氷を舐めている、トイレに行く回数が多い、薬物服用時の飲水量が多いなど、多飲症を示唆する証拠）

C. 多飲症関連の臨床症状
- 連日、または多量の尿失禁
- 大量の水様性嘔吐
- 原因不明の浮腫
- 意識障害の日内変動
- けいれん発作
- その他（保護室で大量の排尿が確認され、その後精神症状が安定する。間欠性の高血圧、麻痺性イレウス、ふらつきによる転倒など）

❺ Hayfron-Benjamin の多飲症質問表

1996年に発表されたもので、知的障害者における多飲症のスクリーニングを目的としています。そのためか、質問表は介護に当たっている人が答えるようになっています（**図表 3-26**）。

図表 3-26 多飲症質問表[*4]

❶ この入居者は過剰な飲水にもとづく問題（例えば、水分制限がなされない状況下ではコップ 20 杯以上の水分を摂取してしまう、もしくはお風呂や尿などの水分さえ飲んでしまうようなこと）をかかえていますか？

　　A. はい　　B. いいえ

もし答えが「はい」であれば次の質問へ進んでください。そうでなければ終了です。

❷ この入居者の飲水習慣が正常な状態とどのように異なっているか、簡単に説明してください。

❸ この入居者はどのくらいの頻度で多飲を行いますか？
　① 毎日　　② 週のうち数日　　③ 月に 1〜2 回
　④ 周期的（数日もしくは数週間たくさん飲むことがあったのち、普通の飲水が数日から数週見られる）
　⑤ その他（　　　）

❹ その入居者が多飲を行うとき、どのくらいの頻度で飲水が行われますか？
　① 持続的に　　② 1 時間に 1〜2 回　　③ 1 日 6 回ほど　　④ 1 日 6 回以下　　⑤ その他（　　　）

❺ 過剰な飲水が見られるとき、飲水行動に先立って何か変わった行動が見られますか？
　① いいえ　　② はい（　　　　　　　　　　　　　）

❻ 毎回の飲水行動はどのようにして終了しますか？
　① 自主的にやめる　　② スタッフが止めなくてはならない　　③ その他（　　　）

❼ 過剰な飲水があった場合、どのような方法でその量を測るのがよいと考えますか？

❽ その入居者に対して過剰な飲水を妨げるために、今までに取られた手段にはどのようなものがありますか？
　① 何もない　　② 実際に飲んでいるところを止めに入る　　③ 記録用紙に記入　　④ その他

❾ この問題は今まで看護師や医者に気づかれたことはありますか？
　① はい　　② いいえ

⑥ Polydipsia Screening Tool（筆者和訳）

Reynolds らが発表した評価尺度です。多飲症患者をみつけるために、特徴的な症状を挙げており、スクリーニングを行うのと同時に、そのリスクをも評価できるように工夫されています（**図表 3-27**）。

図表 3-27 Polydipsia Screening Tool *211

高リスク▶①，②
中リスク▶②と③〜⑰までのいくつかが当てはまる
低リスク▶③〜⑰で 3 つ以上当てはまる
リスクなし▶③〜⑰で当てはまるのは 3 つ以下

- □ ① 午後の体重が午前より 5%増
- □ ② 早朝の尿比重が 1.008 以下
- □ ③ 遅発性ジスキネジア
- □ ④ 喫煙
- □ ⑤ 中身が入った大きなコップを持ち歩く
- □ ⑥ ふさわしくない場所での飲水
- □ ⑦ 飲水しているところをよく見かけられる
- □ ⑧ 食事より液体を好む
- □ ⑨ 排尿のため頻回にトイレへ行く
- □ ⑩ 不適当な場所での排尿
- □ ⑪ 失禁
- □ ⑫ 午後になると厚着、寒がる
- □ ⑬ 午後や早朝に行動面の悪化
- □ ⑭ 出っ張った腹部
- □ ⑮ 嘔吐
- □ ⑯ 大量の発汗
- □ ⑰ 水様便

2 多飲症の程度に合わせてNDWGを用いて管理する方法

● NDWGとは

　水中毒を予防するために飲水制限による管理が試みられることが多いですが、実際に厳密な飲水制限を行うことは以下の3つの理由から難しいと思われます。

　1つ目はどの程度制限したらよいのかが明らかでない点です。一般的な多飲症の定義から、水分量を1日3リットル以下とする場合や、管理上の目的からペットボトルの本数（例えば、500mLのペットボトル3本）で制限する場合などがあるように思われますが、その値に妥当性があるとは言えず、制限されている側からすれば納得しにくいものではないでしょうか。

　2つ目は、その設定が遵守されているかどうかを確認することが困難だ、ということです。病棟内にはいくつもの水道があります。そのすべてに監視者を置くのか、または使える水道を限定してしまうのか、いずれにしても不便なものです。

　3つ目は、「制限」することにより、病棟内や家庭内の雰囲気を壊しかねない危険性があることです。「だめ！」と言われてよい気持ちはしないでしょうし、ストレスが多飲症の増悪因子であることも忘れてはなりません。

　北病院ではそれぞれの「多飲症の程度」に合わせて、次に述べるNDWGの考え方を用いた管理法を行っています。そして、特徴的なこととして、「ベース体重」と「リミット体重」を設定する点があります。これらについては以下で説明していきますが、この方法を有効に活用するために絶対に忘れてはならないこととして、リミット体重の数値が意味しているものは、行動制限をするかしないかの「限度」ではなく、それを超えない程度の飲水行動を目指すという「目標」であるという点です。

　では、どのような方法がよいのでしょうか。侵襲が少なく、客観的に水分の摂取量を類推できる手段として、体重を測定する方法があります。以下で体重を用いた管理法の代表的なものについて紹介したいと思います。

❶日内体重変動率（normalized diurnal weight gain：NDWG）[*23]

　患者の水分摂取量を類推する手段として有効かつ簡便で非侵襲的なものとして、患者の体重を1日に数回測定し、日内体重変動率を見ていく方法があり、北病院でもこれを活用しています。Davidson らによると、健常者における日内体重変動率は 0.8 ± 0.2％であり、1.2％を超えることはないといいます[*58]。多飲症による4％以上の日内体重変動率は、血中のナトリウム濃度が 10mEq/L 下がったことを示唆しており[*23]、それは水中毒の高リスク状態を示唆するものなのです。

　体重測定は非常に簡潔な方法ですが、いくつか注意しなくてはならない点があります。ひとつは、どの体重を基準とするか、という点。もうひとつは体重測定に抵抗感をもたれる可能性があるということです。以下にその注意点と対応策を説明します。

[基準の置き方]

　Boyd ら[*212] は朝の体重（朝食前で排尿後）を基準として、5％増したものを制限体重としており、Delva ら[*213] は朝の体重の7％増で設定しています。Boyd らが低く設定しているのは、多飲症患者の水分貯留傾向を考慮したためです。実際に病棟で用いてみると、不安定な多飲症患者は朝の体重のばらつきが多く、早朝覚醒があり飲水していると、たとえ朝食前で排尿後であっても水分が貯まっていることが多くあります。そもそも朝の体重には「ドライ（Dry Weight）」としての信頼度が低いですし、また、毎朝変わる数値によって、医療者側が対応を変えていくとなると、日常業務が煩雑になります。

　そこで北病院では、患者それぞれに対して別の方法でベース体重とリミット体重を設定しています。多飲症以外の理由で体重が変動する場合や、多飲症の症状に変動があった場合には、そのつどベース体重やリミット体重の変更を行います。

　この数値については、スタッフだけでなく患者にも周知するように工夫しているため、患者のなかには「体重を超えてしまったがどうしたらよいか」とスタッフに聞きに来る人もいますし、主治医に対して「最近食べ過ぎて太ったから体重を見直してほしい」と言ってくる人もいます。

　もし、日替わりの基準値で管理され、場合によってはペナルティーが課されるとしたら、患者にとってもあまりいい気持ちはしないと思います。それに比べると、一定の数値を設定し、それを患者にも知らせておけば、多飲症患者の努力をポジティブに評価しやすくなりますし、もし何らかの行動制限を行わなくてはならない場合でも「まあしょうがない」と思ってもらいやすいのではないでしょうか。

[体重測定への抵抗感]

　頻回に隔離などが必要とされるような患者にとっては、枠組みの設定しだいでは、体重測定が何らかのペナルティーの入り口のようにもとらえられかねません。毎回体重を測るたびにひと悶着起きているようでは余計な労力が増えるばかりです。

　体重はあくまで目安ですので、○○kgを超えたら問答無用で保護室というのではなく、体重は増えても水中毒の症状が見られず、その後の飲水制限が守れるようであれば、少し待ってみることも可能なはずです。北病院の多飲症病棟には、飲水制限を行うことのできるスペースがありますが、このような「リミットすれすれ」の場合にはそうした場所を使うこともありますし、状況しだいでは普段の生活のまま、排尿などで体重が安定するまでかかわりを厚くすることで対応することもあります。

　しかし、もうろうとしていたり、易刺激性が認められたりする場合や体重増加が短時間で起こった場合、増加が大幅である場合には、水分の制限やリスク評価のための血液検査を行う必要があります。もうろうとしながらも水飲み場へ行こうとしたり、制止を振り切って水を飲もうとしたり、飲んだ水を嘔吐するなどの危険な様子がある場合には、隔離などの手段をとらざるを得ないと考えています。

❷血清ナトリウム濃度を基準にする方法（target weight procedure）

　血清ナトリウム濃度を基準にする方法は、Goldmanら[*214]が考案しました。患者の血液検査データから平均血清ナトリウム濃度（MSS）と平均体重（MBW）を決定し、その値から、許容できる最低の血清ナトリウム濃度（MAS）を設定します。これらを用いて、その患者にとって許容できる体重増加を決め、それにもとづいて管理を行うというものです。

　この方法が優れている点は、MASの設定が2段階であるという点です。普段は低ナトリウム状態でない患者、つまり血清ナトリウム値が132mEq/L以上である場合のMASは125mEq/Lとし、一方で血清ナトリウム値が普段から132mEq/L以下の低ナトリウム状態である患者の場合にはMASを「MSS − 7 mEq/L」と設定します。これは、慢性的な低ナトリウム状態に慣れている患者はより低い血清ナトリウム濃度にも耐えられるのではないかという経験的な判断からくるものです。

　次に、許容できる体重の上限を「MBW ×（MSS/MAS）」とします。体重が許

容範囲を超えた場合、2時間以内に患者の血清ナトリウム濃度が測定され、MAS以下であった場合、患者を24時間の隔離とします。

　低ナトリウム血症が恒常的に続いている場合とそうでない場合とで設定を変える、というのは非常によい考え方だと思いますが、計算がなんとなく煩雑なのが気になります。

軽度の多飲症の場合

　多飲症についての治療（自己管理）を開始した時点の体重（外来で測定）とその後施行した血液検査データをもとに、ベース体重とリミット体重を設定します（⇒ p44）。体重を1日複数回測定してもらい、それをノートに記録してもらうようにします。その結果によって評価を行い、安定していればそれが持続するようなはたらきかけを行い、不安定であればその時点で一緒に対策を検討していきます。

中等度の多飲症の場合

　入院後数日の体重変動と血液検査の結果を見て、ふさわしいと思われる値を暫定的なベース体重とします。そして、その値から4〜5%程度増加した体重をリミット体重とします。具体的な設定方法を、第1章のQ22（⇒ p45）に事例を挙げて紹介しましたので参照ください。

　ベース体重とリミット体重について患者と話し合う際に、何よりも気をつけなくてはならないことは、「水を飲むと罰を受ける！」という認識をなるべくもたせないようにすることです。どのようにうまく説明しても、患者にとっては「飲みすぎると隔離されてしまう」というようにしか聞こえないものです。患者のなかには、具体的な数字を示すと、「飲んじゃいけないのか」とがっかりしたり、怒り出したりする人が少なくありません。したがって、筆者が気をつけているのは「○○kgまでは飲んでも大丈夫」という点を強調することです。まずは「飲んでもいい」と思ってもらえないと、その後の説明も頭に入りにくくなってしまう可能性があるからです。

重度の多飲症の場合

　隔離による水分制限を数日行い、体重が一定以上減少し、精神的にも安定しており、血液検査が正常化した時点の体重をベース体重とします。それをもとにリミット体重を設定し、日中は活動のなかで、その設定を超えないようなかかわりをもつように配慮していきます。

　北病院の多飲症病棟では、病棟スタッフや医師が患者に対して心理教育的アプローチを行う時間を設けています。そこでも患者個々のベース体重、リミット体重についての会話が頻繁に交わされ、ほとんどの患者は自分の「設定」について理解しています。ベース体重は、患者の生活状況（食事量など）の様子や定期的に施行する血液データを見ながら適宜変更していくようにしています。そうすることによって、退院後の食行動の変化（糖分を含む飲み物を多く摂るようになった、おやつを多く食べるようになった、など）にも対応できるようにするためです。

3 外来でどうかかわるか

　外来診療において私たちが多飲症を話題にするのは、その患者が過去に多飲症や水中毒での入院歴があるか、あるいは自他共に認める多飲行動の持ち主などである場合がほとんどです。外来の限られた診療時間で患者の日常生活における行動を逐一チェックすることは困難で、現実的ではないと思われます。そのため、新たに多飲症を発見することは決して容易ではありません。

　これまで、外来患者における多飲症の頻度についてはあまり調査されていないため、明らかになっていませんが、筆者の印象では、多飲傾向の外来患者は少なからず存在しているように思われます。実際に北病院でも、"ノーマーク"だった外来患者が突然水中毒による意識障害やけいれん発作を起こしたことがこれまでに数例あり、私たちが気づいていないだけで、実は治療的かかわりが必要な多飲症患者が一定の割合でいるのではないかと思われます。

外来でのスクリーニング法

　筆者にも多飲症の患者が訴えていた徴候を見逃していた経験があり、それ以来多飲症が疑われる患者に対しては、診察中に雑談に交えて多飲症に関連する身体症状などをそれとなく尋ねることにしています。あるときなどは小遣いの使い道について話しているうちに、1日にかなりの量のコーヒーや清涼飲料水を摂取していることがわかったこともあります。

　診察の場面において、精神症状に波がある患者や、見た目の変化（顔がむくんで見えたりそうでなかったり）が著明な患者、午後から夕方にかけてイライラや頭痛の訴えがある患者などに対しては、のどの渇きの有無、飲水量が多くないかどうか、日中頻回にトイレに行くかどうか、夜間に尿意を催して起きるかどうか、失禁や軟便の有無などをさらに聴取していきます。多飲についての自己評価票やチェックシートなどを作成することも考えましたが、診察が堅苦しくなってしまうことと、時間がかかることから用いていません。

　多飲傾向の存在が強く疑われる患者に対しては、その可能性について説明し、

「水をたくさん飲んでいるせいで、困ったことが起きていないかどうか」を調べる目的で血液検査と尿検査を行い、その時点の体重も測定します。検査結果のうちナトリウム値については低めであるかどうかを見るのですが、低ナトリウム血症が認められた場合には薬剤性（カルバマゼピンなど）や偽性（高たんぱく血症、高脂血症などで見られるもの[*216]など）を除外する必要があります。また、尿素窒素が低値のときや尿浸透圧、尿比重が低いとき（1.009以下[*215]）には多尿の可能性があるため、多尿を引き起こす薬物を飲んでいないかどうかを確認します。薬物や内科的疾患などの原因がないにもかかわらず血清ナトリウム値や尿素窒素、血清浸透圧が低い場合、その患者の多飲傾向は治療の適応となります。

必要な対応

外来患者に対する多飲症治療は、「その人が多飲症であること」が疑われた時点から開始されます。外来の対応でまず最初に求められることは、入院治療が必要かどうかを見極めることです。例えば、頻回の飲水行動があり、加えて夜間のトイレや失禁が目立ち不眠になっているとか、夕方になるとイライラして怒りっぽくなって困るとか、明らかに水中毒の徴候が確認できた場合には、入院治療を優先させるべきです。その際には、患者に対して、そういった状態が「多飲症」により起こっていると考えられること、その多飲症は入院しての治療が必要であることを伝えます（図表3-28）。

一方、外来で継続的に診ることが可能な多飲症は、例えば、水分を摂りすぎていて、日中何度もトイレに行かなくてはならず困っている、作り置きの麦茶がすぐになくなる、たまに吐くことがある、といったような軽微な症状でおさまっている場合です。

図表3-28　入院による多飲症治療の目的

▶「水をしぼる」（過剰な飲水により低ナトリウム血症や水中毒症状が認められる場合）
▶ その患者の飲水行動の評価と身体精査
　・薬物調節
　・行動療法的介入
　・リミット体重の設定
▶ 多飲症についての疾患教育
▶ 日常生活能力や日中の過ごし方についての評価・検討

何らかのきっかけから、外来の患者が多飲症ではないかと判断したときには、患者に、まずは多飲症が疑われること、そして多飲症であるとどのような困ったことになるのか、そして水中毒の可能性などについて簡単に説明します。その際には、どういった状況になったら入院が必要になるのかについても話しておきます。その後、現時点での状況を把握するために血液検査を行い、その時点での体重を測定して、それを暫定的なベース体重に設定します。

　患者に対しては、1日2～3回の体重測定と、それを記録（**図表 3-29**）して外来に持ってきてもらうように伝えます。次の外来で血液検査の結果と体重の変化を見て、あらためてベース体重を設定し、「大まかな」リミット体重を決めます。その後は患者の記録を見ながら、必要に応じて血液検査を行ったり、リミット体重を見直したりしていきます。

　この方法で難しいのは、設定したベース体重がどの程度確かなのかがはっきりしないという点です。入院中の患者と比べると、外来患者については生活の様子に関する情報が乏しく、朝の体重も「ドライな」体重である保証が少ないといえます。とくに体重変動が激しい患者については、その設定に苦慮します。筆者は経験上、ある数日間でいちばん重い体重をもとに、ゆるめにリミットを設定する

図表 3-29　外来患者が自分で記録した体重のデータ

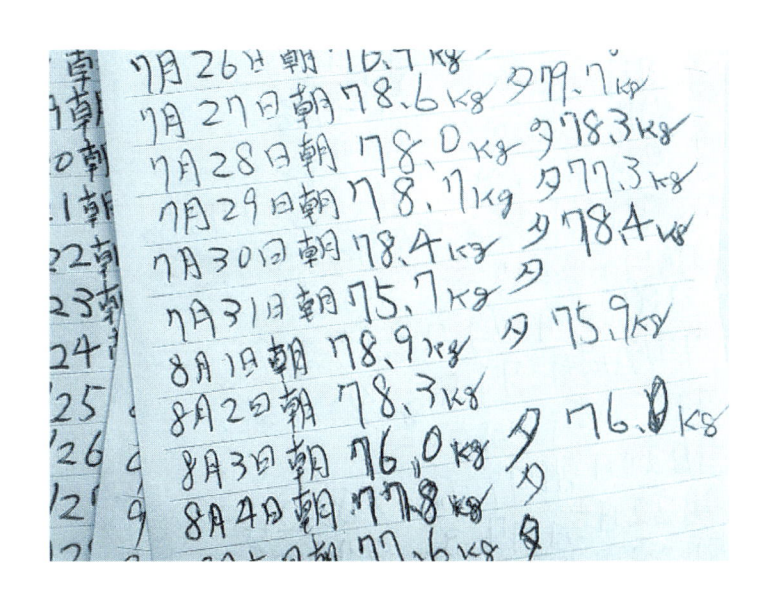

ことにしています。例えば図表 3-29 の記録をつけてくれた患者のリミット体重は 81kg です。

　ここまでのプロセスにおいて何よりも大切なことは、医師と患者が多飲症をはさんで対峙するような関係を作らないことでしょう。その真意を知らせずに血液検査を行ったり、問診を行うことはフェアでないと思われますし、さらに個人的には、体重に関しても、厳密な数値を定めないほうがうまくいくように思います。

　外来の多飲症患者に対して注意すべきことはもう 2 点あります。ひとつは、糖分や脂肪分、アルコール分を含んだ飲料を摂取している可能性を考慮することです。これにより糖尿病や高脂血症、アルコール依存症など別の問題へと発展する場合もあるからです。血液検査を行う際にはその点もチェックし、患者に対しては、飲む量だけでなく、種類についても十分な聴取と説明を行うことが重要となります。

　もうひとつは、ノートに記載されている数字の信憑性の問題です。せっかく記録してくれているのに対してあからさまにその内容を疑うことは当然よろしくないでしょう。記録されている体重と、目の前にいる患者の体重に差があるように思われる場合は、実際に体重を測定すれば済むことです。虚偽の数値を記入した、などと責めるべきではありません。

Part 3 知識編

4章

多飲症治療の今後
開放的処遇に向けて

1 ハードとソフトの関係

　多飲症患者へのかかわりにおける私たちのコンセプトは、「開放的処遇により人間的接触を多くする」ことです。北病院の多飲症専門病棟は、閉鎖病棟（47床）内にあります。3室の保護室、5床からなるAゾーン（施錠可能な区域内に個室1つ、2人部屋2つ、トイレと洗面所、リビングがある）と、4人部屋3つの、計20床のユニットです。私たちが患者に「開放的」な生活のための工夫を提供できたのは、強力なハード（Aゾーンと保護室）に支えられていた部分があります。しかしこれまでの経験から、多飲症をよくするためには、次のようなソフトの部分の改善も不可欠だったといえます。ソフトの部分とは、①適切かつ統一した対応をとること、②相応の労力をかけること、③それ相当の時間をかけること、④患者の状態に合った目標をそのつど設定し、その目標に向けての工夫を行うこと、です。

　多飲症を「よくする」という言葉は、必ずしも「多飲症でなくなる」ということではなく、患者の精神症状や日常生活レベルに見合った場所において、生活を邪魔しない程度に多飲症を安定させることにあるのではないかと考えていますが、果たしてそのためのかかわりが私たちの病棟以外の場所でも実行できるのでしょうか。

　以前の多飲症病棟では、Aゾーンは夜間や必要時には施錠がなされる場所であり、Aゾーン内の洗面所やトイレはバルブを閉めれば水が自由に出ないようになっていました。現在はバルブが閉められることはなくなっていますが、そのような段階に達するまでに、私たちには約10年の歳月が必要でした。その間、「開放的な処遇」を妨げてきたものの正体は、私たちの側にある不安感や恐怖感でした。

　とはいえ実際に激しい多飲行動や水中毒のけいれん発作を目の当たりにしてしまうと、ついつい慎重になることは"ある程度"はやむを得ないとも思われます。この「不安の壁」をどう乗り越えていけるかが私たちの課題です。

　非常に単純な言い方にはなりますが、多飲症が原因で退院できないという問題を解決するためには、その時点での多飲症の症状と精神症状に見合ったハード（**図表3-30**）を探し、そこでできる限りの「開放的処遇」を目指していくしかないのではないでしょうか。

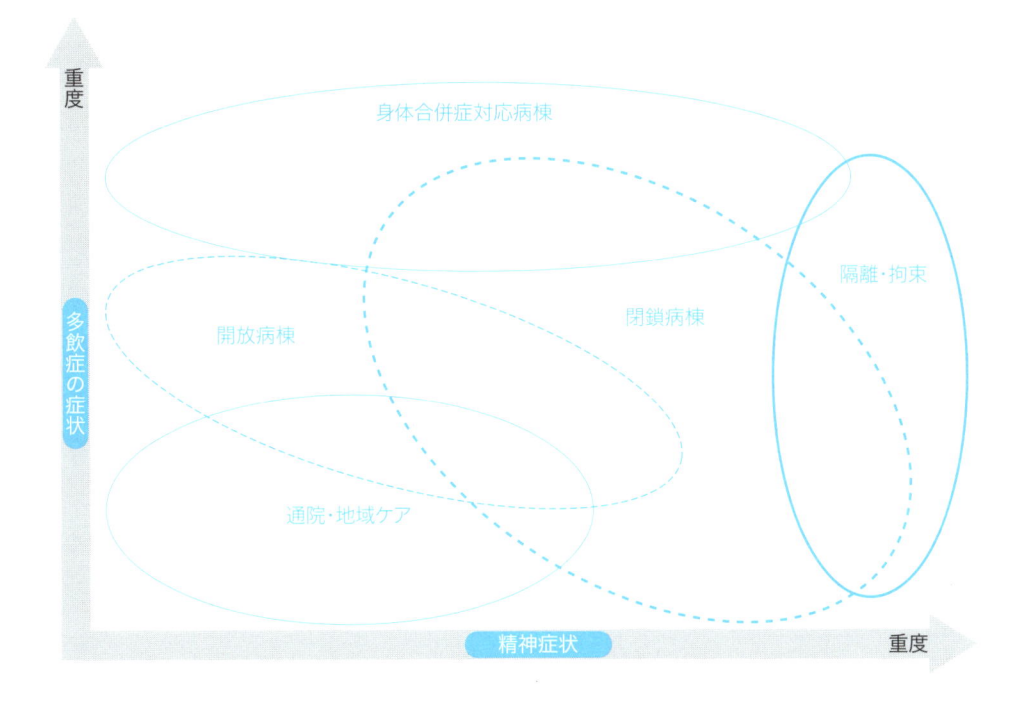

図表 3-30 精神症状と多飲症の症状とに見合ったハードを探す

縦軸：多飲症の症状　重度
横軸：精神症状　重度

- 身体合併症対応病棟
- 開放病棟
- 閉鎖病棟
- 隔離・拘束
- 通院・地域ケア

2　長期入院中の患者に対する取り組み

　長期間にわたり、行動制限を必要とするほどの多飲症がある患者のなかには、原疾患の症状も遷延している人が少なくありません。治療スタッフとしては、なんとかしなくてはと思うものの、過去の数多くの「失敗」から、下手なことをして余計に症状を悪くしてしまうぐらいならば、とりあえず現在の状態を維持してくれていたほうがましという考えに傾き、結果として新しい治療的試みに消極的になり、何も変わらないままで入院が続くといった場合があります。

　そのような長期入院患者が増えることは、有効に使用できる病床の減少を意味しており、病院にとっては死活問題になりかねません。また、いわゆる「院内寛解」といってよいほどの状態であるにもかかわらず、次の治療環境に移ることが

できない人もいます。そのような人たちが病院外での生活に移行できない理由は、よりゆるい管理のもとでは現在のような安定を保つことができないのではないか、という不安があるために、ふさわしい受け入れ先をみつけられないことにあります。

以下に2つの症例を提示し、この「壁」を乗り越えるための試みについて検討したいと思います。

図表3-31　症例1の経過

X＋7年	水やコーヒーをたくさん飲む様子や頻繁にトイレに行くことなどが目立つ
	胸やけや吐き気の訴え
X＋10年	夜間の失禁や怒りっぽさが出現
	飲水行動をとがめられると不機嫌になる
	厚着をする
X＋11年	やかんをかかえて水を飲んだり、水道の前で立ち続けての飲水
X＋11年	夜間に起きだして飲水
	制止を無視し、嘔吐を繰り返しても水を飲み続ける
	泥水をコップですくって飲む
X＋13年	噴水状の嘔吐
	看護師への暴力
	水様の下痢、高血圧
X＋16年	けいれん大発作

【症例1】

60代男性、統合失調症。20代前半に幻覚妄想で発症し、数回の入退院を経て、X年当院に入院、それ以来現在まで長期入院となっています。これまでに中等症以上の水中毒を6回認めています。

図表3-31に最初の水中毒によるけいれん大発作を呈するまでの経過をまとめました。

X＋16年にけいれんを起こしたあとは、体重測定による飲水制限が開始されましたが効果はなく、恒常的な保護室や個室の使用による管理が行われました。しかし、トイレの水をすくって飲むことや尿を飲んでしまうこともあり、常に厳重な監視が必要と考えられてきました。

X＋20年には胃潰瘍を患い、X＋27年頃より労作時の呼吸苦も出現し、

図表 3-32　X+28 年時の体重変動

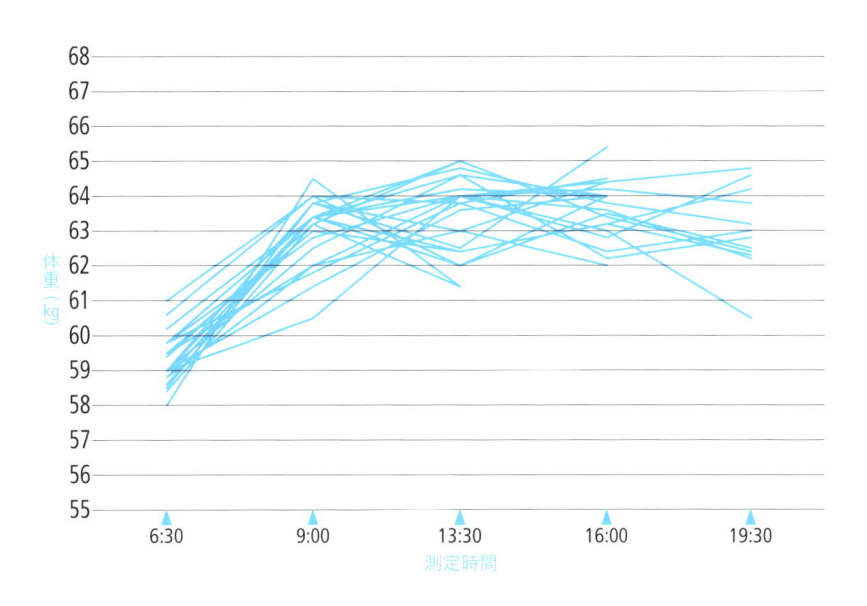

図表 3-33　多飲症専門病棟転棟後

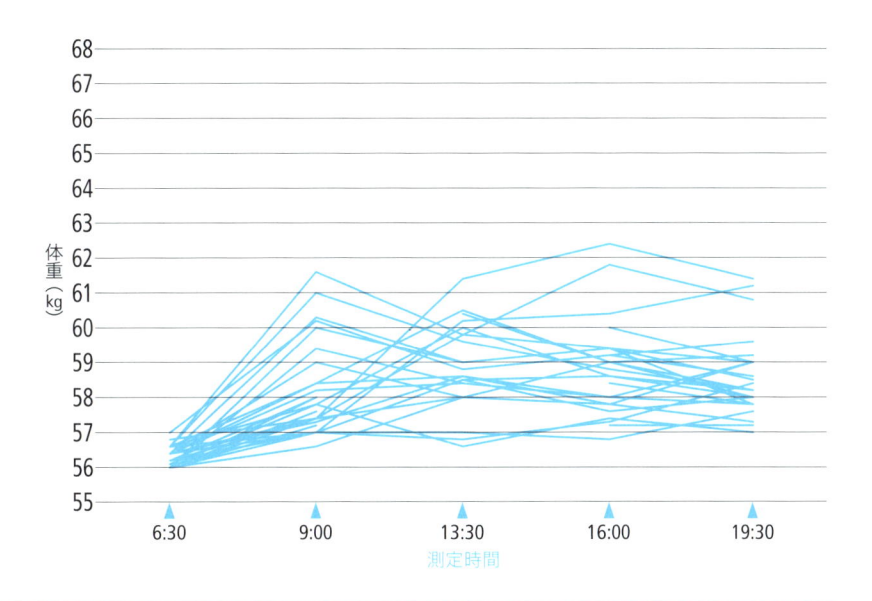

[グラフの見方]
このグラフは、北病院で多飲症患者に対して行っている体重測定の結果を図にしたもの。入院中の患者は毎日、6 時半、9 時、13 時半、16 時、19 時半の 5 回、体重を測定するので、それをこのようなグラフにすると、1 日の体重変動だけでなく、ある一定期間のパターンを目で見ることが可能になる。

図表 3-34 X+33 年、オランザピン開始後

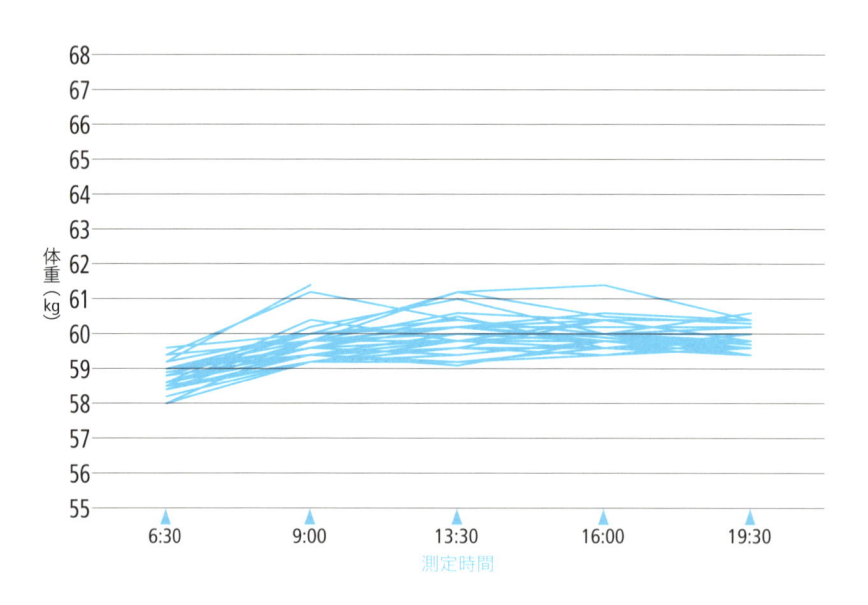

図表 3-35 X＋39 年（最近）の体重変動

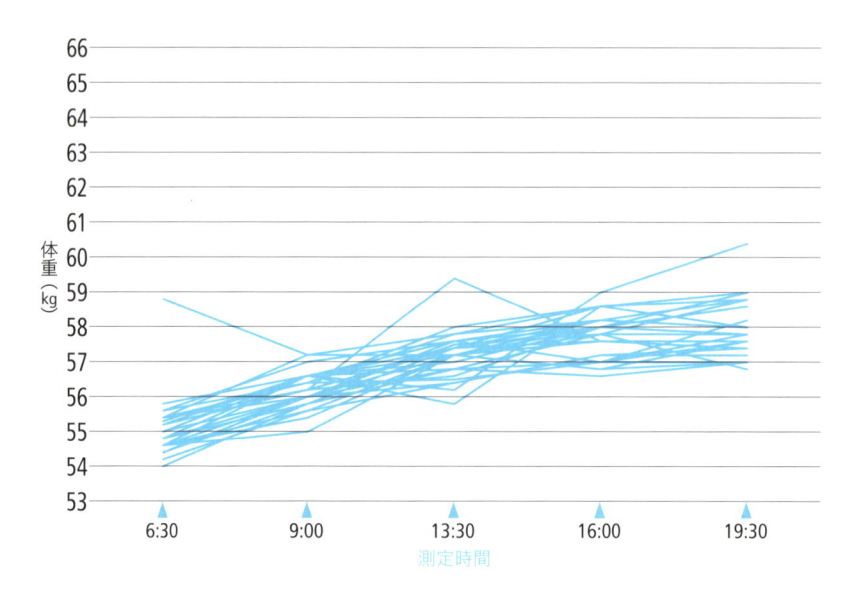

現在も胸部X線上心拡大が認められています。X＋28年の時期の体重変動の様子を**図表3-32**に示しました。この時点では個室施錠が行われており、「朝の体重から4.5kg増加したら施錠、3〜4.5kgの増加の場合は状況により施錠」という指示にもとづいて管理を行っていました。夜間は施錠されており、起床後（グラフ左端）に開錠された直後から多飲がはじまり、その次の体重測定では急激な体重の増加が認められています。体重の減少が見られるのは施錠されているときだけのようです。

　X＋29年に多飲症治療病棟へと転棟になりましたが、その後も多飲行動や体重の急激な増加は続いており、意識障害やけいれん大発作は出現しなくなったものの、多量に飲水して食事を摂れなくなったり、悪寒で震える様子が認められることもありました。この頃の体重の変動は**図表3-33**に示しています。

　それまでに抗精神病薬はハロペリドールやフルフェナジン、リスペリドンなどが使われており、X＋33年以降はオランザピンを主剤として用いています。オランザピンを導入して以降は若干多飲症が落ち着いたような印象があるものの、依然として精神症状は活発で、無為かつ自閉的な日常生活を送る一方で、幻覚妄想にもとづいた奇妙な行動や独語、言語新作などの陽性症状も認められています。この時期の体重変動を**図表3-34**に示しています。この段階でも施錠されたAゾーンでの生活が中心で、日中は体重の増加がなければAゾーンから出て過ごすことができましたが、「隠れ飲水」などにより体重が一定以上増加してしまうため、自床で臥していることが多かったようです。

　現在は4人部屋に移動し、日中の棟外活動や売店への外出は単独で行えています。いまだに夜間の失禁が頻繁ですが、けいれんや大量の嘔吐といった中等度以上の水中毒発作はなく、精神症状も安定しています。X＋39年になる最近のグラフ（**図表3-35**）を見ても、1日の体重は4kg前後増加していますが、時代が古いもののほうが体重がより急に増加していたことがわかります。

　このグラフを見て、皆さんはどのように思われるでしょうか。

　私たちは、「かなりよくなった」と思っているのですが、これはあくまでも「病棟内で安定している」だけかもしれず、残念ながら、依然として今後の転帰についてのめどは立ちにくい状況です。今後は開放病棟への転棟を検討していますが、環境の変化が本人への負担にもなりかねないことと、開放病棟での「増悪」が不安なこともあって、もう少し時間がかかりそうです。

このような症例を見てつくづく思うのは、多飲症はその患者の「治りにくさ」に関係があるということと、早期の適切な介入が非常に大切だということです。
　また、このような患者に対しては、スタッフが根気強くかかわりをもち続けること自体が難しいと思われます。何らかの変化が見られるまであきらめずにかかわり続けるためには、スタッフ自らが息切れしない方法をみつけることも重要です。そのひとつとして、例えば「開放病棟へ移る」「退院する」「施設へ入所する」といった、その患者個人に対しての"ゴール"を定める方法があるように思います。かかわりや薬物治療の効果判定を行うためにも、さらにかかわりを工夫するためにも、目標が必要です。

　次に紹介するのは、最初に目標を定め、そこに到達するために工夫をしていったことが患者の改善につながったといえる症例です。

3　長期化させないための取り組み

　多飲症は統合失調症だけでなく、精神発達遅滞などでも見られます。知的障害者の施設などに入所している人の多飲症を管理することは、精神科病院に入院している人に比べてもかなりの困難を伴うと思われます。なぜならば、言葉による制止や制限についてのルールに関する理解が得られにくいことや、高い衝動性や爆発性により、実際に止めに入って制止することには困難が予測されるにもかかわらず、そういった施設には精神科病院の閉鎖病棟に比べてハード面での弱さがあるからです。
　さらに、多飲症の患者を精神科病院から知的障害者施設や自宅に退院させようと考える際には、お互いが考える「安定」に違いがあることを考慮に入れなくてはなりません。患者にとって威圧感のある閉鎖病棟での安定は、慣れ親しんだ施設や自宅での安定とは全く異なるものです。そのことを気づかないで施設へ返し、また多飲症が悪くなって入退院を繰り返すことはよくあることです。
　下記の症例はそういったケースに対して、閉鎖病棟内のハードに頼らない方法をとることで、施設でのかかわりとの間に差ができないようした試みが効を奏した症例です。

【症例2】

　30代の男性、統合失調症。10代後半に独語、空笑で発症、家族への暴力行為も出現したため、精神科病院へ数回入院。生下時より中等度の精神発達遅滞もあり、X－8年より知的障害者更正施設に入所していました。X－3年頃より多飲症が顕著となり、それに伴う問題行動や水中毒のために精神科病院へ入院となりました。

　当初は入院すると安定し、施設へ戻ると多飲水や問題行動がはじまるということを繰り返していましたが、次第に入院中にも多飲行動が目立ちはじめ、1日の体重変化が10kgにもなり、水分の嘔吐や、器物損壊、激しい興奮や暴力なども顕著になっていきました。保護室を頻回利用しなくてはならないような状況となり、X年3月、当院に転院となりました。前院ではハロペリドールの投与が行われていました。

　前院では、短時間での急激な体重増加や水分の嘔吐、多飲後の問題行動などが認められており、また精神発達遅滞の合併もあるため、重度の多飲症とみなしうる状態です。前院での教育的アプローチにより多飲症についての部分的な理解はできており、体重による管理と心理教育を継続して行うことによる改善の可能性は十分あると考えられました。

　入院に際して、治療の目標として「もとの知的障害者更正施設へ戻る」ことを掲げました。その施設では主に個室もしくは2人部屋で生活をしており、最も厳重な行動制限が個室に施錠をすることであったため、当院においても個室への入院とし、患者に対しても必要のない保護室への隔離は行わないことを確約しました。

　入院当日の12時に測定した体重は53.5kgでした。しきりに水飲み場に行く様子や蛇口をひねってそこから直接水を飲んでいる姿など激しい多飲行動が認められており、4時間後には57.2kgにまで増加していました。病棟スタッフの説明に対しては、「水はもう飲まんほうがいいね」などと理解を示しており、自らも繰り返し体重計に乗るようなそぶりが見られていましたが、さらに18時には59.2kgへと増加していました。患者の表情は入院時と比べてぼんやりしており、流涎の増加や頭痛の訴えも認められました。この時点ですでに中等症の水中毒を起こしていると判断され、さらの重症の水中毒へと発展する危険性があったため、本人に説明した上で夜間のみ施錠をすることとしました。

　入院翌日の朝、体重が54.2kgの状態で施行した血液検査では、ナトリウム

濃度は144mEq/L、血漿浸透圧は284mOsmでしたが、同日の夕方には体重が5.4kg（9.9％）増加して59.6kgであったため、再び血液検査を施行したところ、ナトリウム濃度は127mEq/L、血漿浸透圧は251mOsmにまで低下していました。意識レベルに大きな低下はなく、若干ぼんやりした印象といらつきが認められ、頭痛を訴える様子がありました。入院初日と同様に、体重に急激な増加があること、このまま飲水により体重が増加すると危険であること、体重が下がれば危険ではなくなることを説明し、再び夜間のみ施錠としました。

その後数日は日中の急激な体重増加が見られていましたが、スタッフによる診察では水中毒の所見は認めらませんでした。数日間の体重の変動と臨床所見から、この患者の安全な体重を暫定的に57kgと決め、患者に対して、①その体重になるまでは普通に水を飲んでよいこと、②その数値を超えてしまい、すぐに戻らない場合や何らかの身体症状が認められた場合には施錠とすることの2点を伝えました。もし施錠となった場合でも、体重が戻っていれば速やかに錠を開けることも約束しました。

2週間ほど経過すると、徐々に病棟の雰囲気やスタッフの誘導に慣れてきたためか、出しっぱなしの蛇口からじかに飲むような飲水行動が減り、看護室にある氷水を希望して飲むことが多くなってきました。そのため夕方の体重増加が目立たなくなり、不安定な精神状態にも改善が認められたため、入院21日目以降は夜間の施錠も中止としました。入院後1か月がたったときの体重変動を **図表3-36** に示しています。

その後も病棟内での対人関係上のストレスや、本人の要求が通らないときなどには体重の急激な増加が見られることがありましたが、そのような場合でも、スタッフが積極的に"大目に見る"かかわり方を保ち、排尿などで体重が戻るまでは患者に厚くかかわり、安全な状態に戻ったら、それについて患者の努力を賞賛するという姿勢をもち続けることで、退院まで行動制限がなされることはありませんでした。

薬物療法に関しては、日中の焦燥感やイライラを少なくし、夜間により鎮静がかかることを目的として、入院後にハロペリドール33mgをオランザピン20mgへと一気に変更しました。新しい環境に慣れないこともあってか、ときおり口調が荒くなったり、病棟の椅子を蹴るなどの行動が見られることもありましたが、スタッフがかかわって話を聞いているうちに落ち着きを取り戻すことができました。入院後しばらくは入眠困難や中途覚醒が認められましたが、

図表 3-36　入院後 1 か月時点の体重変動

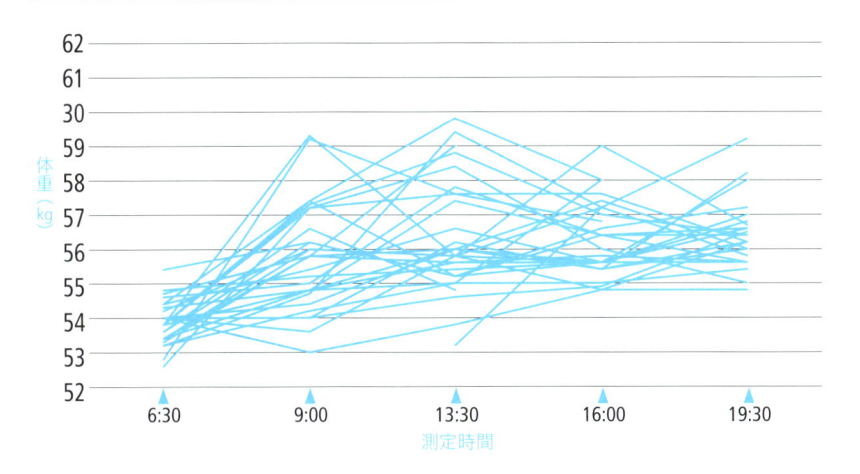

図表 3-37　入院後 6 か月時点の体重変動

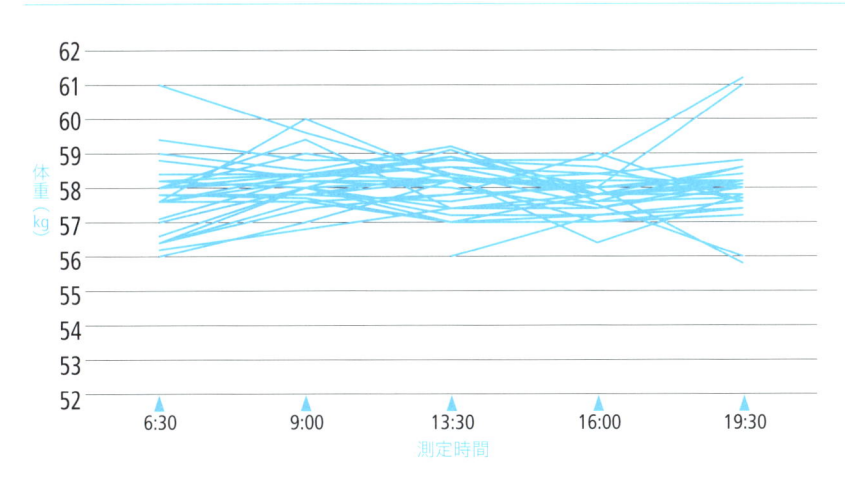

図表 3-38　退院後 2 年時点の体重変動

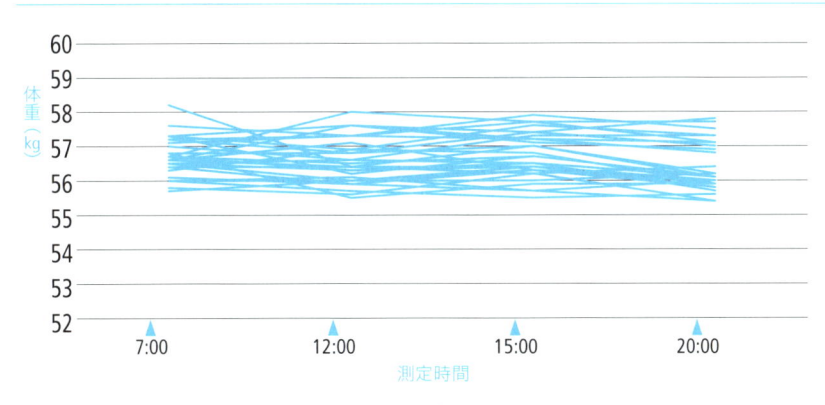

徐々に穏やかに過ごせる時間が長くなり、病棟内では短時間の作業療法にも参加できるようになりました。

　入院後3か月が経過してから、施設への退院に向けて次のステップとして外泊を行うことにしました。はじめは2週間に1～2回、それぞれ1泊2日で行い、徐々に間隔を短くし、1回の外泊期間を長くしていくように決めました。外泊を開始した直後は施設のスタッフの心配も強く、夜間は居室に施錠する対応をとっていたためか、本人も意識して必要以上に水分を口にしないようにしている様子が見られたようです。しかし、外泊から病院に戻ると緊張が解けたのか、大量に水分を摂取して不機嫌になったり、妄想的な発言が認められたりという状態が繰り返されました。

　そこで、外泊に際しては、①そのつどのリミット体重を決めてから出かける、②リミット体重近くになるまでは安心して水を飲んでよい、という2点を本人と施設職員に確認してから送り出すことを心がけたところ、徐々に施設でもリラックスできるようになっていきました。入院して6か月後には、施設で複数泊できるようになりました。その時点での体重の変動をグラフ（**図表 3-37**）に示します。

　飲水による体重の変動はほとんど問題にならない程度にまで安定しており、むしろベース体重の増加が目立つようになっていたため、定期的に血液検査を行い、電解質だけでなく脂質や血糖、コレステロール値なども確認しながらリミット体重を調整していきました。その後も長期外泊を繰り返し、長期外泊しても体重変動が安定していることを確認したのち、8か月半で施設へと退院になりました。

　その後も施設での生活を送りながら当院に外来通院していますが、体重変動は安定を保っており、問題行動も見られていません。施設に退院した直後は、個室にて夜間のみ施錠を行っていたようですが、徐々に施錠されることも少なくなり、日中の作業などにも参加できるようになりつつあります。現在、退院後2年が経過していますが、精神症状や飲水行動についての悪化は見られないまま経過しています（**図表 3-38**）。

　この症例は、退院先の施設と私たちとの間で「よくなった」という認識に食い違いが出ないような工夫をした点が特徴であり、それは私たちの多飲症治療においても画期的な試みであったように思います。患者本人の努力や施設の方々の理解もあって非常によい結果を生むことができた事例です。

4 今後に向けて

「開放的処遇」に対する障壁は、私たち自身の不安感にほかならず、今後求められる治療的アプローチにとって不可欠なのは、そのような不安を払拭するに足る強力なエビデンスなのかもしれないと思います。多飲症の原因研究が進み、さらには何らかのサブタイプ（病形、もしくは症状の特徴など）に分類されれば、より説得力のある多飲症治療論が成り立つのかもしれません。**図表 3-39** に、私のこれまでの経験から、多飲症の進行にはこのようなタイプがあった、という型を挙げてみました。

とりあえず、私たちはこれからも毎日多飲症患者と向き合い、彼らの様子に一喜一憂しながら、「究極の開放的処遇」への道を模索していくことにしたいと思っています。

図表 3-39　多飲症の症状進行のサブタイプとして考えられるもの

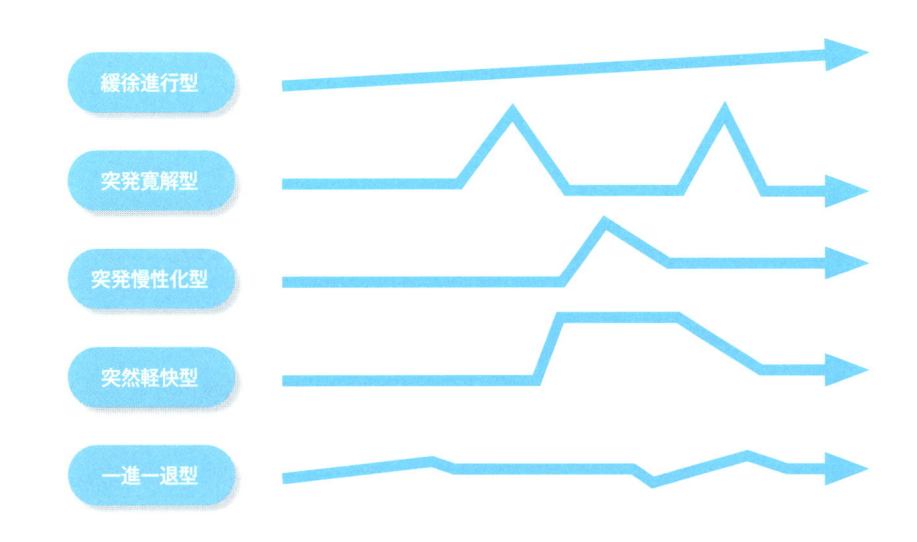

- 緩徐進行型
- 突発寛解型
- 突発慢性化型
- 突然軽快型
- 一進一退型

＊「第3部」引用参考文献

1. 小山田静枝：精神科患者における多飲の臨床的研究. 精神医学 1998; 40(6):613-618
2. Bremner AJ, Regan A: Intoxicated by water. Polydipsia and water intoxication in a mental handicap hospital. Br J Psychiatry 1991; 158:244-250
3. Deb S, Bramble D, Drybala G, al e: Polydipsia amongst adults with a learning disability in an institution. J Intellect Disabil Res 1994; 38 (Pt 4):359-367
4. Hayfron-Benjamin J, Peters CA, Woodhouse RA: Screening patients with mental retardation for polydipsia. Can J Psychiatry 1996; 41(8):523-527
5. 及川克紀：重症知的障害者の飲水行動について. 発達障害研究 2003; 25:110-116
6. Zafonte RD, Watanabe TK, Mann NR, al e: Psychogenic polydipsia after traumatic brain injury. Am J Phys Med Rehabil 1997; 76(3):246-248
7. Silber TJ: Seizures, water intoxication in anorexia nervosa. Psychosomatics 1984; 25(9):705-706
8. 荒川彌生, 美澄明子, 山本清人, 他：精神障害者に見られる多飲水（水中毒）のケアの中で生じる看護者の陰性感情とその要因. 日本精神科看護学会誌 1999; 42(1):296-298
9. 鶴田聡：長期入院中の慢性精神分裂病患者の示す暴力行為について. 精神医学 2002; 44(1):33-38
10. 松田源一：精神障害者に発生する多飲の臨床的諸特性. 精神医学 1988; 30(2):169-176
11. 松田源一：入院精神障害者の多飲行動に関する臨床的研究――病的多飲の経過と転帰. 慶応医学 1992; 69(1):159-172
12. 石部忠彦, 名取真, 稲垣中, 他：多飲症治療病棟における飲水コントロールの試み. 病院・地域精神医学 2000; 43:249-250
13. Rowntree LG: Water Intoxication. Archives of internal medicine 1923; 32:157-174
14. Illowsky BP, Kirch DG: Polydipsia and hyponatremia in psychiatric patients. Am J Psychiatry 1988; 145(6):675-683
15. Ellinas PA, Rosner F, Jaume JC: Symptomatic hyponatremia associated with psychosis, medications, and smoking. J Natl Med Assoc 1993; 85(2):135-141
16. Shinkai T, Ohmori O, Hori H, al e: Genetic approaches to polydipsia in schizophrenia: a preliminary report of a family study and an association study of an angiotensin-converting enzyme gene polymorphism. Am J Med Genet B Neuropsychiatr Genet 2003; 119:7-12
17. Matsumoto C, Shinkai T, De Luca V, al e: Association between three functional polymorphisms of the dopamine D2 receptor gene and polydipsia in schizophrenia. Int J Neuropsychopharmacol 2005; 8(2):245-253
18. Spigset O, Hedenmalm K: Hyponatraemia and the syndrome of inappropriate Antidiurtic hormone secretion(SIADH) induced by psychotropic drugs. Drug Safety 1995; 12(3):209-225
19. Spears NM, Leadbetter RA, Shutty MS, Jr.: Clozapine treatment in polydipsia and intermittent hyponatremia. J Clin Psychiatry 1996; 57(3):123-128
20. Montgomery JH, Tekell JL: Adjunctive quetiapine treatment of the polydipsia, intermittent hyponatremia, and psychosis syndrome: a case report. J Clin Psychiatry 2003; 64(3):339-341
21. de Leon J, Verghese C, Tracy JI, al e: Polydipsia and water intoxication in psychiatric patients: a review of the epidemiological literature. Biol Psychiatry 1994; 35(6):408-419
22. 稲垣中：日内体重変動に基づく入院精神分裂病患者の多飲症に関する研究. 慶応医学 2000; 77:289-298
23. Vieweg WV, Godleski LS, Hundley PL, al e: Antipsychotic drugs, lithium, carbamazepine, and abnormal diurnal weight gain in psychosis. Neuropsychopharmacology 1989; 2:39-43
24. 不破野誠一：慢性の精神障害に伴う多飲水患者の発見について――多飲水関連行動によるスクリーニング調査を中心として. 精神科治療学 1994; 9:1121-1130
25. 新開隆弘, 大森治, 中村純：抗精神病薬による水中毒をどう予測するか. 臨床精神薬理 2007; 10:1423-1431
26. Quitkin FM, Garakani A, Kelly KE: Electrolyte-balanced sports drink for polydipsia-hyponatremia in schizophrenia. Am J Psychiatry 2003; 160(2):385-386
27. Goldman MB, Nash M, Blake L, al e: Do electrolyte-containing beverages improve water imbalance in hyponatremic schizophrenics? J Clin Psychiatry 1994; 55(4):151-153
28. 吉浜スミエ, 伊波逸子, 吉浜文洋：水にこだわる患者さんにどう向きあうか――「多飲水取締りゲーム」を降りる, 当院の多飲水・水中毒への対処の歴史を振り返って. 精神科看護 2003; 133:10-15
29. Buckley PF, Noffsinger SG, Smith DA, al e: treatment of the psychotic patient who is violent. Psychiatr Clin N Am 2003; 26:231-272
30. Vieweg WV: Behavioral approaches to polydipsia. Biol Psychiatry 1993; 34(3):125-127

31. 水野健, 手島正大：多飲水患者に作業療法が与える影響. 日精協誌 2006; 25(4):423-428
32. 梶原なおみ, 太田喜久子, 北川昌代, 他：地域で生活している多飲水者のデイケアプログラム——「多飲水ミーティング」の取り組み. 第49回日本病院・地域精神医学会総会 抄録集 2006:33
33. Ribble DJ, Thelander B: Patients with disordered water balance. Innovative psychiatric nursing intervention strategies. J Psychosoc Nurs Ment Health Serv 1994; 32(10):35-42
34. Greer RA, Stewart RB: Hyponatremia and ECT. Am J Psychiatry 1993; 150:1272
35. Brent RH, Chodroff C: ECT as a possible treatment for SIADH：case report. J Clin Psychiatry 1982; 43(2):73-74
36. Finlayson AJ, Vieweg WV, Wilkey WD, Cooper AJ: Hyponatremic seizure following ECT. Can J Psychiatry 1989; 34(5):463-464
37. Schnur DB, Wirkowski E, Reddy R, al e: Cognitive impairments in schizophrenic patients with hyponatremia. Biol Psychiatry 1993; 33(11-12):836-838
38. Emsley RA, Spangenberg JJ, Roberts MC, Taljaard FJ, Chalton DO: Disordered water homeostasis and cognitive impairment in schizophrenia. Biol Psychiatry 1993; 34(9):630-633
39. Shutty MS, Jr., Briscoe L, Sautter S, al e: Neuropsychological manifestations of hyponatremia in chronic schizophrenic patients with the syndrome of psychosis, intermittent hyponatremia and polydipsia (PIP). Schizophr Res 1993; 10(2):125-130
40. Laureno R, Karp BI: Myelinolysis after correction of hyponatremia. Ann Intern Med 1997; 126:57-62
41. Gross P, Reimann D, Neidel J, al e: The treatment of severe hyponatremia. Kidney Int 1998; 64:6-11
42. 須藤博：低Na血症患者の検討. 診断と治療 2001; 89(7):1077-1080
43. Adrogué HJ, Madias NE: Hyponatremia. N Engl J Med 2000; 342:1581-1589
44. Tanneau RS, Henry A, Rouhart F, al e: High incidence of neurologic complications following rapid correction of severe hyponatremia in polydipsic patients. J Clin Psychiatry 1994; 55:349-354
45. Cheng JC, Zikos D, Skopicki HA, Peterson DR, Fisher KA: Long-term neurologic outcome in psychogenic water drinkers with severe symptomatic hyponatremia: the effect of rapid correction. Am J Med 1990; 88(6):561-566
46. Hughes JR, Hatsukami DK, Mitchell JE, al e: Prevalance of smoking among psychiatric outpatients. Am J Psychiatry 1986; 143:993-997
47. De Leon J, Abraham G, Nair C, al e: Nicotine addiction in chronic schizophrenic inpatients. Biol Psychiatry 1995; 37:593-683
48. Allon M, Allen HM, Deck LV, al e: Role of cigarette use in hyponatremia in schizophrenic patients. Am J Psychiatry 1990; 147(8):1075-1077
49. Vieweg WV, David JJ, Rowe WT, Peach MJ, Veldhuis JD, Spradlin WW: Correlation of cigarette-induced increase in serum nicotine levels with arginine vasopressin concentrations in the syndrome of self-induced water intoxication and psychosis (SIWIP). Can J Psychiatry 1986; 31(2):108-111
50. Shutty MS, Jr.: Cigarette use, drinking and voiding in schizophrenic patients with polydipsia and hyponatremia. Schizophr Res 1996; 21(3):195-197
51. Hughes JR, McHugh P, Holzman S: Caffeine and Schizophrenia. Psychiatric Services 1998; 49(11):1415-1417
52. Koczapski AB, Ledwidge B, Paredes J, al e: Multisubstance intoxication among schizophrenia inpatients：Reply to Hyde. Schizophrenia Bulletin 1990; 16:373-375
53. Kirubakaran V: Hyponatremic coma and elevated serum creatine phosphokinase following excessive caffeine intake. Psychiatr J Univ Ott 1986; 11(2):105-106
54. Joyce SM, Potter R: Beer potomania:an unusual cause of symptomatic hyponatremia. Ann Emerg Med 1986; 15(6):745-747
55. Demanet JC, Bonnyns M, Bleiberg H, Stevens-Rocmans C: Coma due to water intoxication in beer drinkers. Lancet 1971; 2(7734):1115-1117
56. Harrow AS: Beer potomania syndrome in an alcoholic. Va Med 1989; 116(6):270-271
57. Crammer JL: Drinking, thirst and water intoxication. Br J Psychiatry 1991; 159:83-89
58. Davidson C, Smith D, Morgan DB: Diurnal pattern of water and elctrolyte excretion and body weight in idiopathic orthostatic hypotension. Am J Med 1976; 61:709-715
59. Blum A, Friedland GW: Urinary tract abnormalities due to chronic water homeostasis and cognitive impairment in schizophrenia. Am J Psychiatry 1983; 140:915-916
60. Vieweg WV, David JJ, Glick JL, al e: Polyuria among patients with polydipsia. Schizophrenia Bulletin 1986; 12(4):739-743
61. Jose CJ, Barton JL, Perez-Cruet J: Hyponatremic seizures in psychiatric patients. Biol Psychiatry 1979; 14(5):839-843

62. 納谷敦夫：精神病院入院患者における多飲, 低ナトリウム血症及び水中毒について. 精神医学 1983; 25(5):519-525
63. Jos CJ, Evanson RC, Mallya AR: Self-Induced water intoxication：A comparison of 34 cases with matched controls. J Clin Psychiatry 1986; 47:368-370
64. 中山温信, 不破野誠一, 伊藤陽, 他：病的多飲水患者の疫学と治療困難性. 精神医学 1995; 37(5):467-476
65. Tracy JI, de Leon J, Qureshi G, al e: Repetitive behaviors in schizophrenia: a single disturbance or discrete symptoms? Schizophr Res 1996; 20(1-2):221-229
66. Chong SA, Tan LL, Wong MC, al e: Disordered water homeostasis in Asian patients with schizophrenia. Aust N Z J Psychiatry 1997; 31(6):869-873
67. Mercier-Guides E, Loas G: Polydipsia and water intoxication in 353 psychiatric inpatients：an epidemiological and psychopathological study. Eur Psychiatry 2000; 15 306-311
68. de Leon J: Polydipsia, a study in a long-term psychiatric unit. Eur Arch Psychiatry Clin Neurosci 2003; 253(1):37-39
69. de Leon J, Tracy J, McCann E, al e: Polydipsia and schizophrenia in a psychiatric hospital: a replication study. Schizophr Res 2002 293-301
70. Gonzalez I, Perez N: High Risk of Polydipsia and water intoxication in schizophrenia patients. Schizophrenia Research 2007
71. Shah PJ, Greenberg WM: Polydipsia with hyponatremia in a state hospital population. Hosp Community Psychiatry 1992; 43(5):509-511
72. Delva NJ, Crammer JL, Jarzylo SV, Lawson JS, Owen JA, Sribney M, Weir BJ, Yendt ER: Osteopenia, pathological fractures, and increased urinary calcium excretion in schizophrenic patients with polydipsia. Biol Psychiatry 1989; 26(8):781-793
73. Hawken ER, Crookall JM, Reddick D, al e: Motality over a 20-year period in patients with primary polydipsia associated with schizophrenia：a retrospective study. Schizophrenia Res 2008; 107:128-133
74. Helwig FC, Schultz CB, Curry DE: Water intoxication. Report of a fatal human case with clinical、pathologic、and experimental study. JAMA 1935; 104:1569-1575
75. Hoskins RG, Sleeper FH: Organic functions in schizophrenia. Arch Neurol Psychiatry 1933; 30:123-140
76. Barahal HS: Water intoxicaton in a mental case. Psychiatric Q 1938; 12:767-771
77. Barlow ED, deWardner HE: Compulsive water drinking. QJM 1959; 28:235-258
78. Hobson JA, English JT: Self-Induced water intoxication. Ann Intern Med 1963; 58(2):324-332
79. Raskind M: Psychosis, polydipsia, and water intoxication. Report of a fatal case. Arch Gen Psychiatry 1974; 30(1):112-114
80. Vieweg WV, David JJ, Rowe WT, al e: Death from self-induced water intoxication among patients with schizophrenic disorders. J Nerv Ment Dis 1985; 173(3):161-165
81. 金子仁郎, 辻悟, 藤井久和, 他：心因性頻渇症の1症例についての精神身体医学的考察. 精神医学 1961; 3(10):13-21
82. 大宮司信, 塚本隆三, 伊藤直樹, 他：多飲により水中毒を起こした躁うつ病の1症例. 精神医学 1975; 17:947-952
83. Koczapski AB, Millson RC: Individual differences in serum sodium levals in schizophrenic men with self-induced water intoxication. Am J Psychiatry 1989; 146:1614-1615
84. Decaux G: Is Asymptomatic hyponatremia really asymptomatic? The American Journal of Medicine 2006; 119(7):79-82
85. Leadbetter RA, Shutty MS, Jr., Elkashef AM, al e: MRI changes during water loading in patients with polydipsia and intermittent hyponatremia. Am J Psychiatry 1999; 156(8):958-960
86. Vieweg WVR: Special topics in water balance in schizophrenia, in Water balance in Schizophrenia, vol 48. Edited by Scunur DB, Kirch DG. Washington, DC, American Psychiatric Press, Inc., 1996, pp 43-52
87. 寺脇博之, 山田研一：経口補液療法の実際. 治療 2003; 85(2):243-248
88. Greenway M: Water intoxication and schizophrenia：a review. Psychiatry Rounds 2001; 5(1):1-6
89. Rolls BJ, Wood RJ, Rolls ET, al e: Thirst following water deprivation in humans. Am J Physiol Regul Integr Comp physiol 1980; 239:476-482
90. 中澤欽哉：向精神薬による口渇と多飲. 臨床精神医学 1989; 18:1331-1338
91. Verghese C, de Leon J, Josiassen RC: Problems and progress in the diagnosis and treatment of polydipsia and hyponatremia. Schizophrenia Bulletin 1996; 22:455-464
92. Antunes-Rodrigues J, de Castro M, Elias LL, al e: Neuroendocrine control of body fluid metabolism. Physiol Rev 2004; 84:169-208
93. Lavoie JL, Sigmund CD: Minireview：overview of the Renin-Angiotensin system-an endocrine and paracrine system. Endocrinology 2003; 144:2179-2183

94. Grossman SP: Physiology of Thirst, in Water balance in schizophrenia, vol 48. Edited by Schnur DB, Kirch DG. Washington, DC, American Psychiatric Press, Inc., 1996, pp 53-87
95. 黒川清：Short Seminars　水・電解質と酸塩基平衡──step by step で考える. 南光堂, 1996 年
96. 井上徹：血清 Na 値の異常をどう読むか. 診断と治療 2005; 93(6):53-58
97. Arieff AI, Guisado R: Effects on the central nervous system of hypernatremic and hyponatremic states. Kidney Int 1976; 10:104-116
98. Silbert PL, Knezevic WV, Peake HI, Khangure M: Behavioural changes due to pontine and extrapontine myelinolysis. Med J Aust 1992; 157(7):487-488
99. 小町裕志：中心性橋融解症. 医学のあゆみ 1997; 182(11):822-823
100. Illowsky BP: Water intoxication：neurological aspects of acute and chronic hyponatremia, in Water balance in schizophrenia, vol 48. Edited by Schnur DB, Kirch DG. Washington, DC, American Paychiatric Press, Inc., 1996, pp 165-179
101. Schwartz WB, Bennett W, Curelop S: A syndrome of renal sodium loss and hyponatremia prpbably resulting from inappropriate secretion of antidiuretic hormone. Am J Med 1957; 23:529-542
102. 間脳下垂体機能障害に関する調査研究班：厚生労働科学研究費補助金難治性疾患克服研究事業 平成 13 年度総括・分担研究報告書. 2002:30-31
103. Raskind MA, Orenstein H, Christopher G: Acute psychosis, increased water ingestion, and inappropriate antidiuretic hormone secretion. Am J Psychiatry 1975; 132(9):907-910
104. Goldman MB, Luchins DJ, Robertson GL: Mechanisms of altered water metabolism in psychotic patients with polydipsia and hyponatremia. N Engl J Med 1988; 318(7):397-403
105. Siegel AJ, Baldessarini RJ, Klepser MB, al e: Primary and drug-induced disorders of water homeostasis in psychiatric patients: principles of diagnosis and management. Harv Rev Psychiatry 1998; 6(4):190-200
106. 柴垣有吾：体液恒常性維持のメカニズム, in より理解を深める！ 体液電解質異常と輸液. 中外出版社, 2005 年, pp 1-6
107. Millson RC, Koczapski AB, Cook MI, Daszkiewicz M: A survey of patient attitudes toward self-induced water intoxication. Can J Psychiatry 1992; 37(1):46-47
108. May DL: Experience of the Community-Residing individual with self-induced water intoxication and the family/caregiver. J Am Psychiatr Nurses Assoc 2003; 9:60-65
109. Chinn TA: Compulsive water drinking. A review of the literature and an additional case. J Nerv Ment Dis 1974; 158(1):78-80
110. Goldman MB, Robertson GL, Luchins DJ, al e: Psychotic exacerbations and enhanced vasopressin secretion in schizophrenic patients with hyponatremia and polydipsia. Arch Gen Psychiatry 1997; 54(5):443-449
111. Kern RS, Marshall BD, Kuehnel TG, al e: Effects of risperidone on polydipsia in chronic schizophrenia patients. J Clin Psychopharmacol 1997; 17(5):432-435
112. 川上宏人：治療が難航する症例に対する olanzapine の意義──3 症例からの検討. 臨床精神薬理 2006; 9
113. Luchins DL, Goldman MB, Lieb M, al e: Repetitive behaviors in chronically institutionalized schizophrenic patients. Schizophrenia Research 1992; 8:119-123
114. Shutty MS, Jr., McCulley K, Pigott B: Association between stereotypic behavior and polydipsia in chronic schizophrenic patients. J Behav Ther Exp Psychiatry 1995; 26(4):339-343
115. Shutty MS, Jr., Song Y: Behavioral analysis of drinking behaviors in polydipsic patients with chronic schizophrenia. J Abnorm Psychol 1997; 106(3):483-485
116. Goldman MB, Torres IJ, Keedy S, al e: Reduced anterior hippocampal formation volume in hyponatremic schizophrenic patients. Hippocampus 2007; 17(7):554-562
117. Luchins DJ, Nettles KW, Goldman MB: Anterior medial temporal lobe volumes in polydipsic schizophrenic patients with and without hypo-osmolemia: a pilot study. Biol Psychiatry 1997; 42(9):767-770
118. Wright IC, Rabe-Hesketh S, Woodruff PWR, al e: Meta-Analysis of regional brain volumes in schizophrenia. Am J Psychiatry 2000; 157(1):16-25
119. Sim K, DeWitt I, Ditman T, al e: Hippocampal and parahippocampal volumes in schizophrenia：A structual MRI study. Schizophrenia Bulletin 2006; 32(2):332-340
120. Nelson MD, Saykin AJ, Flashman LA, al e: Hippocampal volume reduction in schizophrenia as assessed by Magnetic resonance imaging. Arch Gen Psychiatry 1998; 55:433-440
121. Velakoulis D, Wood SJ, Wong MTH, al e: Hippocampal and amygdala volumes according to psychosis stage and diagnosis. Arch Gen Psychiatry 2006; 63:139-149
122. Chakos MH, Schobel SA, Gu H, al e: Duration of Illness and treatment effects on hippocampal volume in male patients with Schizophrenia. Br J Psychiatry 2005; 186:26-31

123. Emsley R, Roberts M, Smith R, al e: Disordered water homeostasis in schizophrenia and cerebral ventricular size. Br J Psychiatry 1995; 166(4):501-506
124. Ouyang WC, Wang YC, Hong CJ, al e: Association study of angiotensin-converting enzyme gene polymorphism with schizophrenia and polydipsia. Neuropsychobiology 2001; 44(1):31-35
125. Matsumoto C, Shinkai T, De Luca V, al e: Association study between functional polymorphisms in the cytochrome P450 1A2 and 2D6 genes and polydipsia in schizophrenia. Neuromolecular Med 2006; 8(3):381-388
126. Meerabux J, Iwayama Y, Sakurai T, al e: Association of an orexin 1 receptor 408Val variant with polydipsia-hyponatremia in schizophrenic subjects. Biol Psychiatry 2005; 58(5):401-407
127. 寺尾敦, 田口吉男, 菊池章:精神科入院患者の低Na血症について——向精神薬による影響を中心に. 臨床精神医学 1998; 27:303-311
128. Verghese C, De Leon J, Simpson GM: Neuroendocrine factors influencing polydipsia in psychiatric patients: an hypothesis. Neuropsychopharmacology 1993; 9(2):157-166
129. Smith WO, Clark ML: Self-Induced water intoxication in schizophrenic patients. Am J Psychiatry 1980; 137(9):1055-1060
130. Wahlbeck K, Ahokas A, Miettinen K, al e: Higher Cerebrospinal Fluid Angiotensin-Converting Enzyme Levels in neuropeptic treated than in Drug free patients with Schizophrenia. Schizophrenia Bulletin 1998; 24(3):391-397
131. Beckmann H, Saavedra JM, Gattaz WF: Low angiotensin-converting enzyme activity(kinase Ⅱ)in cerebrospinal fluid of schizophrenics. Biol Psychiatry 1984; 19:679-684
132. Shen WW, Sata LS: Hypothalmic dopamine receptor supersensitivity ? A pilot study of self-induced water intoxication. . The Psychiatric Journal of the Universal of Ottawa 1983; 8(3):154-158
133. Canuso CM, Goldman MB: Does minimizing neuroleptic dosage influence hyponatremia? Psychiatry Res 1996; 63(2-3):227-229
134. Jessani M, Montgomery J: Lack of association between antipsychotics and hyponatremia in chronic schizophrenia. Schizophrenia Research 2006; 83:307-309
135. Hariprasad MK, Eisinger RP, Nadler IM, al e: Hyponatremia in psychogenic polydipsia. Arch Intern Med 1980; 140(12):1639-1642
136. Goldman MB, Robertson GL, Luchins DJ, al e: The influence of polydipsia on water excretion in hyponatremic, polydipsic, schizophrenic patients. J Clin Endocrinol Metab 1996; 81(4):1465-1470
137. 河合伸念, 鈴木利人:精神分裂病患者の多飲・低ナトリウム血症をめぐる最近の話題. 脳の科学 1999; 21:323-327
138. Ripley TL, Millson RC, Koczapski AB: Self-induced water intoxication and alcohol abuse. Am J Psychiatry 1989; 146(1):102-103
139. 柴垣有吾:より理解を深める! 体液電解質異常と輸液. 中外医学社, 2007年
140. Leadbetter RA, Shutty MS, Jr., Higgins PB, al e: Multidisciplinary approach to psychosis, intermittent hyponatremia, and polydipsia. Schizophr Bull 1994; 20(2):375-385
141. Vieweg WV: Treatment strategies in the polydipsia-hyponatremia syndrome. J Clin Psychiatry 1994; 55(4):154-160
142. 木村英司:精神科における病的多飲水・水中毒のとらえ方と看護. すぴか書房, 2004年
143. Liamis G, Kalogirou M, Saugos V, al e: Therapeutic approach in patients with dysnatremias. Nephrol Dial Transplant 2006; 21:1564-1569
144. White MG, Fetner CD: Treatment of the syndrome of inappropriate secretion of antidiuretic hormone with lithium carbonate. N Engl J Med 1975; 292:390-392
145. Vieweg V, Godleski LS, Hundley PL, al e: Lithium, polyuria, and abnormal diurnal weight gain in psychosis. Acta Psychiatrica Scandinavica 1988; 78:510-514
146. De Soto MF, Griffith SR, Katz EJ: Water intoxication associated with nephrogenic diabetes insipidus secondary to lithium: case report. J Clin Psychiatry 1985; 46(9):402-403
147. Wilson DM, Perry HO, Sama WM, al e: Selective inhibition of human distal tubular function by demeclocycline. Curr Ther Res 1973; 15:734-740
148. Nixon RA, Rothman JS, Chin W: Demeclocycline in the prophylaxis of self-induced water intoxication. Am J Psychiatry 1982; 139(6):828-830
149. 三賀史樹, 黒谷正明, 野村総一郎:精神分裂病に合併した病的多飲水に対するdemeclocyclineの効果. 日本精神神経薬理学雑誌 1999; 19:21-26
150. Alexander RC, Karp BI, Thompson S, al e: A double blind, placebo-controlled trial of demeclocycline treatment of polydipsia-hyponatremia in chronically psychotic patients. Biol Psychiatry 1991; 30(4):417-420

151. Curtis NJ, van Heyningen C, Turner JJ: Irreversible nephrotoxicity from demeclocycline in the treatment of hyponatraemia. Age and Aging 2002; 31:151-153
152. Vieweg WV, Weiss NM, David JJ, al e: Treatment of psychosis, intermittent hyponatremia, and polydipsia (PIP syndrome) using lithium and phenytoin. Biol Psychiatry 1988; 23(1):25-30
153. Verhoeven A, Musch W, Decaux G: Treatment of the polydipsia-hyponatremia syndrome with urea. J Clin Psychiatry 2005; 66(11):1372-1375
154. Shevitz SA, Jameison RC, Petrie WM, al e: Compulsive water drinking treated with high dose propranolol. J Nerv Ment Dis 1980; 168(4):246-248
155. Kishi Y, Kurosawa H, Endo S: Is propranolol effective in primary polydipsia? Int J Psychiatry Med 1998; 28(3):315-325
156. Kathol RG, Wilcox JA, Turner RD: Pharmacologic approaches to psychogenic polydipsia : case reports. Neuro-psychopharmacological and Biological Psychiatry 1986; 10:95-100
157. Goldstein JA: Captopril in the treatment of Psychogenic Polydipsia. J Clin Psychiatry 1986; 47(2):99
158. Tueth MJ, Broderick-Cantwell J: Successful treatment with captopril of an elderly man with polydipsia and hyponatremia. J Geriatr Psychiatry Neurol 1993; 6(2):112-114
159. Greendyke RM, Bernhardt AJ, Tasbas HE, al e: Polydipsia in chronic psychiatric patients: therapeutic trials of clonidine and enalapril. Neuropsychopharmacology 1998; 18(4):272-281
160. Sebastian CS, Bernadin AS: Comparison of enarapril and captopril in the treatment of self-induced water intoxication. Biol Psychiatry 1990; 27(7):787-790
161. Al-Mufti HI, Arieff AI: Captopril-Induced hyponatremia with irreversible neurologic damage. Am J Med 1985; 79(6):769-771
162. Vieweg V, Pandurangi A, Levenson J, al e: The consulting psychiatrist and the polydipsia-hyponatremia syndrome in schizophrenia. Int'l J Psychiatry in Medicine 1994; 24(4):275-303
163. Ukai M, Holtzman SG: Effects of intrahypothalmic administration of opioid peptides selective for μ-, κ-, and δ-receptors on different schedules of water intake in the rat. Brain Res. 1988; 459:275-281
164. Nishikawa T, Tsuda A, Tanaka M, al e: Involvement of the endogenous opioid system in the drinking behavior of schizophrenic patients displaying self-induced water intoxication: a double-blind controlled study with naloxone. Clin Neuropharmacol 1996; 19(3):252-258
165. Nishikawa T, Tsuda A, Tanaka M, al e: Naloxone attenuates drinking behavior in psychiatric patients displaying self-induced water intoxication. Prog Neuropsychopharmacol Biol Psychiatry 1994; 18(1):149-153
166. Vieweg WV, Rowe WT, David JJ, Curnow RT, Spradlin WW: Patterns of urinary excretion among patients with self-induced water intoxication and psychosis. Psychiatry Res 1985; 15(1):71-79
167. Goldman MB, Janecek HM: Is compulsive drinking a compulsive behavior? A pilot study. Biol Psychiatry 1991; 29(5):503-505
168. Lane RM: SSRIs and hyponatraemia. Br J Clin Pract 1997; 51(3):144-146
169. McEvoy JP, Scheifler PL, Frances A, al e: Expert consensus guideline series; treatment of schizophrenia 1999. J Clin Psychiatry 1999; 60(suppl. 11):3-80
170. Lee HS, Kwon K, Alphs LD, al e: Effect of clozapine on psychogenic polydipsia in chronic schizophrenia. J Clin Psychopharmacol 1991; 11(3):222-223
171. Canuso CM, Goldman MB: Clozapine restores water balance in schizophrenic patients with polydipsia-hyponatremia syndrome. J Neuropsychiatry Clin Neurosci 1999; 11(1):86-90
172. de Leon JD, Verghase C, Stanilla JK, al e: Treatment of polydipsia and hyponatremia in psychiatric patients.can clozapine be a new option? Neuropsychopharmacology 1995; 12:133-138
173. Fuller MA, Jurjus G, Kwon K, al e: Clozapine reduces water-drinking behavior in schizophrenic patients with polydipsia. J Clin Psychopharmacol 1996; 16(4):329-332
174. Gupta S, Baker P: Clozapine treatment of polydipsia. Ann Clin Psychiatry 1994; 6(2):135-137
175. Henderson DC, Goff DC: Clozapine for polydipsia and hyponatremia in chronic schizophrenics. Biol Psychiatry 1994; 36(11):768-770
176. Leadbetter RA, Shutty MS, Jr.: Differential effects of neuroleptic and clozapine on polydipsia and intermittent hyponatremia. J Clin Psychiatry 1994; 55 Suppl B:110-113
177. Lyster C, Miller AL, Seidel D, al e: Polydipsia and clozapine. Hosp Community Psychiatry 1994; 45(6):610-611
178. Munn NA: Resolution of polydipsia and hyponatremia in schizophrenic patients after clozapine treatment. J Clin Psychiatry 1993; 54(11):439
179. Verghese C, Abraham G, Nair C, al e: Absence of changes in antidiuretic hormone, angiotensin II, and atrial natriuretic peptide with clozapine treatment of polydipsia-hyponatremia: 2 case reports. J Clin Psychiatry 1998; 59(8):415-419

180. Wakefield T, Colls I: Clozapine treatment of a schizophrenic patient with polydipsia and hyponatremia. Am J Psychiatry 1996; 153(3):445-446
181. 榎本哲郎, 安井玲子, 伊藤寿彦, 他：Clozapine が水中毒に有効だった1例. 臨床精神薬理 2005; 8(12)
182. Meltzer HY, Matsubara S, Lee J: Classification of typical and atypical antipsychotic drugs on the basis of dopamine D-1, D-2 and serotonine2pKi values J Pharmacol Exp Ther 1989; 251:238-246
183. Kapur S, Seeman P: Does fast dissociation from the dopamine D2 receptor explain the action of atypical antipsychotics? Am J Psychiatry 2001; 158:360-369
184. 荻野あずみ, 山口登, 築根俊明, 他：長期療養型病棟における多飲水行動患者の特徴. 精神医学 2006; 48(1):57-63
185. Kawai N, Baba A, Suzuki T: Risperidone failed to improve polydipsia-hyponatremia of the schizophrenic patients. Psychiatry Clin Neurosci 2002; 56(1):107-110
186. Kruse D, Pantelis C, Rudd R, al e: Treatment of psychogenic polydipsia: comparison of risperidone and olanzapine, and the effects of an adjunctive angiotensin-II receptor blocking drug (irbesartan). Aust N Z J Psychiatry 2001; 35(1):65-68
187. Littrell KH, Johnson CG, Littrell SH, al e: Effects of olanzapine on polydipsia and intermittent hyponatremia. J Clin Psychiatry 1997; 58(12):549
188. 福田真道, 藤井康男：多飲水, 水中毒と新しい抗精神病薬治療. 臨床精神薬理 2002; 5:1053-1061
189. 姜昌勲, 杉原克比古, 五十嵐潤, 他：クエチアピンにより病的多飲が改善した精神分裂病の1例. Pharma Medica 2002; 20(1):161-165
190. 三澤仁, 伊藤耕一, 太田直子, al e: 病的多飲水, 心不全を持つ妄想状態の精神分裂病患者に quetiapine が著効した1症例. 臨床精神医学 2003; 32(4):419-422
191. Bersani G, Pesaresi L, Orlandi V, al e: Atypical antipsychotics and polydipsia：a cause or a treatment？. Hum Psychopharmacol Clin Exp 2007; 22:103-107
192. de Leon J, Verghese C, Stanilla JK, al e: Treatment of polydipsia and hyponatremia in psychiatric patients. Can clozapine be a new option? Neuropsychopharmacology 1995; 12(2):133-138
193. Zink M, Sartorius A, Lederbogen F: Remission of polydipsia as antipsychotic effect of clozapine. European Psychiatry 2004; 19:320-321
194. Landry P: Effect of risperidone on polydipsia and hyponatremia in schizophrenia. Can J Psychiatry 1995; 40(9):566-567
195. Millson RC, Emes CE, Glackman WG: Self-Induced water intoxication with risperidone. Can J Psychiatry 1996; 41:648-649
196. Kar N, Sharma P, Pai K, al e: Polydipsia and risperidone. NZ J Psychiatry 2002; 36:268-270
197. 佐藤正弘, 井上雄一, 井上絹夫, 他：重度の多飲水にクエチアピンが奏効した統合失調症の1例. 島根医学 2006; 26(1):42-45
198. 川上博：難治性の多飲水行動に, perospirone が有効であった統合失調症の2例. 臨床精神薬理 2004; 7(10):1661-1668
199. 稲永和豊, 服部信行, 三木浩司, 他：アリピプラゾールによる多飲の治療経験. 筑水会神情報研・病院年報 2006; 25:25-30
200. Narang RL, Chaudhury RR, Wig NN: Effect of electroconvulsive therapy on the antidiuretic hormone level in the plasma of schizophrenic patients. Indian J Med Res 1973; 61:183-186
201. Ahmed AG, Heigh LM, Ramachandran KV: Polydipsia, psychosis, and familial psychopathology. Can J Psychiatry 2001; 46(6):522-527
202. Millson RC, Smith AP, Koczapski AB, al e: Self-induced water intoxication treated with group psychotherapy. Am J Psychiatry 1993; 150(5):825-826
203. Klonoff EA, Moore DJ: Compulsive polydipsia presenting as diabetes insipidus: A behavioral approach. J Behav Ther Exp Psychiatry 1984; 15:353-358
204. 竹林直樹, 榊原賢治, 三谷有子, 他：バイオフィードバック. 臨床 2007; 89(増刊号):1439-1446
205. McNally RJ, Calamari JE, Hansen PM, al e: Behavioral treatment of psychogenic polydipsia J Behav Ther Exp Psychiatry 1988; 19:57-61
206. Baldwin LJ, Beck NC, Menditto AA, Arms TS, Cormier JF: Decreasing excessive water drinking by chronic mentally ill forensic patients. Hosp Community Psychiatry 1992; 43(5):507-509
207. Pavalonis D, Shutty M, Hundley P, al e: Behavioral intervention to reduce water intake in the syndrome of psychosis, intermittent hyponatremia, and polydipsia. J Behav Ther Exp Psychiatry 1992; 23(1):51-57
208. 川上宏人：統合失調症薬物療法の落とし穴. 臨床精神薬理 2006; 9:1753-1760
209. 川上宏人, 藤井康男：「真の」治療抵抗性統合失調症への対応と薬物療法のあり方——clozapine は本当に必要か？. 臨床精神薬理 2005; 8(1909-1919)

210. Shutty MS, Hundley PI, Leadbetter RA, al e: Development and validation of a behavioral observation measure for the syndrome of psychosis, intermittent hyponatremia, and polydipsia. J Behav Ther and Exp Psychiat 1992; 23(3):213-219
211. Reynolds SA, Schmid MW, Broome ME: Polydipsia screening tool. Arch Psychiatr Nurs 2004; 18(2):49-59
212. Boyd MA, Williams L, Evenson R, Eckert A, Beaman M, Carr TR: A target weight procedure for disordered water balance in long-term care facilities. J Psychosoc Nurs Ment Health Serv 1992; 30(12):22-27
213. Delva NJ, Crammer JL: Polydipsia in chronic psychiatric patients. Body weight and plasma sodium. Br J Psychiatry 1988; 152:242-245
214. Goldman MB, Luchins DJ: Prevention of episodic water intoxication with target weight procedure. Am J Psychiatry 1987; 144:365-366
215. Kawai N, Sakai T, Kurita H, al e: A relationship between urine specific gravity and hyponatremia in hospitalized schizophrenic patients. Psychiatry Res 1999; 87(1):57-64
216. Goh KP: Management of hyponatremia. Am Fam Physician 2004; 69:2387-2394
217. 川上宏人，勝見千晶：clozapine により暴力と多飲症が改善し，アドヒアランスも改善した一例．臨床精神薬理 2010; 13(1): 185-190

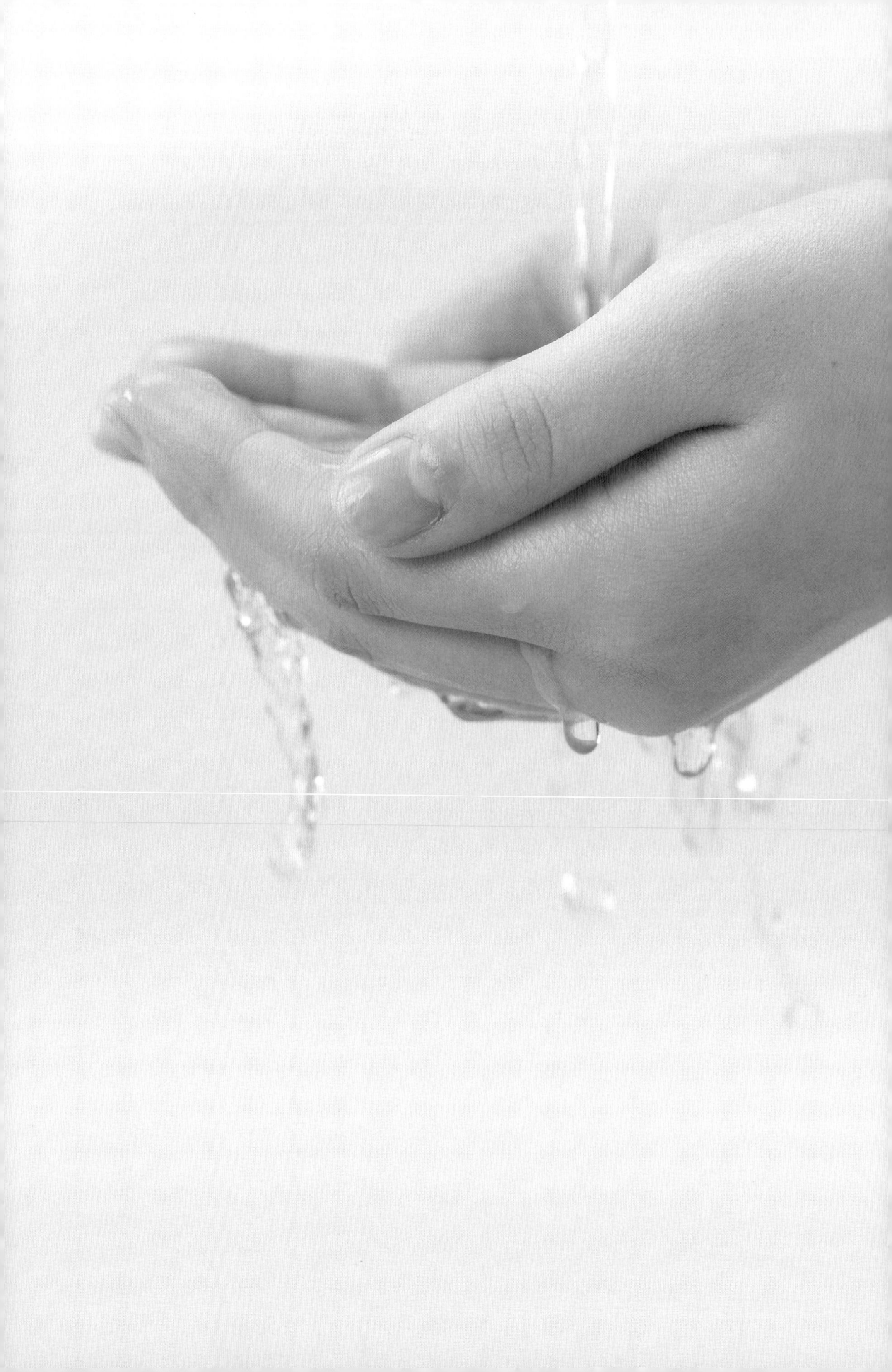

第4部

資料編

1 多飲症看護計画
2 水中毒看護計画
3 多飲症心理教育 患者用テキスト
4 多飲症心理教育 スタッフ用マニュアル

1 多飲症看護計画

　看護援助を行うためには、その基本に看護計画が必要です。当院で使用している「多飲症（標準）看護計画」を紹介します。

多飲症（標準）看護計画

#1：多飲症による低ナトリウム血症、さらに水中毒発作への可能性がある。

目標	❶ 多飲行動が改善する、少なくなる。
	❷ NDWG（日内体重変動）の改善が見られる（±3kg以内）。
	❸ 水中毒発作が見られない。
	❹ 申告飲水が行える。
O-P	❶ 行動（飲水行動、衣類の濡れ、食事摂取状況、排泄・睡眠状況、生活リズム）
	❷ 発言（飲水に関すること、患者の関心や興味、入院生活全般など）
	❸ 体重変動（主にNDWG値の変動）
	❹ 検査データ（血清電解質、尿比重など）
	❺ 病歴（過去の多飲状況、水中毒発作の既往歴・生活状況）
	❻ 精神症状の有無（焦燥、易刺激性など）
	❼ 神経症状の有無（嘔吐、四肢振戦、てんかん発作など）
T-P	❶ 飲水に関する訴えを十分に聞き、患者の思いを受け止める。
	❷ 作業療法やレクリエーション、活動行事への参加を促す。またグループ活動の導入により、「水」以外のことに関心が持てるようにはたらきかけながら患者と接点を持つ。
	❸ 飲水を自制でき体重が減少するなど、自己コントロールできたときには、ほめたり励ましの声掛けを行う。
	❹ 体重測定を1日複数回（起床時、9:30、13:30、16:00、19:30）行い、その変動を把握する。
	❺ 精神症状悪化時や神経症状出現時は、患者の体重測定値を考慮の上、早期に主治医もしくは当直医に報告する。
E-P	❶ 多飲による身体への影響を説明する。
	❷ 上手な飲水の方法や、1日にどの程度飲めるのかを患者と共に考えながら指導する。
	❸ 申告飲水を指導する。
	（＊主に多飲症心理教育プログラムにおいて指導するが、日々のかかわりのなかで受け持ち看護師が中心となり指導を適宜実施する）

O-P（observation plan：観察計画）
T-P（nursing therapy plan：ケア計画）
E-P（education plan：指導計画）

多飲症（標準）看護計画のコンセプト

多飲症（標準）看護計画には、シンプルながらも私たち多飲症専門病棟看護師が実践から作り上げた「かかわり」のエッセンスが込められています。

重要なポイントは以下の3点です。

❶ ケア計画（T-P）のなかに、「患者の思いを受け止める」ということが第一に挙げられている点。そして「ほめる」という行為が援助として挙げられている点。

❷ 隔離拘束といった身体制限を含め、患者の行動制限を重視する視点では作られていない点。

❸ シンプルであるという点。

「目標」には4項目が挙がっていますが、これは一例ですので、使用するときには患者の状況に応じてさらに具体的な目標を設定していってください。

多飲症患者の飲水行動は、短期に改善するのはなかなか難しいと思われます。スタッフが根気よくかかわること、そして患者のストレスとならないような目標設定をすることが望まれます。

各項目に何を書くか

次に標準計画内の各項目を説明します。

「観察計画」であるO-P（observation plan）は、多飲症患者をどのような視点で観察すればよいのかという項目です。日々の看護においては、基本的に患者の言動や飲水行動、そして体重値や採血データを観察します。そのほかにも体重値の変動から、患者がどの時間に多く飲水する傾向があるのか、また病歴から、過去の多飲状況や水中毒の既往歴を確認します。そうした情報が次のT-P以降の具体的な援助を考える上で活かされていきます。

「ケア計画」であるT-P（nursing therapy plan）は、毎日の看護の指針となるものであり、日々担当看護師が変わったとしても統一した看護を目指す上で必要な項目です。ここには「体重測定」や「活動への参加を促す」などのほかに、「ほめること」「思いを受け止めること」が含まれています。まずは患者

の思いを受け止め、肯定的にかかわるという「かかわり」の姿勢が大切です。これをケア計画に挙げることで、患者に対するスタッフの姿勢を統一します。

　隔離や拘束は基本的に第一優先ではないため、基準としては挙げていません。時に隔離が必要となることもあるでしょうが、まずは患者と看護師、医師との話し合いがあり、隔離という方法によらずに状態の改善を目指すのが私たちの基本姿勢だからです。

　実際に患者への計画として使用する際には、O-Pで得られた情報（患者の病状、患者を取り巻く家族を含めた環境、患者自身の思いなど）を十分にアセスメントしながら、さらに具体性と個別性をもたせた計画を追加していってください。例えば、患者によって何かしらの報酬を渡すといったかかわりを実践するならば、その手順「いつ、どのように、どうなったら報酬を渡すのか」を追加記載します。また、直接「水」に関係する内容でなくとも、患者との関係性の向上を目指して行うべき援助（例えば、看護師とのマンツーマンでの散歩など）があれば、この計画内に記載します。

　「指導計画」であるE-P（education plan）は、主には多飲症心理教育プログラムの場で指導していくものですが、日々のかかわりのなかでも受け持ち看護師が中心となって適宜指導していきます。各患者の個別性をアセスメントした上で、さまざまな指導を展開していきます。多飲症心理教育プログラム以外で日程を決めて個別に指導を行うのであれば、その指導計画を記載します。指導は患者の行動変容を促す上でも重要です。何をどの程度まで、どのような手段によって（例：パソコンのパワーポイントを使用するなど）指導するのかを検討して記載します。

● 上手に水が飲めるように

　病棟では、毎日のカンファレンスや毎月のチーム会、病棟での研修会等を利用して意識の統一を図り、さらにスタッフ全員が統一した知識をもって看護ができるように努めています。これからも基準に沿うことで、重症水中毒が予防でき、また日頃の指導効果により上手に水が飲める患者が増えることを願っています。

2 水中毒看護計画

　松田は、水中毒について「多飲行動に続発して生体内の水分が過剰に貯留してしまい、中枢神経系の障害や様々な身体反応を呈してくる自己誘発性の水中毒を問題とする。この時脳は水腫状態である」[1] と述べています。ほかにも多くの研究者が水中毒を定義しています[2,3,4]。

　患者が水中毒に至るまでには個人差がありますので、看護はその個人差をアセスメントした上でかかわることが大切です。当病棟では基本的に1日5回の体重測定を行っていますが、各患者の体重変動と精神および身体状態を観察して、安全と思われる体重値や飲水傾向を知ります。そしてその範囲であれば、看護室に何度でも来てコップで飲水してもらいます（申告飲水）。申告飲水を続けるなかで、「たとえ3リットル以上飲んでも、時間をかけた緩やかな飲水であれば簡単には水中毒を起こさない」という経験則が生まれ、飲んでは困るという焦りの意識ではなく、ゆとりの意識が生まれました。今では飲水制限の注意をすることは減り、安全な体重を保持できたことへの「ほめる」言葉が一番大切なかかわりになっています。

　しかし、さまざまな対応を講じても水中毒を起こしてしまうことがあるかもしれません。水中毒は命にかかわる状態であり、生命危機状態ともなりうるため、迅速かつ適切で統一された対応が要求されます。

　多くの病院で水中毒に関する看護計画を挙げており、旭川病院[5] でも看護基準を作成しています。しかし、具体的に水中毒の段階を示し、患者の病状に応じて次の段階への進行を予防するような看護基準は見当たりませんでした。私たちの病棟では多飲症専門病棟を開設して以降、けいれん発作や意識消失を呈する重症の水中毒発作は起きていませんが、発見時には病棟のスタッフ全員が統一した対応ができるようにと、川上宏人医師により考案された水中毒の段階に応じて、病棟独自の看護基準を作成しました。作成にあたっては小林[6]、宮崎[7] の文献を参考にし、改変しました。それを以下に示します。

軽症水中毒：体重の増加があり（NDWG＋4％前後）、精神神経症状の悪化が見られている。

目標	ケア	ケアの裏づけ
体重の減量が図れ、精神神経症状の軽減が見られる。	**O-P** ❶バイタルサイン（呼吸、血圧、脈拍、SpO₂） ❷頭痛、嘔気、嘔吐、胃痛 ❸四肢のふるえ、呂律の様子 ❹浮腫 ❺興奮や暴力的な様子 ❻幻聴・幻覚等精神症状悪化 ❼尿失禁、便失禁の有無と性状 ❽飲水行動の様子 ❾体重の変化	・意識障害や痙攣には至っていない状態であり、その早期発見が重要となる。多飲による軽度の低ナトリウム血症の可能性はあり、その症状に注意して観察していく必要がある。 ・症状が明らかであれば、医師へ報告し、指示にて血液検査の必要もある。 ・頻回なバイタルサイン、体重測定など直接的なケアは患者にストレスとなり、不穏状態を増強する恐れもある。適宜ケアを考える。
	T-P ❶Aゾーンで過ごしてもらい体重減量を促す。拒否が強かったり、不穏時は医師から説明、指導してもらう。 ❷バイタルサインを測定する。 ❸定時体重測定（5回／日）を行う。 ❹飲水希望時は、精神神経症状が安定していれば飲水可。 ❺救急カートやECG等は常に使用できるように準備しておく。 ❻O-Pに沿って適宜観察を行い、異常時は医師に報告。 ❼体重減量（＋5％未満）となり、精神神経症状が安定したのちはAゾーンでの待機を解除する。 ❽体重が減量できたらほめ、タバコやコーヒー等、患者の希望を報酬として提供する。	・Aゾーンで過ごしてもらうことで、「体重が増えており心身に対して悪影響がある」という意識をもってもらい、体重減量を促す。 ・頻回なバイタルサイン、体重測定など直接的なケアは患者にストレスとなり、不穏状態を増強する恐れもある。適宜ケアを考える。 ・また、Aゾーンでの制限もストレスになるため、観察と共にかかわりをもち、心身の安定を図る。 ・コップ1杯の飲水で急激に精神神経症状が悪化することは少ないため、強く抑制をかけて不穏を助長するようなことがないようかかわる。 ・施錠された空間にいることはストレスがかかるため、患者にとってストレスが軽減できるような個別的なかかわりが必要。
	E-P ❶体重が急増し、心身が心配であることを冷静に説明して排尿を促す。 ❷必要時はAゾーンで過ごし、体重を少し減らしてもらうように説明する。 ❸患者の精神状態が安定している時期を見て、水中毒と飲水方法の説明を行う。	・患者は興奮しやすい状態であり、指導的なかかわりは暴力を生む原因となる。できるだけやさしく「少し休みませんか？」等の声かけにするよう配慮する。

中等症水中毒：体重の急激かつ大幅な増加（NDWG ＋ 10％）が見られ、何らかの症状は認められるが意識障害やけいれんには至っていない状態。

目標	ケア	ケアの裏づけ
体重の減量が図れ、意識障害やけいれんが起こらない。	**O-P** ❶バイタルサイン（呼吸、血圧、脈拍、SpO$_2$） ❷頭痛、嘔気、嘔吐 ❸意識レベルの低下（GCS 参考） ❹四肢のふるえ ❺興奮や暴力的な様子 ❻尿失禁、便失禁の有無と性状 ❼飲水行動の様子 ❽体重の変化 ❾血液検査データ（Na、K、Cl、血清浸透圧、CPK 等）	・意識障害や痙攣には至っていない状態であり、その早期発見が重要となる。多飲による低ナトリウム血症で血管の透過性が維持できず、脳の細胞内に水分が貯留していき脳浮腫となる。脳浮腫による頭蓋内圧亢進症状に注意していく必要がある。 ・低ナトリウム血症では、言動の変化や錯乱、傾眠等の症状に注意しなければならない。また、神経筋の興奮性亢進にて四肢のふるえの症状も出やすい。
	T-P ❶医師へ問診を依頼し、患者に状況を説明してもらう。 ❷バイタルサインを測定する（以降は患者の状態を見ながら適宜行う）。 ❸医師に報告後、必要時指示にて血液検査を行う。 ❹医師の指示により施錠（Aゾーン個室、保護室）して体重減量を図る。このとき医師より患者に施錠の必要性を説明してもらう。 ❺施錠中の水分制限は、1500 〜 2000 mL/ 日程度とする。 ❻救急カートや ECG 等は常に使用できるように準備しておく。 ❼ O-P に沿って観察を行い（心身共に安定が見られるまで 2 時間毎）、異常発見時は医師に報告。 ❽身体・精神状態の改善後は、医師の指示のもとに施錠解除となる。	・いつ意識障害やけいれんが起きてもおかしくない状態であり、急変時にはいつでも対処ができるように準備しておく。 ・全身状態の観察は基本的に 2 時間毎とするが、バイタルサインの測定は、精神的に不安定な状態ではストレスを強く感じやすく、そのストレスが発作や暴力を誘発する恐れもある。そのため、患者の状態により適宜行う。 ・施錠によるストレスもかかるため、観察と共にかかわりの時間を持ち、心身の安定を図る。 ・文献によっては、115mEq/L 以下のような重度低ナトリウム血症でなければ、水分制限は 500 〜 1000 mL/ 日以下が有効とされているが、この量では多飲症患者には制限が厳しく、ストレスは大きい。そのため当院では水分摂取は 1500 〜 2000 mL/ 日程度可能としている。
	E-P ❶体重が急増していることを冷静に説明して排尿を促す。 ❷バイタルサイン測定の説明をする。 ❸患者の精神状態が安定している時期を見て、水中毒と飲水方法の説明を行う。	・患者は興奮しやすい状態であり、指導的なかかわりは暴力を生む原因となる。できるだけやさしく「少し休みませんか？」等の声かけにするよう配慮する。

重症水中毒：体重の急激かつ大幅な増加（NDWG + 10%）が見られ、意識障害やけいれん発作が起こった状態。

目標	ケア	ケアの裏づけ
二次的合併症が予防でき、生命の危機的状態を脱することができる。	**O-P** ❶ バイタルサイン（呼吸、血圧、脈拍、SpO_2、体温） ❷ けいれんの種類（硬直性、間代性、全身、局所、ジャクソン型等）、時間 ❸ 嘔気、嘔吐 ❹ 意識レベル（GCS 参考）、瞳孔所見 ❺ 四肢のふるえ ❻ 麻痺の有無 ❼ 尿失禁、便失禁の有無と性状 ❽ 骨折や皮膚損傷 ❾ 体重の変化 ❿ 血液検査データ（Na、K、Cl、血清浸透圧、CPK 等） ⓫ IN−OUT バランス（輸液、排尿管理していれば）	・けいれん発作時の看護、頭蓋内圧亢進への看護、低ナトリウム血症の看護が適応となる。生命の危機的状態であり、呼吸や心停止に備えて厳重に観察しなければならない。 ・また、合併症にも注意しなければならない。とくに横紋筋融解症はけいれんでの筋崩壊により血清 CPK が上昇し、著しいときはミオグロビン尿を呈し、腎不全をきたすことがある。尿量と性状に注意が必要。 ・低酸素血症では、モニタリングと酸素投与が必要である。ほかにも高熱や骨折、代謝性アシドーシス等がある。
	T-P ❶ 発見時は、その場を離れずにほかの看護師を呼び、状況を説明してドクターコールと対応物品（救急カート、ECG、酸素、AED）の準備をしてもらう。 ❷ けいれん時は外傷や咬舌を予防して、治まるのを待つ。 ❸ 意識、呼吸、脈を確認して異常があれば必要な処置をする（CPR 等）。 ❹ けいれんが治まったら安全な場所（処置室等）に移動する。 ❺ 咬舌の予防はロールタオル等を挿入するが、咬舌していなければ無理に開口して行わない。可能であれば口内異物を除去する。 ❻ 仰臥位で気道確保して酸素マスクを使用する。無理に開口しなくてよいが、舌根沈下があればネーザルエアウェイを使用する。 ❼ バイタルサインを測定する（呼吸含めた全身状態改善まで 30 分毎）。 ❽ 状況により安全な場所へ移動する。	・まずは急変時の対応と合併症の予防に努める。咬舌に関しては、無理な開口による歯の損傷や出血が危険であり、むやみにタオル等を突め込み窒息してしまった例もあるので要注意。 ・意識レベルが低下している状態で、症状変化も著しい時期であり、発見時から状況改善まで少なくとも 30 分毎に全身状態を観察する必要がある。意識レベルの回復につれて施錠によるストレスもかかるため、観察と共にかかわりの時間をもち、心身の安定を図る。 ・115mEq/L 以下のような重度低ナトリウム血症でなければ、水分制限は 500〜1000 m L/ 日以下が有効とされているが、患者のストレスを考え、当院では 1500〜2000 m L/ 日程度可能としている。 ・治療は医師の指示に従うが、輸液による補正では急激に電解質のバランスが崩れる恐れがあり、経過観察にて回復を待つ方法が望ましいといわれる。

		❾医師の指示にて血液検査を行い、治療の指示を受けて対応する。 ❿医師の指示にて保護室もしくは個室に入室して体重減量を図る。このとき医師より患者に施錠の必要性を説明してもらう。 ⓫バルンカテーテル等、導尿の準備をしておき、医師の指示があれば留置する。 ⓬医師の指示があれば輸液管理をはじめる（IN－OUTバランスの観察、記録を行う）。 ⓭可能であれば、ECGを使用してモニタリングする。救急カートの準備をしておく。 ⓮施錠中の水分制限は1500～2000ｍL/日程度とする。 ⓯O-Pに沿って観察を行い、異常時は医師に報告。	
	E-P ❶体重が急増していることを冷静に説明して排尿を促す。 ❷患者の精神状態が安定している時期を見て、水中毒と飲水方法の説明を行う。		・意識レベル低下を起こしている状態であり、回復を待ってかかわっていく。

3 多飲症心理教育
患者用テキスト

多飲症心理教育の際は、以下に示す患者用テキストを患者1人ずつに渡し、それに沿って講義を進めています。「少ない文字数」「理解しやすい言葉」「必要最低限の知識」「視覚・聴覚に訴える」ものになるよう工夫しました。

水と上手に付き合うために

はじめに

みなさんは今「水」とどのように付き合っていますか？
医師から「水」について指導を受けたことがありますか？

　「どうして水を飲んではいけないの？」
　「水を飲みすぎるとどうなるの？」
　「私は水が飲みたい！」

いろいろな思いがあると思います。

ここには、みなさんの疑問や悩みを解決するヒントが
書いてあります。

同じ思いを持った仲間と一緒に
「水との上手な付き合い方」を学んでいきましょう！

STEP1 「思い出してみてください」

❶ みなさんはのどが渇いたとき、
どのようにして水を飲んでいましたか？

どのくらい水分をとっていたか思い出してみましょう。

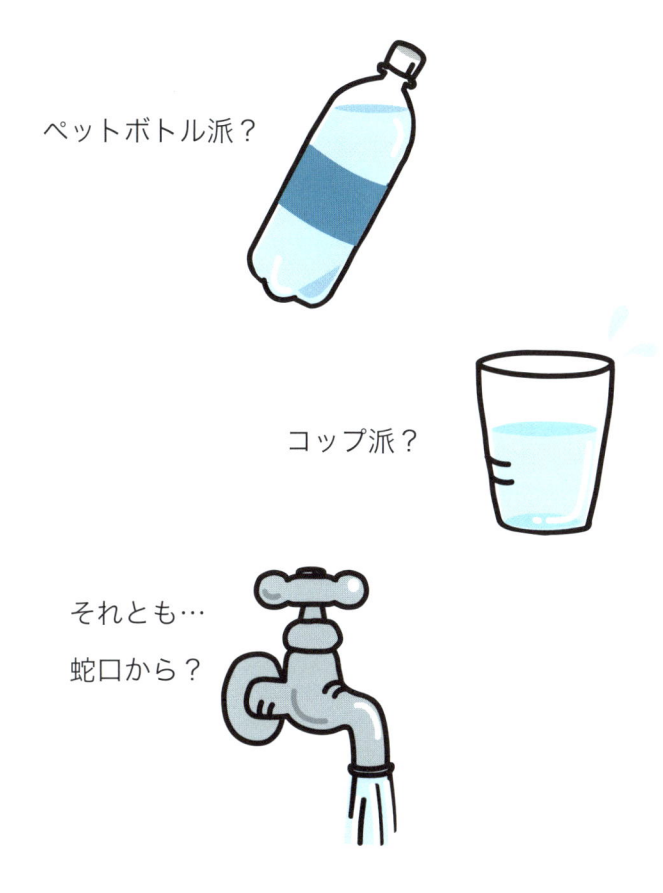

ペットボトル派？

コップ派？

それとも…
蛇口から？

＊思い出せる方は、どのくらいの量を飲んだか、思い出してみましょう。

❷水分を飲み過ぎたとき、どんな変化がありましたか？

1）気持ちの変化はありましたか？

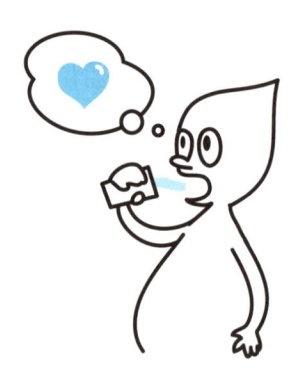

2）身体の変化はありましたか？

＊これからみなさんの身体のなかの変化を学んでいきましょう。

❸多飲行動を知っていますか?

多飲症の方は、こんな行動が見られると言われています。
当てはまる項目に印をつけてみてください。

☐　いつもコップやペットボトルを持ち歩いている。

☐　コーヒーや清涼飲料水をたくさん飲まないと不安。

☐　タバコが離せない、立て続けに何本も吸いたい。
　　または、吸っていた。

☐　気がつくと服が濡れている。

☐　水道の蛇口から水を飲んでいる。

☐　コップ1杯やペットボトル1本では足りない。
　　何杯も何本も飲みたい。または、飲んでいる。

☐　水を飲むことを注意されるとイライラする。
　　または、注意を無視して飲んでいた。

☐　洗濯場・トイレなどで水を飲む。または飲んでいた。

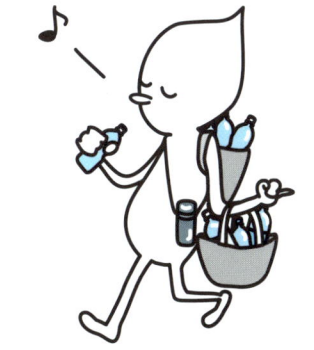

＊当てはまる項目はありましたか？

STEP2 「多飲症ってどんな病気?」

❶ たくさん水を飲み続けるとどうなる?

身体はこんなふうに変化します。

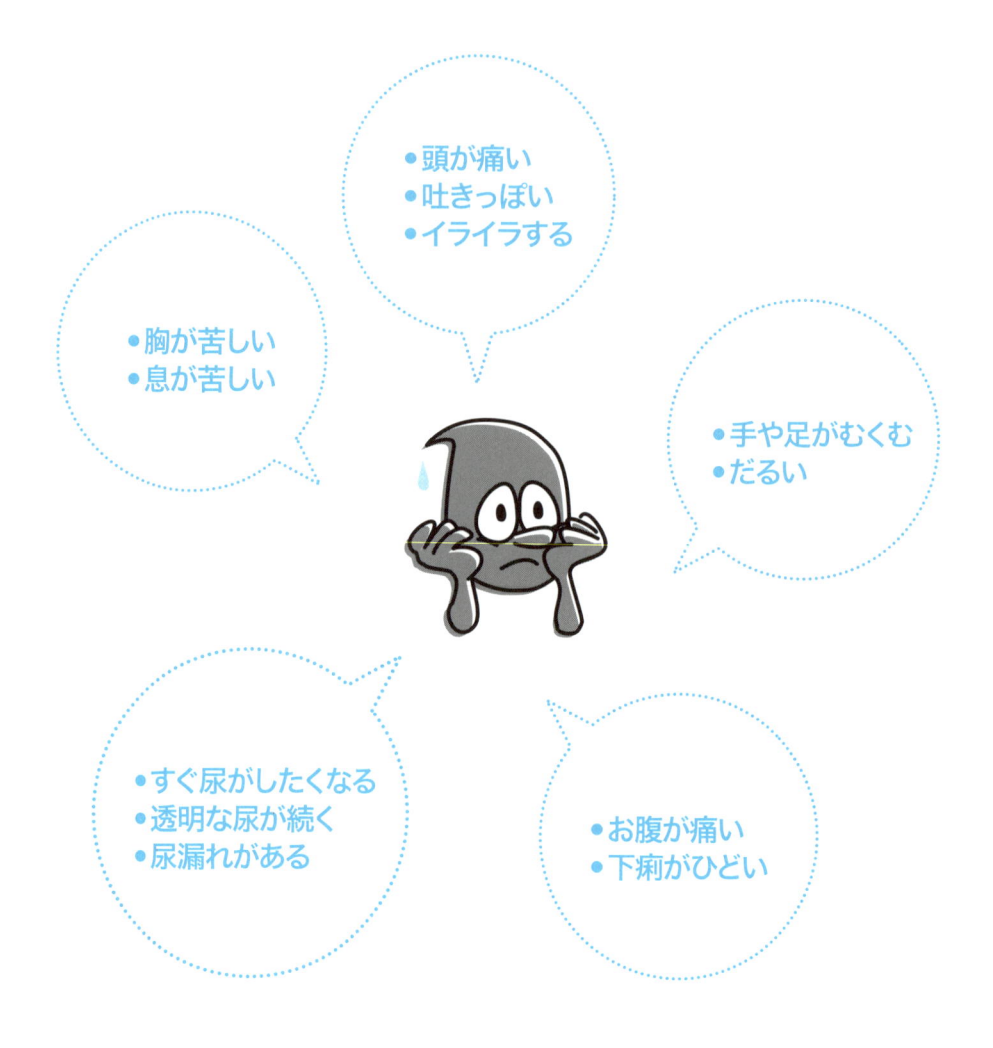

- 頭が痛い
- 吐きっぽい
- イライラする

- 胸が苦しい
- 息が苦しい

- 手や足がむくむ
- だるい

- すぐ尿がしたくなる
- 透明な尿が続く
- 尿漏れがある

- お腹が痛い
- 下痢がひどい

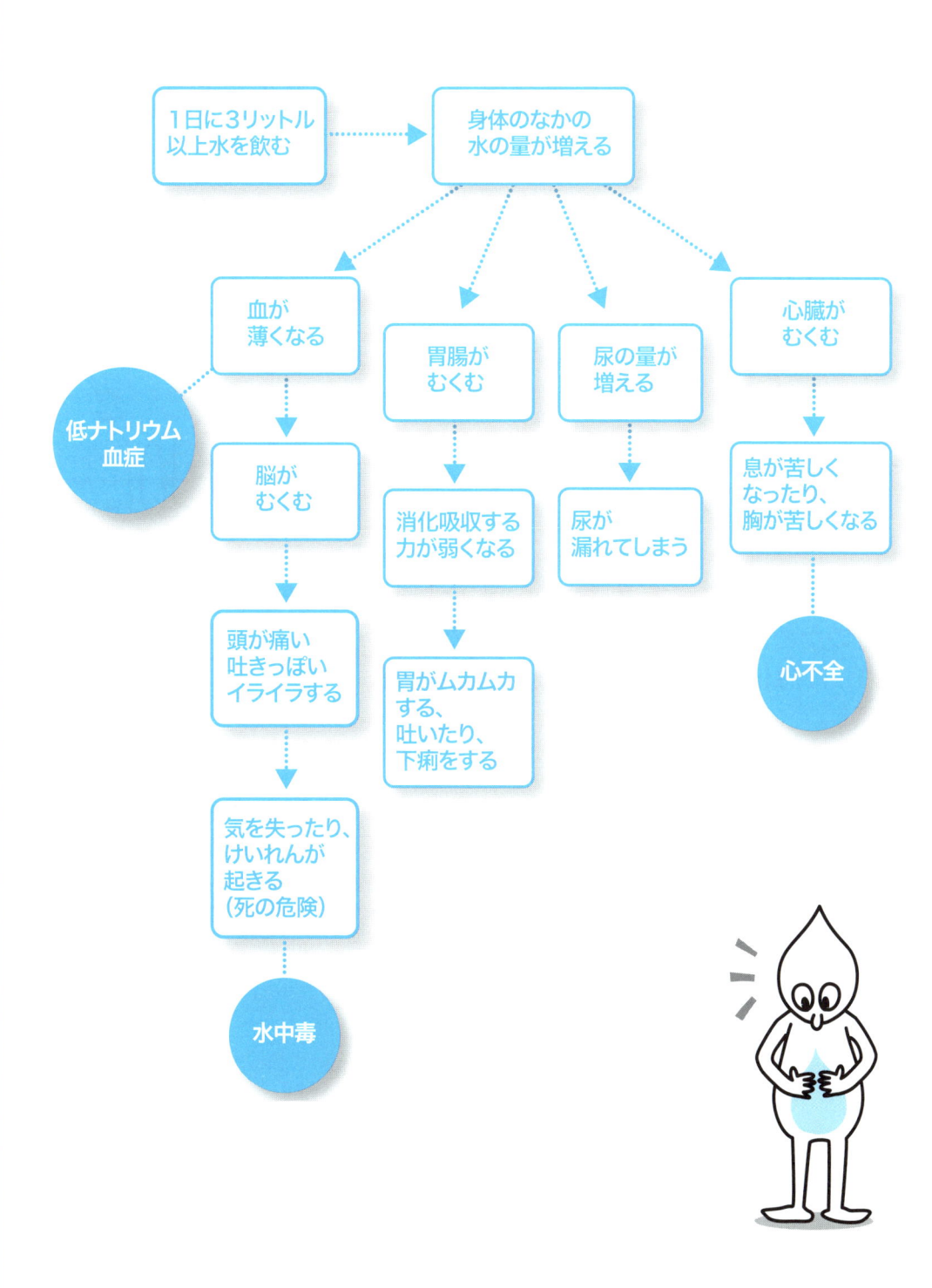

```
1日に3リットル         身体のなかの
以上水を飲む    →    水の量が増える
                         ↓   ↓   ↓   ↓
```

- 血が薄くなる → **低ナトリウム血症**
  - 脳がむくむ
  - 頭が痛い／吐きっぽい／イライラする
  - 気を失ったり、けいれんが起きる（死の危険） → **水中毒**

- 胃腸がむくむ
  - 消化吸収する力が弱くなる
  - 胃がムカムカする、吐いたり、下痢をする

- 尿の量が増える
  - 尿が漏れてしまう

- 心臓がむくむ
  - 息が苦しくなったり、胸が苦しくなる → **心不全**

❷多飲症とは？

習慣的に必要以上の水分を飲んでいる状態です。だいたい1日に3リットル以上の水分をとっていることが目安になります。

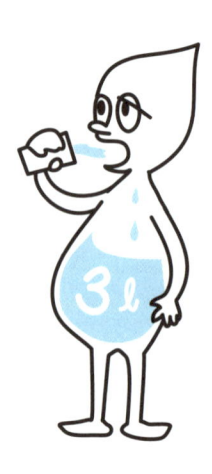

❸水中毒とは？

多飲症が続くと、身体のなかに水分が溜まりはじめます。
そのために吐き気や頭痛など不快な症状が現れるようになります。さらに悪化すると、気を失ってしまうなど、大変危険な状態になります。

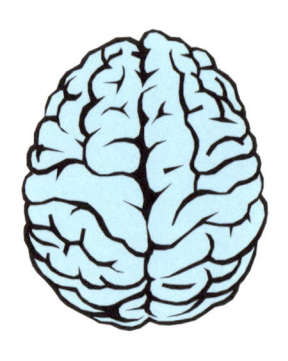

STEP3 「水との上手な付き合い方①」

❶適切な水分のバランスは？

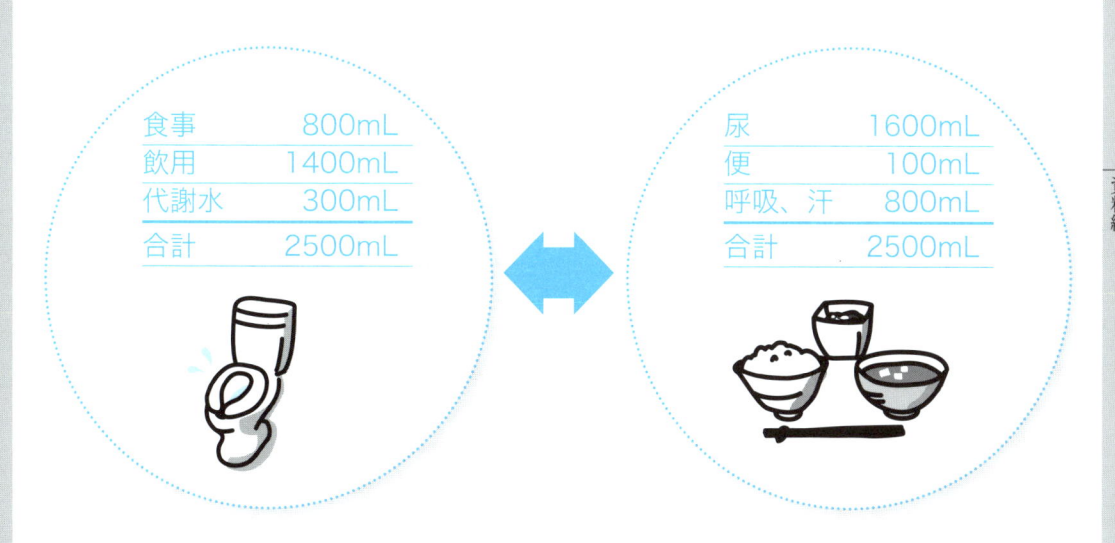

食事	800mL
飲用	1400mL
代謝水	300mL
合計	2500mL

⇔

尿	1600mL
便	100mL
呼吸、汗	800mL
合計	2500mL

＊飲んだり食べたりする量と、身体で使われて排泄される水分量は、ほぼ同じなのです！

❷水分バランスを知るための方法は?

① 1日5回の体重測定

朝と夕方の体重差で、水分が身体のなかに溜まっていないかがわかります。
体重の変化を知ることで、自分の飲水量をコントロールできます。

②採血、尿検査

採血では、血液の薄まり具合を実際に知ることができます。
尿検査では、尿の色や濃度から飲水の程度を予測できます。

＊みなさんはご自分のナトリウム（Na）値をご存知ですか？
　ナトリウムの正常値は **135〜145mEq/L** です。

❸ベース体重とリミット体重について

＊みなさんのベース体重とリミット体重は何 kg でしょうか？

　　　　　　　　　月　　日

ベース体重＝　　　　kg

リミット体重＝　　　　kg

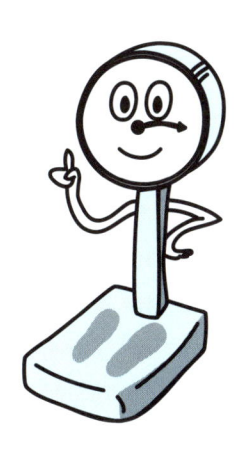

ベース体重は朝起きて排尿後に測った体重をもとにしています。

リミット体重は検査結果を見て、医師が決めたあなたの日々の目標体重です。

リミット体重とは、飲水量を「もう、これぐらいにしておきましょう。これ以上、体重が増えると危険ですよ」という目安の体重です。
個人差はありますが、ベース体重＋3kg くらいが目安となります。
たとえば、体重 60kg の人であれば、62.5kg ～ 63.0kg に設定されます。

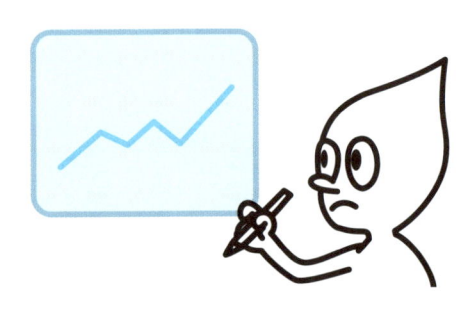

❹自分の傾向をグラフで確認してみましょう。

1日5回の体重測定。

「1kg 増えた」「1kg 減った」といった言葉だけでは

わかりにくいかもしれません。

そこで・・・

1日の体重の変化をグラフにしてみましょう！

方法：1　まず縦軸の体重を書き込みましょう。

　　　　2　自分のベース体重・リミット体重に線を引いてみましょう。

　　　　3　1日5回測っている体重をマス目に印をつけて、線で結んでみましょう。

＊どんなグラフになりましたか？
　似たようなグラフがありますか？

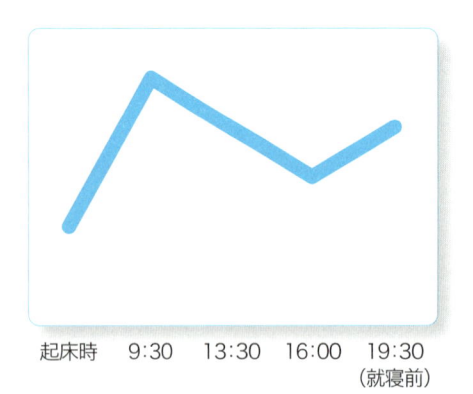

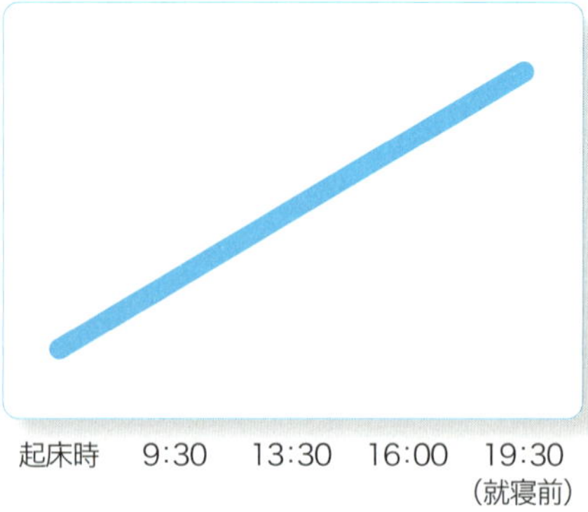

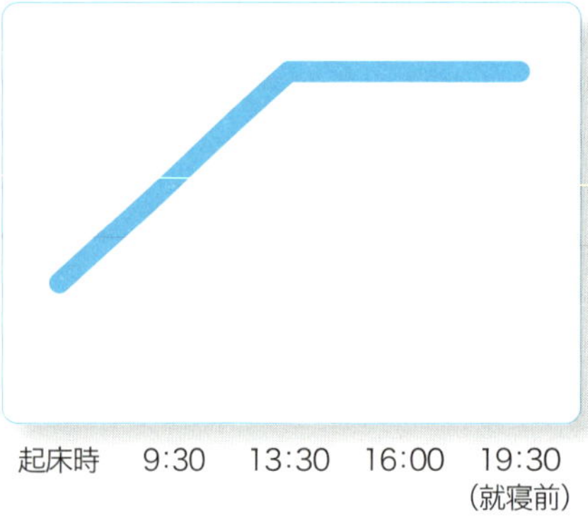

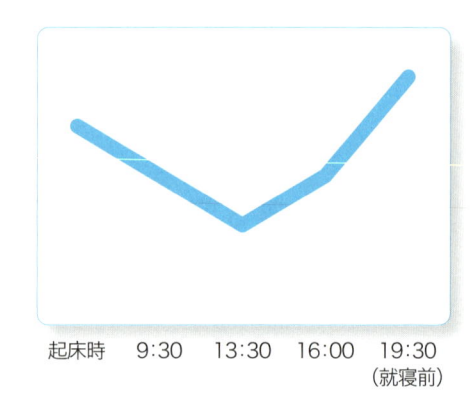

起床時　9:30　13:30　16:00　19:30
　　　　　　　　　　　　　　（就寝前）

起床時　9:30　13:30　16:00　19:30
　　　　　　　　　　　　　　（就寝前）

起床時　9:30　13:30　16:00　19:30
　　　　　　　　　　　　　　（就寝前）

起床時　9:30　13:30　16:00　19:30
　　　　　　　　　　　　　　（就寝前）

STEP4 「水との上手な付き合い方②」

❶上手な水の飲み方って何だろう…？

一度にたくさん水を飲むことが身体に悪い影響を与えることはわかりましたね。
では、のどが渇いたときに、たくさん飲まなくても満足できる上手な飲み方ってあるのでしょうか？

みなさんで上手な「水」の飲み方について話し合いましょう。

例えば…

  コップを使っていますか？

  1日に飲む量を決めていますか？

  水を飲む以外にのどの渇きを癒す方法ってあるでしょうか？

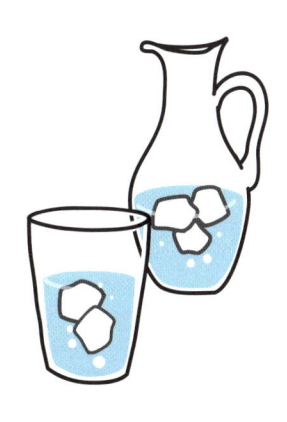

＊このグラフの違いは何でしょう？

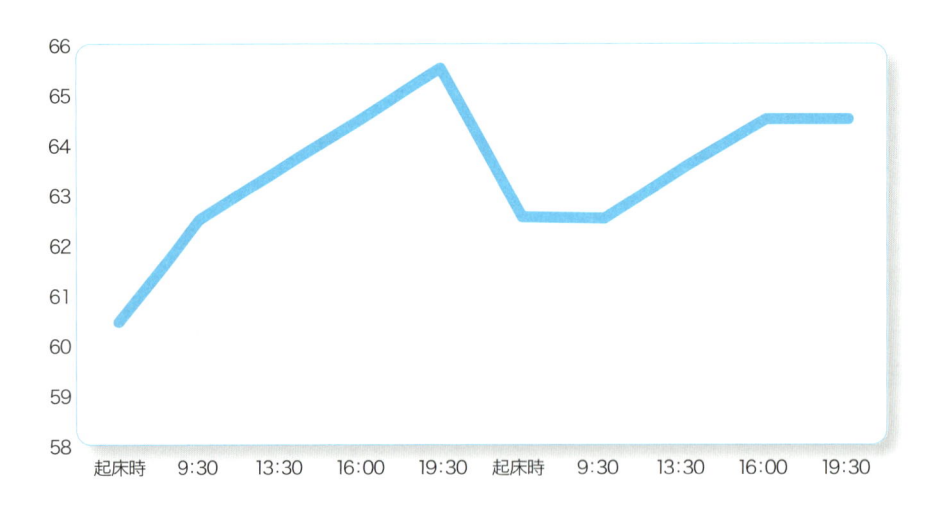

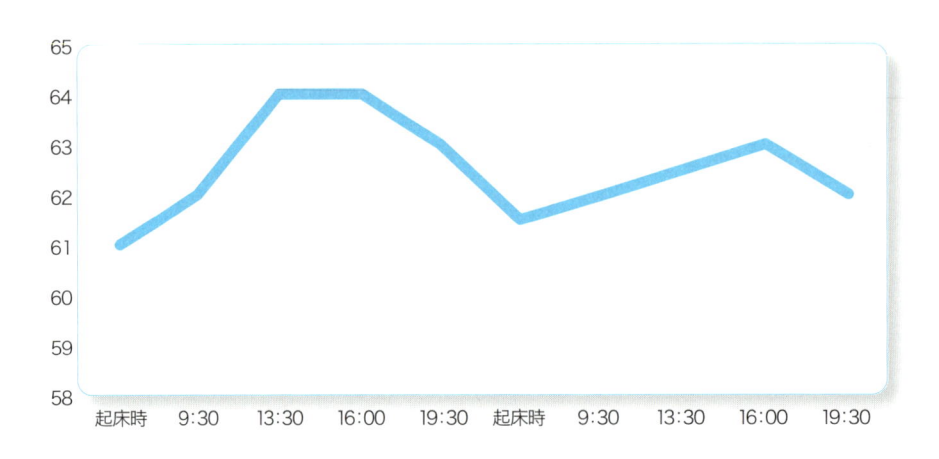

注）リミット体重は「ベース体重＋3kg」くらいが目安となることをSTEP3で話しています。それをふまえて、「どちらのグラフがリミット体重を超えているでしょう」「どちらが急激な飲水を繰り返している状態でしょう」などのような質問をしてもよいでしょう。

STEP5 「退院に向けて話し合ってみましょう」

❶自分なりの「水との付き合い方」を考えてみましょう。

❷みなさんはイライラしたとき、眠れないとき…
　具合が悪いときにはどうしますか？

❸多飲症学習会に参加しての感想をどうぞ。

おわりに

多飲症についてSTEP1～5まで学びました。

多量に飲み過ぎることによる影響や、飲み過ぎを防ぐ工夫もわかったと思います。

疑問やわからないことがありましたら、いつでもスタッフに聞いてください。

私たちは、みなさんとご家族に多飲症について理解していただけるように今後とも努力し、1日も早い退院を目指し援助していきます。

SOSダイアル
山梨県立北病院　多飲症専門病棟
TEL　〇〇〇〇－△△－××××
内線〇〇〇

4 多飲症心理教育
スタッフ用マニュアル

心理教育を行うスタッフごとの内容のバラつきや違いをなくすため、スタッフ用マニュアルも作成しました。講義の時間配分から講義内容の要点まで、統一した内容を決めておくことで、新人・経験者問わず一定の指導が展開できることをねらいとしました。
このマニュアルは、新人スタッフに対する教育用としても活用できるように、多飲症治療での「かかわり」の重要性を強調し、多飲症という病態についての情報も載せてあります。

多飲症心理教育実施におけるスタッフ間統一内容

・多飲症とは？

　一般に馴染みのない疾患ですが、精神科においては、主に統合失調症患者5人に1人の割合で発生する病態です。原因は、薬剤の副作用によるという説から、妄想によるもの、過剰ストレスに対する人間の防衛反応など諸説ありますが、今もって明確な原因は不明です。多飲（＝水を大量に飲む）という行為自体になんら緊急性はありませんが、人体の排泄能力以上の水を飲み続けると、血中のナトリウム値の低下（低ナトリウム血症）を引き起こします。この状態のまま、さらに水を飲み続けると、水中毒という段階に至ります。この段階に至ると、身体にさまざまな機能低下症状が出現します。そして最も重篤な脳浮腫という状態になるとけいれん発作を引き起こし、死亡するケースもあります。そのため多飲症は「水を飲む」という単純な行為ですが、自制が利かない患者にとっては放置すると生命を失いかねない疾患です。

- **多飲症患者にかかわるスタッフの心構え**

　水に対する思いは、多飲症患者によってさまざまです。「のどが渇く」という単純な訴えから、「水を100杯飲まないと死んでしまう」という妄想にもとづく本人なりの切実な思いもあります。

　まず多飲症患者にかかわるスタッフに必要なのは、患者の「飲みたい」という思いを受け入れることです。一方的に制限を加えることや、否定的な態度を示すことは、患者との関係成立の妨げにしかなりません。

　しかし実際に大量飲水の場面を目の当たりにすると、どうしても飲水を止めなければという衝動に駆られます。ですが、そこで一概に制限を加えるのではなく、患者の「飲みたい」という思いを受け入れ、「安全に飲んでもらうにはどうすればよいか」という視点を常に念頭に置き、患者にかかわってください。

- **心理教育とは**

　心理教育は「心理療法的な配慮を加えた教育的援助アプローチの総称」であり、「心理療法に比して、知識や情報の伝達による認知レベルへのはたらきかけを重視し、主体的な疾病の受容や良好な治療関係の形成、対処技術の向上などを促す」とされています。

　多飲症患者は自身が多飲症であることを受け入れていないケースが多くあります。多飲症心理教育では患者の認知にはたらきかけ、まずは疾患をスムーズに受け入れることを目的としています。

- **心理教育の進め方**

　このマニュアルは、病棟スタッフの誰が指導を展開しても、一定の効果を上げられることを目的として作成しました。ですが、すべてをマニュアル通りに展開するのではなく、患者の関心や要求など、場面に応じて展開してもかまいません。留意することは、決して患者の飲水に関する発言やその他の妄想的な発言を否定しないことです。理解しがたい発言などに対し、全否定するのであれば、適当な相槌を打ち聞き流すほうが有効な場合もあります。

　また、患者の発言や要求に応じてばかりでも、予定時間内に指導が終了しないことがあります。多少の延長はかまいません。それでも終了できない場合は、次回のSTEPまでに各患者の受け持ち看護師が残りの内容を日々のかかわり

のなかで指導しフォローします。
　スタッフ役割は、メイン：指導担当1名、サブ：アシスタント1名のように分担します。メイン役は患者の前で指導し、アシスタントは患者側に座り、患者の発言やグラフ記入のフォローを適宜行います。

・指導スケジュール
　隔週月曜日　14時より30〜40分間
　導入オリエンテーション → ステップ1 → ステップ2 → ステップ3 → ステップ4 → ステップ5 → 評価
（各ステップ間は2週間あける。その間に受け持ち看護師を中心に、前回ステップの振り返りを行う）

スタッフ用マニュアル | **STEP1　「思い出してみてください」**

STEP1の目的と流れ

目的：飲水傾向を振り返り、「なぜ、入院に至ったか」を考える。
KEYWORD：「1日の必要水分量」「多飲行動」「多飲症」
必要物品の用意　・ペットボトル1リットルサイズ3～4本　・コップ
　　　　　　　　　・水道の蛇口　・ストップウォッチ

手順	ポイント
① 患者らに、これまでの飲水方法について聞く。	● コップ飲水か蛇口飲水か？ ● コップ飲水なら何杯か？
② 複数の患者に物品を使って飲水行動の再現を求める。ほかの患者には再現者の観察を促す。	● 蛇口飲水の場合＝時間を計り、その時間と同じ量の水をペットボトルに入れる。 ● コップ飲水の場合＝1回に何杯飲んでいるか、1日に何回飲んでいるか、などを聞く。
③ 発言やロールプレイの結果をホワイトボードにまとめる。	● 実演後、ほかの患者に「ほかの皆さんはどうですか？　同じように飲んでいる方はいますか？」など、反応を求める。
④ 水を飲んだときの気持ちの変化を尋ね、次に身体の変化を確認する。	● 結果から、患者らの1日の飲水量が見えてくる。日常必要水分量（2リットル程度）と比較し、適量かどうかを示す。ただし「飲み過ぎ」と判定することを目的とするのではなく、「自分は水を飲む傾向がある」と自覚できるよう促す。
⑤ 患者からの意見をホワイトボードにまとめる。	● 患者が経験した精神・身体症状について振り返ってもらう。どんな発言でも否定せず、ありのままを自由に話すよう伝える。
⑥ テキストに挙げてある多飲行動を読み上げ、当てはまる項目にチェックしてもらう。	● 「症状がなぜ起きるのか、何が疾患であり、どのようになってしまうのか」を確認することを動機付けとし、次のSTEPでの学習につなげる。この際、「多飲症」という疾患名を伝えておく。 ● 多飲行動が多飲症の診断所見であり、行動の有無から疾患の自覚を促す。

KEYWORD

「1日の必要水分量」
　成人の最低必要水分量は、体重 1kg あたり 50mL。
　例：体重 70kg の場合、50mL×70kg ＝ 3.5L の水分が必要。
　　ここから①体内で代謝により生成される水分（約 0.5L）、および②食事から吸収される水分（約 1.2L）を引く。
　　　　3.5L － 0.5L － 1.2L ＝ 1.8L
　　よって経口から摂取すべき純粋な必要水分量は 1.8L となる。約 2L と覚えよう。

「多飲行動」
　多飲症患者に見られる飲水におけるさまざまな行動。
　　・あおり飲水 → コップで繰り返しあおるように飲む。
　　・強行飲水 → 注意すると怒り、反抗して飲み続ける。
　　・隠れ飲水 → トイレや、スタッフから見えない場所で飲む。
　　・汚水飲水 → 尿や水溜まり、またはトイレの流水などを飲む（隔離施錠中に多い）。
　　・蛇口飲水 → コップなどをあえて使わず、蛇口から直接飲む。
　　・その他 →常にコップを持ち歩く。衣服が濡れている。

「多飲症」
　統合失調症など精神科疾患患者の 5 人に 1 人の割合でみられる、水分を過剰摂取する病態。
　過剰水分摂取により低ナトリウム血症となりやすく、そのため頭痛、嘔吐、精神症状の悪化、下痢、尿失禁などの症状を示し、さらなる水分摂取によりけいれん発作（水中毒）などの重篤な状態に至る。多飲症の原因は薬剤起因説、妄想説、ストレス反応説などがあるが、明確な原因は今もって不明。

指導における注意点

1)これまでの飲水行動の振り返り
　この STEP1 では、患者へ多飲症という疾患を指導するのではなく、患者自身のこれまでの飲水行動を振り返ることを目的としています。自身が多飲症であるという認知の足がかりを得られるよう展開します。しかし発言を促しても最初のステップですから、患者が緊張していることも考えられます。患者の発言がたとえ的外れなものであったとしても否定せず、また自発的な発言がない場合は「多飲行動」について、「こんな飲み方をしていた人はいませんか？」などの問いを投げかけてみましょう。

2)次回、STEP2へのつなぎ
　飲水行動の振り返りのほか、そのときの症状や気分などの振り返りを行います。講義の終盤に「どうしてそのような症状が出るのか学んでいきましょう」と STEP2 へつなげます。また次回までに、各受け持ち看護師は、患者と必ず STEP1 の振り返りを行い、講義への関心維持に努めてください。

指導手順チャート

1 「皆さんはのどが渇いたとき、どのくらい水を飲んでいたでしょうか。コップを使っていましたか？」と尋ねる。

→ コップなら何杯か？ 蛇口から直接飲んでいたのか？
否定も肯定もせず、患者の発言を聞き出す。
〈5分程度〉

2 「では、いつもどんなふうに飲んでいたか、ここに用意してある物を使って見せてください」。数人実演後、「ほかの方で同じような飲み方をしていた人はいますか？」と聞く。

→ 蛇口飲水の場合は、あらかじめ5秒程度で飲んでしまう量の水を調べておき、「蛇口での飲水はたくさん飲んでしまいがち」と伝える。
〈10分程度〉

3 患者の返答や発言をホワイトボードにまとめ、「人が飲む水の量は、1日2リットル程度が適量とされています。それと比べると、皆さんは少し多く水を飲む傾向がありますね」と伝える。

→ あくまで「水を多く飲む傾向がある」と伝える程度にとどめ、飲水による症状に話を進める。

4 「それでは水をたくさん飲んだときのことを話しましょう。気分が悪くなったり、逆に気分がよく感じたりしたことはありますか？」と質問し、患者に発言を促す。

→ 自由に発言してもらう。大量飲水に肯定的な意見であっても否定せず聞く。また患者自身の症状をテキストに書き込んでもらう。ホワイトボードにも書き出す。
〈10分程度〉

5 「いろいろな症状がありますね。これらの症状は多飲症といわれる症状です。これらの症状がなぜ起きるのかを、これから一緒に考えていきましょう」と伝える。

→ 患者自身の振り返りを再度確認したのち、「多飲症」という疾患があり、自身がそれに当てはまるという自覚を促す。

6 最後に「多飲症の人はこんな飲み方をしています。当てはまる項目がありますか？」と確認を求め、テキストにチェックするよう指示する。

→ チェックをする際、看護師が項目を読み上げる。それぞれの項目の行動について補足してもよい。
〈5分程度〉

7 「当てはまる項目はありましたか？ こうした行動も多飲症の症状です。次回は多飲症とはどんな病気なのか説明します」と伝え、STEP2につなげる。

| スタッフ用マニュアル | **STEP2「多飲症ってどんな病気?」** |

STEP2の目的と流れ

目的：患者自身が疾患の症状について知識を得る。
KEYWORD：「多飲症」「低ナトリウム血症」「水中毒」
必要物品の用意　・パソコン　・プロジェクター

手順　　　　　　　　　　　　　　　　　ポイント

パワーポイントをメインに指導。
症状に重点を置き、疾患の自覚を促す。

① STEP2のテキスト3ページ目(⇒p240)に記した「多飲症とは?」を読み上げる。その後、STEP2の1ページ目(⇒p238)の図をパワーポイントで表示する。
- この図は過剰な飲水により、どんな症状が現れるかを示している。

② 自身の症状との比較を患者らに投げかける。
- 表示された症状を示し、同じような体験があったか聞いてみる。意見が出なければSTEP1に戻って患者から出た意見を振り返ってもよい。

③ STEP2の3ページ目(⇒p240)に記した「水中毒とは?」を読み上げる。その後、テキスト3ページ目の「水中毒とは?」の部分に示してある脳のイラストをパワーポイントで表示する。
- 脳のイラストに注目させながら、「水を飲みすぎることで水中毒は発症します。体と同じように脳もむくんで膨らみ、気を失ったり、けいれんが起きたり、とても危険な状態です」と説明する。

④ パワーポイントでテキスト2ページ目(⇒p239)の図を何段階かに分割して表示する。
- パワーポイントをクリックするごとに段階的に開いていく。患者に「このあとはどうなると思いますか?」など質問をしながら進めていく。

⑤ すべてのチャートを展開し終えたあと、あらためて自身の症状や新たに気づいたことについて話し合いを進める。
- 自らの体験と症状を比較することで「過剰な水分摂取」を自覚し、放っておくと生命に危険な疾患であることを学び、STEP3につなげていく。

KEYWORD

「多飲症」
　→ステップ1のKEYWORD参照（⇒ p255）

「低ナトリウム血症」
　人体の排泄能力以上の過剰飲水や抗利尿ホルモン分泌異常症（SIADH）などにより体内の水分貯留をきたし、血中電解質バランス異常が起きた状態。身体にさまざまな機能低下症状を示す。ナトリウムの正常値は 135 ～ 145 m Eq/L。
　（補足：低ナトリウム血症のほか、見逃されやすいのが低カリウム血症であり、微量数値変動でも横紋筋融解症などへ重篤化しやすいので注意が必要。カリウムの正常値は 3.7 ～ 4.8 m Eq/L）

「水中毒」
　低ナトリウム血症の状態から、さらに過剰飲水により水分貯留が進むと、脳浮腫によるけいれん発作・意識消失を起こす。これを水中毒発作と呼ぶ。随伴症状として低酸素血症や横紋筋融解症などがある。

指導における注意点

1）多飲症ってどんな病気？
　STEP2 では、患者自身が多飲症であるとの自覚がもてるような説明が必要です。単に診断名としての多飲症を説明するのではなく、STEP1 において患者自身が振り返った多飲症の症状をもとに、「こうした症状は多飲症といわれている」と説明をします。ただし患者が「自分は多飲症ではない」と頑なに否定する場合は、その発言を一旦受け止めましょう。会のあとに受け持ち看護師を中心としたスタッフでかかわり、指導を続けていきます。そしてスタッフ全員でフォローしていきましょう。
　症状や予後などについて「死んでしまう」などいたずらに不安を煽るような説明は避けます。あくまで症状の一部として「水中毒」があり、そうならないための方法を患者と共に学んでいくという姿勢を示していきます。そうした姿勢で STEP3、4 へと指導を進めていきます。

指導手順チャート

1 「前回は皆さんの水の飲み方について振り返りました。今回は多飲症とはどんな病気なのかを説明します」と伝え、テキストの「多飲症とは？」を読み上げる。続いてパワーポイントで1ページ目（⇒p238）の図を表示する。

パワーポイントを表示後、クリックして展開。すべての症状展開後、STEP1で振り返った患者の症状との比較を投げかける。それぞれのテキストに記入したSTEP1での症状を確認。
〈5分程度〉

2 「それでは、さらに水を飲み続けるとどうなるでしょう？」と言いながら、パワーポイントで脳のイラストを表示。「この図は、脳を表しています。水を飲みすぎると身体と同じように脳もふくらみ、気を失ったり、けいれんが起きたり、とても危険な状態になります。これを水中毒といいます」と説明。

パワーポイントを展開しながら、説明する。

3 「脳だけでなく、身体にもさまざまな変化が現れます。多飲症を放っておくとどうなるでしょう？」と疑問を投げかける。ここでテキストを一旦閉じるよう指示し、パワーポイントに注目してもらう。

4 パワーポイントでテキスト2ページ目（⇒p239）の図を段階的に開いていく。「この後はどうなると思いますか？」など質問しながら展開する。

展開はゆっくり進める。ときおり患者の表情を見ながら質問も交える。
〈15分程度〉

5 図をすべて開いたら、「水を飲みすぎると、身体のなかではさまざまなことが起きています。時には命にかかわることもあります。もう一度皆さんが体験した症状を振り返ってみましょう」と説明。テキストの1ページ目（⇒p238）を開くよう指示。「このなかで、体験したことがある症状がありますか？」と尋ね、意見を促す。該当症状があれば「身体のなかではとても危険な状態になっています」と伝える。

テキストを開いたあと、患者から意見を求め、ディスカッションを行う。1つ1つの意見を重視し、同様の症状があったかを別の患者にも聞いてみる。必要であれば、STEP1での患者の発言を提示し振り返る。
〈10分程度〉

6 「たくさんの水を飲みすぎると命にかかわることがわかりました。でも水は生きていく上で絶対に欠かせません。それでは、これからどのように水と付き合っていけばいいのでしょうか？次回は身体に害のない上手な水の飲み方を学んでいきましょう」とまとめ、STEP3につなげます。

Part 4 資料編

スタッフ用マニュアル　STEP3「水との上手な付き合い方①」

STEP3 の目的と流れ

目的：過剰な飲水を防ぐための知識と方法を学ぶ。
　　　　＊グラフを書くことにより「体重の増減」を意識できるようはたらきかける。

KEYWORD：「日内体重変動」「ベース体重とリミット体重」

必要物品の用意　・ペットボトルと水、絵の具
　　　　　　　　　・各患者のベース体重値とリミット体重値
　　　　　　　　　・体重専用グラフ用紙　　・各患者の前日体重値

手順	ポイント
① 水分バランスについて、テキストを読み上げる。	● 基本として水分摂取の in-out は同じであることを伝える。ただし多少の差はあり、1日のなかで ±1kg 程度の増減は正常範囲と説明。この知識は体重測定の必要性を言う伏線となる。
② 体重測定がなぜ必要か、患者に質問する。またなぜ 5 回なのかを聞く。	● 体重測定の必要性→体重（飲水量）の増減を見るために行う。 ● 5 回行う必要性→体重（飲水量）の時間変動を見るために行う（飲水しやすい時間帯がわかる）。
③ 多飲症における検査について説明する。	● 採血についてはあまり細かな知識説明を行わず、血清ナトリウム値についてのみ説明する。正常なナトリウム値を伝えたあと、具体的な例を挙げ、ナトリウム値変動を知らせる。 　・例：起床時 53kg（Na 値 144） 　　　　→10 時 58kg（Na 値 124） ● 尿検査は STEP1 で伝えた「水のような尿がたくさん出る」などの現象や水分バランスと絡めて説明→「水を多く飲むとたくさんの尿が出ます。尿が濃いか薄いかを見ることで、身体のなかの水分の溜まり具合を調べる検査です」 ＊「水をたくさん飲み過ぎるとナトリウム値が下がって、前回学んだような、さまざまな症状が出てきます」と説明。
④ それぞれの患者に自身のベース体重とリミット体重を質問する。（テキスト記入）	● 患者に質問後、全員の数値を知らせ、テキストに記入を促す。「リミットを超えるとナトリウム値が下がっている危険性あります。超えないように」と説明。
⑤ グラフ記入方法の指導。	● グラフ用紙を配り、各患者のベース体重とリミット体重を伝える。そしてホワイトボードを使用しながら記入を指導する。うまくできない患者には、スタッフが付き添い一緒に記入を行う。

KEYWORD

「日内体重変動」
　1日の体重の増減。複数回、定時に体重を測定し、体重の変動を観察する。

「ベース体重とリミット体重」
- **ベース体重**　患者個々に決められた基準体重。余分な水分を排泄した状態での体重であり、検査などをもとに医師と看護師が決定する。基準としては、血清ナトリウム値が正常であることが最低条件。ある程度水分制限（隔離など）を行った上で決められることが多い。水分制限を行わなくとも、採血結果が正常値を示していれば、その時点での体重をベース体重とする場合もある。
- **リミット体重**　リミットと銘打ってはいるものの、「上限」ではない。一説に飲水により体重が5％変動した場合、血清ナトリウム値が10以上低下するといわれており、この状態は低ナトリウム血症を示す。患者の飲水に関して危険信号を示す体重である。リミット体重は「ベース体重＋ベース体重の約5％」を目安に決められる。しかし水分貯留による身体症状の出現には、患者によって個人差があり、あくまで患者には「超えないようにするための目標体重」として提示していく。

指導における注意点

1)「ベース体重とリミット体重」指導時の注意点
　患者に指導を行う際は、「ベース体重とは〜である」という知識を伝えるよりも、患者自身がベース体重やリミット体重の値を自覚できることに重きを置きましょう。自分の体重を意識するようになることが重要であり、それが「水との上手な付き合い方」の第一歩です。そしてリミット体重に関しては「上限」としてとらえないよう看護師自身が気をつけるべきです。リミットを枠としてとらえて患者にかかわると、「取り締まり」的なかかわりになりやすいため注意が必要です。

2) 体重測定や検査の説明について
　ここでも知識を伝えるのではなく「必要性」を中心に説明しましょう。また採血などの検査を何度も受けている患者に対しては、その負担やストレスに共感を示す姿勢を忘れないようにしてください。

3) グラフ記入の指導
　グラフを書くことで、患者自身に飲水傾向の認識・把握を促し、飲水行動の工夫につなげられるように留意して指導します。グラフ記入後、①どの時間帯に体重増加が多いのか（飲水量が多い）、②なぜそのときに多く飲んでしまうのか、③逆に減る時間があるのかなどを振り返るよう促します。グラフを受け持ち看護師とのふだんの話し合いのなかで使用してもかまいません。また記入指導の際、うまく記入できないとしても無理強いはせずに、会の終了後に受け持ち看護師が中心となりフォローしていきます。

＊グラフ記入指導手順
①スタッフが患者の1人1人の体重測定結果（1日）を提示する。
②用紙にベース体重とリミット体重を書き込むよう指示して、体重の範囲を設定する。
③ベース体重を青、リミット体重を赤でラインマークする。
④測定結果を各測定時間に合わせチェックして、黒線で結ぶ。

指導手順チャート

1 テキストに沿って水分バランスを説明。「1ページ目の図は、身体の水分の出入りについて表しています。飲んだり食べたりする量と、尿や汗で出ていく量は、ほぼ同じになります」と解説する。

→ 補足説明として、「1kg程度の増減はたくさん食べたりすることもあるので正常範囲」と伝える。ここでは、図の説明のみ行う。

2 入院した患者は、すでに毎日体重測定を行っている。そこで、「皆さんは毎日体重を測っています。それはなぜでしょうか？」と質問。

→ 患者から意見があれば、正解でなくともほめる。続いて体重測定の必要性を、「体重がどのくらい増えているか見るためで、5回測るのは変動を見るため。増える時間帯がわかります」と説明。
〈ここまで5分程度〉

3 「体重を測る以外に採血など検査をしますね。これは血液のなかのナトリウム、簡単にいうと塩分を調べます。水をたくさん飲むと血液は薄くなります。ナトリウムの量で水が身体に溜まっているかがわかります」

→ 具体的に数値を上げ説明。ここでペットボトルと水、絵の具を使い、「血液が薄まる＝色が薄くなる」ことを見せる。ナトリウムを「体重が増減することで変動する数値」と説明。さらに「ナトリウムが下がることによって、これまで学んださまざまな症状が現れます」と伝える。

4 「そして尿の検査があります。水をたくさん飲むと、それだけたくさんの尿が出ます。尿が薄いか濃いかを調べることで、どのくらい水を飲んでいるかがわかります。血液と尿、2つの検査は身体のなかの水の溜まり具合を調べる検査です」と説明。そして最後にテキストのナトリウム正常値を参考として読み上げる。

→ 〈検査説明全般で10分程度〉

5 「皆さんは医師にベース体重とリミット体重を決めてもらっていると思います。覚えていますか？」と複数の患者に聞く。確認後、テキストへの記入を指示。「リミット体重を超えると、身体のなかのナトリウム値が下がっている可能性があり、危険です。リミット体重を超えないようにしましょう」と伝える。

→ あらかじめ参加者のベース体重・リミット体重を調べておく。この指導の際、テキストを読み上げ、ベース体重・リミット体重の説明を行う。
〈5分程度〉

6 「皆さんのベース体重やリミット体重が確認できました。ですが、数字だけではなく、日頃測っている体重をグラフにすることで自分の体重の増減がよくわかります。ここに最近の皆さんの体重測定の数値を用意しました。簡単ですので一度グラフにしてみましょう」と伝え、グラフ化の指導を行う。
できあがったあと、「次回の会まで、体重の測定結果を毎日チェックしてみてください」と伝える。

→ 前日の各患者の体重を用意しておき、指導手順に沿ってグラフ化を指導する。
次回まで体重をチェックすることを指示し、持参するよう伝える。
〈15～20分程度〉

スタッフ用マニュアル　STEP4「水との上手な付き合い方②」

STEP4 の目的と流れ

目的：自己の飲水傾向を知り、飲水をコントロールできるようになる。

　　　＊患者さんの体重変動から傾向と対策を導き出す。

　　　＊飲水へのセルフケアについて考えるきっかけとする。

KEYWORD：「日内体重変動」「飲み方の工夫」

必要物品の用意　　・2 リットルの水入りペットボトル　・グラフ用紙（患者記入済のもの）

手順

① 患者のグラフの形から体重の増減する時間について話し合う。

② 「体重増加を防ぐには？」をテーマに話し合う。

③ 患者の意見をホワイトボードにまとめ、具体的な方法を明確にする。

ポイント

- 「増える時間と減る時間に明確な差があるか」「その時間はいつも何をしているか」などを質問する。生活行動をグラフに書き込んでもよい。
- 増減する時間の生活状況を振り返ってもらい、いかに自身の体重が変動しているか意識を促す。
（例：2kg の増加の場合、2リットルのペットボトルを見せ、それだけの水が体内に貯留していることを知らせる）

- 体重の増減や時間帯には個人差があるため、まず STEP1 で振り返った、ふだんの飲水状況を発言するように促す。
- その後「その飲み方では体重が増えてしまう。どのような飲み方をすればよいのか？」を話し合う。KEYWORD の「飲み方の工夫」に触れて飲水方法のヒントを提示する。

- 患者同士で意見を共有し合うように促す。
- 最後に、グラフから導かれた体重が増える時間帯に「飲水の工夫」を実践するよう指導。グラフの記入を毎日続けるよう伝える。

KEYWORD

「日内体重変動」
　→ステップ3のKEYWORD参照（⇒ p261）

「飲み方の工夫」
　大枠に分けて、3つの方法がある。

①1日の飲水量の増減を決める方法
・コップで○杯まで（最大8〜10杯程度）と決める。
・あらかじめ2リットルのペットボトルに1日の飲水分を入れておく（衛生面に注意）。
＊患者の計画性が必要。開始当初は看護師や家族の介入が必要。

②1回の飲水量を減らす方法
・蛇口から飲まず、コップを使用する。
・飲水1回量を半分にする（2杯→1杯、1杯→半分）。
・飲水前後にうがいをする（頻度に注意）。
・氷片を舐める（1片の氷で、しばらく口渇を抑える。誤嚥に注意）。

③その他の飲水調整
・禁煙または減煙をする（喫煙が口渇のもととなる）。
・さまざまな活動や気分転換を行う（水への関心からの脱却）。
・散歩、球技、デイケア、作業療法、音楽鑑賞など水以外への関心を見出す。

指導における注意点

1)グラフをもとにした話し合い

　患者が記入したグラフについて、著しく変動があった時間帯を中心に話し合います。何をしていたのか、どうして体重が増えた（減った）のかなど振り返りを行います。ただし、決して飲水をとがめたりしないようにします。「わからない」と答えた患者に対しても答えを無理に引き出そうとしないことが大切です。

2)上手な水の飲み方について

　まず「体重増加を防ぐには？」をテーマに話し合ってもらいます。ふだん気をつけていることでもかまいません。単に回答例を提示するのではなく、患者と一緒に考えるようにしながら話し合いましょう。自発的な発言がない場合などは、「飲水の工夫」をヒントとして提示してみましょう。
　具体的な飲水方法が述べられたあとは、飲水だけでなく、可能であれば患者自身が関心をもっている活動や気分転換法についても話し合ってみましょう。そのなかから水から離れられそうな活動について患者と検討し、実施を促してみましょう。

　再び1週間グラフをつけてもらいます。その結果、グラフに改善があるかどうかを評価します。改善がみられた際は努力をほめてあげましょう。

指導手順チャート

1　「前回からつけていたグラフを見てください。隣の人と見せ合ってみましょう。どんなグラフになったでしょうか?」と聞き、さらに「体重がたくさん増える時間や、反対に減る時間はありますか?」と質問する。

患者が持参したグラフをテーブルに出すよう指示。看護師はそれらを確認する。特徴的なグラフがあれば、ホワイトボードに大まかな図として書き出す。〈5分程度〉

2　「増える時間に体重はどのくらい増えますか?」と投げかけ、「2kg増えた人はいますか? 2kgとはこれだけの水が身体に溜まっていることです」と2リットルのペットボトルを見せる。さらに、「1日1kgぐらいの増加は正常範囲内と学びましたね。2kgは少し多いと思います」と伝える。

患者の体重増加を否定するのではなく、「体重が増える事実があること」の自覚を促す。ペットボトルを渡してもよい。

3　「皆さんの体重が増える時間や傾向が少し見えてきました。その時間、皆さんは何をしていましたか? 振り返ってみましょう」と患者に思い出してもらうよう促す。

意見があれば、それぞれのグラフの時間帯に何をしていたかを記入してもらう。思い出せなかったり意見がなければ次に進む。〈5〜10分〉

4　「少し皆さんの傾向が見えてきたところで、自分の生活を振り返りながら、どうすれば体重の増加を防げるか話し合ってみましょう。皆さんがふだん気を使っていることでもかまいません。何かありますか?」と患者に意見を求める。

なかなか意見が出ない場合、ふだんの飲水方法をもう一度振り返るよう促し、「その飲み方だと増えてしまっている。どんな飲み方をすればいいのか?」と患者に考えるよう伝える。〈5〜10分〉

5　患者の意見が出ない場合、KEYWORDの「飲み方の工夫」からヒントを提示。さらに話し合いを進める。ある程度意見が出たあと、ホワイトボードに意見を書き出す。

KEYWORDを参照しながらヒントを提示。飲み方以外にも、氷やうがいの有効性を伝えてみる。また病棟活動への参加など、特に生活面の修正を考えるきっかけを意識して提示・指導する。〈10〜15分〉

6　「さまざまな飲水の工夫がありますね。自分に合った、やってみようと思う方法はありましたか?」とそれぞれの患者に質問する。そして「それでは話し合った方法をグラフから導かれた体重が増える時間帯に実践してみてください。またグラフをつけていきましょう」と伝え終了する。

スタッフ用マニュアル **STEP5「退院に向けて話し合ってみましょう」**

　心理教育のSTEP5は患者とスタッフによる座談会です。ざっくばらんな話し合いなので、スタッフ用マニュアルで細かな指示はしていません。

　STEP5には「退院に向けて話し合ってみましょう」というタイトルをつけています。そこでは「多飲症についてどのように感じているか」「多飲症だと認識しているか」といった根本的な部分を話し合ったり、それまでに学習した「上手な水の飲み方」が実践できているか、などを話し合っていきます。各々の意見はパンフレットに記入してもらいます。

　STEP1からSTEP5までを1クールとして行いますが、1クールだけで患者の意識や行動が変容するのは難しいかもしれません。ここで使用した患者用パンフレットを以降の患者指導の際に活用しつつ、長い目でかかわり、変容を促していきましょう。

＊「第4部」引用参考文献

1. 松田源一：精神障害者に発生する多飲の臨床的諸特性．精神医学 1988；30(2)：169-176
2. 川野雅資編著：精神障害者のクリニカルケア―症状の特徴とケアプラン．メヂカルフレンド社，1998年，pp295-297
3. 榎田雅夫：水中毒の診断と治療．精神科治療学 1992；7(2)：93-102
4. 不破野誠一：慢性の精神障害に伴う多飲水患者の発見について．精神科治療学 1994；9(10)：1121-1130
5. 深澤夕映子：水中毒の看護基準作成．看護実践の科学 2001；26(5)：94-95
6. 小林国男：エキスパートナース（MOOK7）救急ケアマニュアル．照林社，2004年，pp155-162
7. 宮崎和子：看護観察のキーポイントシリーズ（脳神経外科）．中央法規，2005年，pp180-187

おわりに

松浦好徳

　この10年、多飲症患者さんへのかかわりにおいては試行錯誤の連続でした。日本初の多飲症専門病棟として何ができるのだろうか、治療プログラムをどうすれば充実させていけるだろうか……。何をするにも「これでいいのか？」と迷いがないときはありませんでした。

　口腔内の渇きとのどの渇きは違うのではないかと真剣に考え、口の中に人口唾液を入れ患者さんの反応を見たことさえありました（今から振り返れば笑い話にしかなりませんが）。

　多飲症専門病棟が動き出してからは、医師と看護師が連携し、些細なことでも相談しながらアイデアを絞り出すことで、現在の治療とケアの形が出来上がっていったように思います。それは患者さんの「飲みたい」という思いをできうる限り受け入れるという、当たり前のことですが「患者さん中心の看護」を目指すことからはじまりました。

　そうしたケアを実践していくなかで、それまで「飲んじゃダメ」としか言われてこなかった患者さんが、「おやっ？　自分のために何かしてくれる」と思うようになる。医療者が少しずつ変わることで、患者さんはまた「おやっ？　ちょっと違うぞ」と思うようになる。この「おやっ？」と思わせることがとても大切なのです。そこまではとても長い時間がかかるかもしれません。ですが、その連続が私たちのいう「かかわり」であり、医療者と患者さんが相互によい方向に向かっていく要因となります。

　多飲症心理教育を開始することは、当時としては画期的なことと言えました。当院の心理教育の成果に関しては、いまだ評価結果も乏しく未知数ではあります

が、多飲症患者さんの回復に向けた指導において伝えていくべき要点や手段が明確にできました。そして何よりの成果は、病棟スタッフが「心理教育を立ち上げる」というひとつの目標に向かって、数多くのミーティングを実施していくなかで、「かかわり」のあり方をチーム間で意思統一できたことです。これはすばらしい収穫であったと感じています。手探りではありましたが、その収穫をこの本で皆様に伝えられたらと思っています。

　多飲症治療においては、医師と看護の連携が大切だとつねづね感じてきました。
　それは非定型抗精神病薬の使用場面で特に試されます。非定型抗精神病薬を使って多飲症の改善を試みようとしても、看護が制限を加えたり、プレッシャーを与え続ければ、よくなるものもよくなりません。また非定型抗精神病薬によって認知機能が改善してくれば、患者さんが「水が飲みたい」「なぜ飲んではダメなの？」と訴えてくることが多くなります。こうしたとき、一部の看護師であっても「訴えが多くなり具合が悪くなった」ととらえるようなことがあれば最悪です。認知機能の変化をどのようにとらえていくか、ここがポイントと考えます。「水が飲みたいんだね」と共感していくこと、これができるかできないかによって患者さんの運命が変わるのです。患者さんの未来を開くことができるか、閉じてしまうのかは、看護師の腕にかかっているといっても過言ではありません。どんなにすぐれた薬を使っても、それだけで多飲症患者の飲水行動を変えることはできません。人的環境こそが多飲症治療の鍵なのです。

　この本は、山梨県立北病院における多飲症治療・ケアの、現時点までの到達点を記したものです。古くは、松田源一医師の研究、稲垣中医師による疫学研究にはじまり、現在の川上宏人医師による多飲症の治療および治療プログラムが充実の時を迎えました。この本のなかで看護は、試行錯誤の歴史のなかで、現在の方法がどのようにあみだされたかまでを綴りました。
　このように一冊になったものを振り返ってみると、私たちは特別なことをしたわけではなく、「当たり前の看護」をしてきただけであったようにも思います。ただ、時にこの「当たり前の看護」を実践することすら難しい環境があるということを耳にするとき、私たちの職場は非常に粘り強くかかわる熱意あるスタッフと、チャレンジを歓迎する理解ある病院上層部の人たちという、人的に恵まれた環境であったことに気づくのです。

さて、現在、多飲症を理由に隔離・拘束をしている病院が非常に多いと聞きます。私たちの病院でも過去には同じことをしていました。だからこそわかるのですが、隔離・拘束をするとき、私たち看護師の心はジレンマでいっぱいなはずです。しかも多飲行動を止められるのは隔離・拘束をしている間だけで、長期的な改善には結びついていないことに、誰もが気づいていると思います。

　この本には、同じようにジレンマをかかえつつ隔離・拘束を行っていた私たちが、多飲症への理解を深め、勇気をもって開放的処遇に取り組み、継続するために何が必要であったかを書きました。この本が多飲症患者と医療者との捻れた陰性感情を解きほぐす役割を担うことを願ってやみません。

●編者紹介

川上宏人（かわかみ・ひろと）

▶精神科医。2005年4月より2010年3月まで山梨県立北病院に勤務。現在は川崎市立川崎病院精神科医長。

▶東京都出身。1998年秋田大学医学部卒業。同年慶應義塾大学医学部精神神経科教室入局。1999年から2005年3月まで国家公務員共済組合連合会立川病院精神神経科、独立行政法人国立病院機構霞ヶ浦医療センター精神科において精神科身体合併症医療に従事。精神保健指定医。日本精神神経学会専門医。

▶臨床医として精神科疾患全般の診療を行っていますが、特に治療抵抗性統合失調症患者に対する治療のあり方や、多飲症患者に対する治療技法について勉強しています。治りにくい、治しにくい患者に対して治療的なかかわりを根気よく続けていくなかで、みんなが息切れしてしまわないように、患者自身の安全や利益を重んじる一方で、スタッフや家族にも過度の負担を強いることのない、そんな理想的な方向性を模索する毎日です。

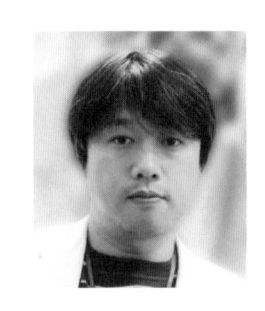

松浦好徳（まつうら・よしのり）

▶精神科看護師。山梨県立北病院副看護師長。

▶1983年山梨県内の看護学校を卒業。以来27年間、精神科ひとすじで看護師をしてきた。1989年から山梨県立北病院に勤務。多飲症看護へのかかわりは11年間にわたる。現在はスーパー救急にもかかわっている。

▶私が住んでいる地域には「無尽会」という名の、地域においてなんらかのつながりをもつ仲間が集まって飲み会をするような慣習が残っています（地域によっては「講」というかもしれません）。患者さんたちが孤独・孤立のなかで病んでいくのを見るとき、私たちにとっても、職場とは違った横のつながりがあることは大事だなあと感じています。精神科医療の変化は一見とても遅々としていますが、それでも私が精神科にかかわるようになった27年前を考えれば、患者さんをとりまく状況は大きく変わったといえます。今回私たちが著した本の内容が、数年後には精神科医療界にとって当たり前のこととなり、この本には歴史的な意味しか残らなくなる……それが理想だと思っています。

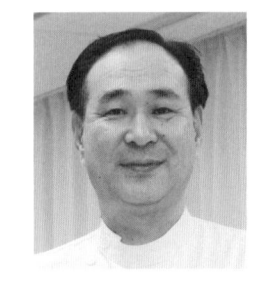